膝骨关节炎阶梯治疗和慢病管理

主编 刘 军 杨伟毅

全国百佳图书出版单位
中国中医药出版社
·北 京·

图书在版编目（CIP）数据

膝骨关节炎阶梯治疗和慢病管理 / 刘军，杨伟毅

主编 .—北京：中国中医药出版社，2023.6

ISBN 978 – 7 – 5132 – 8051 – 8

Ⅰ.①膝… Ⅱ.①刘… ②杨… Ⅲ.膝关节 – 关

节炎 – 诊疗 Ⅳ.① R684.3

中国国家版本馆 CIP 数据核字 (2023) 第 039383 号

融合出版说明

本书为融合出版物，微信扫描右侧二维码，关注"悦医家中
医书院"微信公众号，即可访问相关数字化资源和服务。

中国中医药出版社出版

北京经济技术开发区科创十三街 31 号院二区 8 号楼

邮政编码　100176

传真　010-64405721

河北品睿印刷有限公司印刷

各地新华书店经销

开本 710×1000　1/16　印张 15　字数 259 千字

2023 年 6 月第 1 版　　2023 年 6 月第 1 次印刷

书号　ISBN 978 – 7 – 5132 – 8051 – 8

定价　78.50 元

网址　www.cptcm.com

服 务 热 线　010-64405510

购 书 热 线　010-89535836

维 权 打 假　010-64405753

微信服务号　zgzyycbs

微商城网址　https://kdt.im/LIdUGr

官 方 微 博　http://e.weibo.com/cptcm

天猫旗舰店网址　https://zgzyycbs.tmall.com

如有印装质量问题请与本社出版部联系（010-64405510）

序

随着老龄化社会的到来，膝骨关节炎的患病率逐年上升。研究证据提示，目前我国有近1.3亿人遭受膝骨关节炎（骨质增生）的困扰。60岁以上人群中，膝骨关节炎的患病率近50%；75岁以上人群中，膝骨关节炎的患病率超过80%，膝骨关节炎致残率高达53%。该病严重影响患者的生活质量，也给社会带来沉重的经济负担。

随着"健康中国战略"的提出，"大健康"产业已被提升至国家战略的高度。当前，人类健康的主要威胁已由传染性疾病转换到慢性疾病。"关口前移"与"健康第一"则为干预慢性病更为科学的选择。

膝骨关节炎以疼痛、关节僵硬、功能障碍为主要临床表现，是一种多发病和常见病。为践行健康中国战略和探索疾病全周期管理，提高防治效率和最大程度地减少社会经济负担，刘军教授基于中医"治未病"理论、现代保膝理念和慢性病管理人群细分的要求，首次提出了膝骨关节炎循证分期（五期循证分治）。他根据临床表现及影像学评价，将膝骨关节炎分为5期：Ⅰ期（前期）、Ⅱ期（早期）、Ⅲ期（中期）、Ⅳ期（后期）及Ⅴ期（晚期）。刘军教授根据膝骨关节炎分期，同时集中西医之所长，对膝骨关节炎进行阶梯治疗，严格把握适应证，并不断优化治疗方案，使疗效最大化、防治成本最小化。其中，中医综合治疗疗效确切，可贯穿疾病治疗全程。

近年来，刘军教授积极探索以膝骨关节炎作为研究对象的慢性病管理方案，并与贯彻国家分级诊疗制度、构建医联体的工作紧密结合。该方案以在二甲医院建设名医工作室为起点，共建三甲医院在二甲医院的"延伸病房"；以"膝骨关节炎"为重点优势病种进行探索，更好地实现了双向转诊、基层医院人才培养和中医药传承创新。其不断推进区域医联体建设，探索构建三级医院带领二级医院和社区医院"三级联动"的网络服务新模式，发挥中医"治未病"的优势和特色，建立预防、医疗、康复、护理有序衔接的服务新体系，发挥三级医院专业技术优势及带头作用，发挥二级医院上下连接的枢纽作用，加强二级、社区卫生机构能力建设，从而构建分级诊疗、急慢分治、双向转诊的诊疗模式，促进分工协作，充分合理利用资源，尽可能方便群众就医。该方案现已取得满意的成绩，受到广大群众的欢迎和多方媒体的报道，其以实际行动响应了党和国家建设健康中国、深化医药卫生体制改革的号召。

由刘军、杨伟毅主编的专著《膝骨关节炎阶梯治疗和慢病管理》，主题鲜明、内容丰富、融会贯通、图文并茂、与时俱进。本书通过阐述膝骨关节炎的概念与相关常识、膝骨关节炎的阶梯治疗与方案优化、膝骨关节炎的慢病管理，以及医患健康咨询，着力解读膝骨关节炎的中西医结合阶梯治疗方案、膝关节病相关手术技术和围手术期康复方案、膝关节病相关快速康复（ERSA）方案等，进一步加深了临床医护人员、膝骨关节炎患者及高风险人群对膝骨关节炎防治的认识。

本专著预期能够为中老年膝骨关节炎患者、膝骨关节炎高风险健康人群及基层医护人员提供参考，特别是在膝骨关节炎的早期风险识别、及早诊治干预，以及康复预后等方面。

谨祝《膝骨关节炎阶梯治疗和慢病管理》顺利出版发行！

广州中医药大学首席教授、国医大师

2023 年 1 月 15 日于广州

目录

微信扫描二维码
获取本书数字资源
·名医名院一览
·线上中医课堂
·悦读·养生圈

第一章

膝骨关节炎的概念与相关常识

第一节　膝关节的应用解剖

膝关节（knee joint）的骨性结构主要由股骨、胫骨及髌骨组成。膝关节附近还存在各种神经、血管、肌肉、韧带及滑囊等结构。其是人体较大、构造较复杂、损伤机会较多的关节，也是人体各种活动中负荷较大的关节之一，日常生活中的行、走、坐、卧、跑、跳等活动都与之相关。

一、骨性结构

膝关节由胫股关节和髌股关节组成。其中构成关节的骨性结构包括股骨内外侧髁、胫骨平台及髌骨。（图1-1A、B）

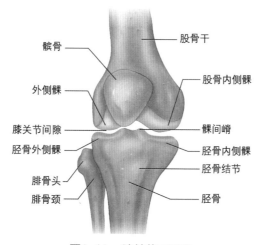

图1-1A　膝关节正面观

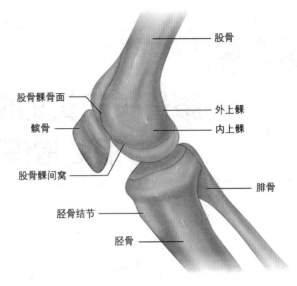

图1-1B　膝关节侧面观

　　髌骨位于膝关节前方，是人体最大的籽骨，其包埋于股四头肌腱内，为三角形的扁平骨。髌骨底朝上，尖向下，前方粗糙，后方为光滑的关节面，其与股骨的髌面相接，参与膝关节的构成。髌骨具有保护膝关节，避免股四头肌腱对股骨髁软骨面摩擦，传递股四头肌力量，以及参与构成伸膝装置的功能。此外，髌骨还具有维持膝关节在半蹲位时的稳定性，防止膝关节过度内收、外展和伸屈活动的功能，以及增加膝关节旋转度的作用（车链作用）。

　　股骨下端为两个膨大的、向后方卷曲的隆起，分别为内侧髁和外侧髁。股骨内侧髁关节面较外侧髁长且窄。外侧髁长轴基本上沿矢状轴走行，内侧髁通常与矢状面成约22°夹角。两髁的下方和后方均有关节面与胫骨上端相接。两髁前方的光滑关节面相接髌骨，称为髌面。在后方，两髁之间有一深凹陷，叫作髁间窝。内侧髁的内侧面和外侧髁的外侧面各有一粗糙隆起，分别叫作内上髁和外上髁。内上髁的上方有一个三角形突起，为骨收肌结节，是内收肌腱的附着结构。

　　胫骨平台由胫骨上端的内侧髁和外侧髁构成，其与股骨下端的内、外侧髁及髌骨共同构成膝关节骨性结构。胫骨上端两髁之间的骨面隆凸叫作髁间隆起。隆起前后各有一凹陷的粗糙面，分别称为髁间前窝和髁间后窝。上端的前方有一粗糙隆起，称作胫骨结节。外侧胫骨平台关节面呈球状面，内侧胫骨平台为凹陷面，胫骨后段呈现出3°～15°的后倾角。因此，膝关节的关节面并不匹配。在其内侧部分，股骨和胫骨关节面如车轮置于平面；而在外侧部分，如车轮行于圆丘。只有依赖韧带和其他软组织结构的协调配合，方能使膝关节获得必要的稳定。

二、关节内结构

（一）半月板

半月板为纤维软骨盘，外缘厚而内缘薄，内外侧各一个，分别位于胫骨内、外侧髁关节面上方。内侧半月板大体形态呈"C"字形，个别呈"G"字形，开口较大，前端窄后部宽，外缘中部与关节囊纤维层和胫侧副韧带相连，其比外侧半月板大而薄，两者在游离缘处常显示一个近似90°的夹角。外侧半月板大体形态近似"O"字形，前、后角之间有一较小的开口，中部较宽，前、后较窄，外缘的后部与腘绳肌腱相连。内、外侧半月板在膝关节结构中能够加深关节窝，具有传导载荷、协助润滑、维持稳定及缓冲震动的功能。（图1-2A～C）

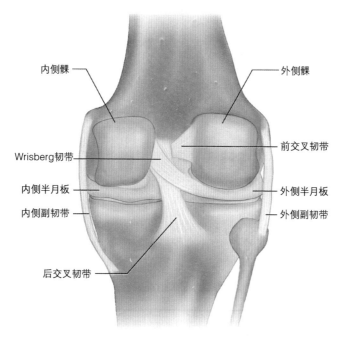

图1-2A　膝关节韧带、软骨结构（后面观）

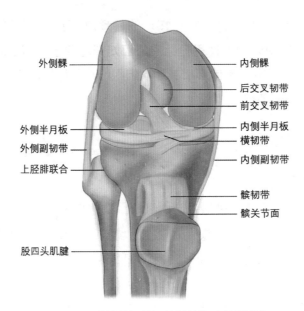

外侧髁

内侧髁

后交叉韧带

前交叉韧带

外侧半月板

内侧半月板

横韧带

外侧副韧带

内侧副韧带

上胫腓联合

髌韧带

髌关节面

股四头肌腱

图1-2B　膝关节韧带、软骨结构（前面观）

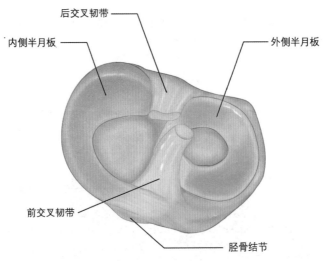

后交叉韧带

内侧半月板

外侧半月板

前交叉韧带

胫骨结节

图1-2C　膝关节半月板、韧带（俯视图）

（二）前、后交叉韧带

前交叉韧带（anterior cruciate ligament，ACL），又称前十字韧带，位于膝关节内，起自胫骨髁间隆起的前方，向后、上、外止于股骨外侧髁的内面，连接股骨与胫骨。其主要作用是限制胫骨向前方过度移位。前交叉韧带与膝关节内其他结构共同作用，来维持膝关节的稳定性。

后交叉韧带（posterior cruciate ligament，PCL），又称后十字韧带，位

于膝关节内，起自股骨内侧髁的外侧面，斜向后下方，止于胫骨髁间隆起的后部和外侧半月板的后角。其是防止膝关节向后方过度移位的结构，也是膝关节中最坚固的韧带。后交叉韧带对抗外力的强度为前交叉韧带的2倍，其作用主要是限制胫骨后移。（图1-2A～C）

（三）关节软骨

正常膝关节软骨为透明软骨，呈蓝色，半透明，平滑而有光泽。软骨本身没有血管、神经，其营养来源于软骨膜内的毛细血管及关节腔的滑液。关节软骨由软骨细胞和软骨基质（胶原纤维和蛋白多糖）组成，分为表层、移形层、柱状层，以及钙化软骨层。钙化软骨层与柱状层有潮线相界，但与软骨下骨无明显界线。关节软骨在运动中传递负载并提供平润而耐磨的承受面。关节软骨由黏弹性材料组成，具有低摩擦、高弹性、高渗透性等特性，具有传导载荷、吸收震荡、润滑、减少磨损的作用。（图1-2A～C）

三、关节外结构

（一）关节周围韧带

膝关节周围韧带结构主要由内侧副韧带（medial collateral ligament，MCL）、外侧副韧带（lateral collateral ligament，LCL）、前外侧韧带、髌韧带、腘腓韧带、豆腓韧带、弓状韧带等构成，其是维持膝关节各个方向稳定性的重要结构。（图1-2A～C）

内侧副韧带由浅、深两层结构组成，位于膝内侧稳定结构的中后1/3处。浅层起自股骨内上髁顶部的内收肌结节前下方，纤维呈纵向平行向下行走，止于关节线下6～8cm的胫骨骨膜处。深层起于内侧副韧带浅层股骨附着部下方，与内侧半月板周缘相附着，止于关节线下胫骨平台内侧缘。内侧副韧带主要作用是防止膝关节外翻、限制胫骨外旋及辅助限制胫骨前移。

外侧副韧带起于股骨外侧髁结节，止于腓骨头，为束状纤维束。其主要作用是在膝伸直位限制膝关节内翻和防止膝关节过度伸直。

前外侧韧带是膝关节前外侧的一条菲薄的韧带组织，为膝关节前外侧区域连接股骨和胫骨的独立结构，有限制胫骨内旋和前移的作用，其对于膝关节稳定性的维持也有一定作用。

髌韧带是由膝关节前方股四头肌腱及其延续部分组成。髌韧带厚而强韧，有弹性，为白色带状的结缔组织，从髌骨下缘至胫骨结节。

　　腘腓韧带起于腓骨小头后上方，向上呈扇形，附着于腘肌肌肉、肌腱交界处。它与腘肌腱协同作用，防止胫骨外旋，在对抗胫骨后移、内翻上也有辅助作用。

　　豆腓韧带起于腓肠肌外侧头肌腱内的籽骨，止于股二头肌短头附着点内侧，为股二头肌腱短头关节囊附着部的远侧界线，是维持膝后外侧部稳定的重要结构。

　　弓状韧带是位于膝后外侧部腓肠肌外侧头和股二头肌腱之间前方的"Y"字形结构。其下端起自腓骨头尖，从腘肌腱的后面向上越过，并呈"Y"字形向两侧分散，与膝后外侧关节囊相融合。弓状韧带可单独存在，也可与豆腓韧带融合在一起，共同加强膝后外侧部的稳定。

　　其中，外侧副韧带、腘肌腱、腘腓韧带、豆腓韧带、弓状韧带及后外侧关节囊等结构共同组成膝关节后外侧复合体，具有限制胫骨外旋的重要功能，与后交叉韧带协同保证膝关节后外侧方向的稳定性。

（二）关节周围肌群

　　膝关节周围肌群主要分为屈肌群和伸肌群，两者共同维持膝关节的稳定并参与正常膝关节运动。屈肌群主要包括股二头肌、半腱肌和半膜肌；伸肌群则由股直肌、股外侧肌、股中间肌及股内侧肌构成的股四头肌组成。股四头肌向下汇成的四头肌腱附着于髌骨，由股神经支配。此外，腘肌起自股骨外侧髁的外侧面，移行为肌腱后，穿过腘肌腱裂孔，止于胫骨后侧的三角区域，与前交叉韧带一起防止股骨向前过度移位。（图1-3A、B）

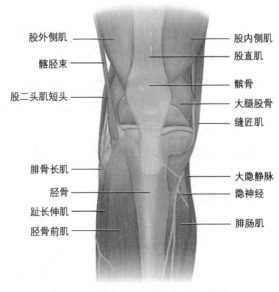

图1-3A　膝关节周围肌群（前面观）

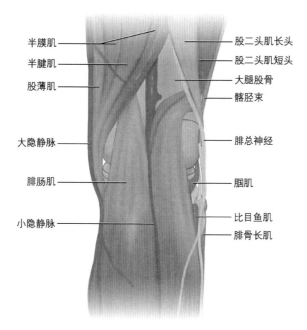

半膜肌

半腱肌

股薄肌

大隐静脉

腓肠肌

小隐静脉

股二头肌长头

股二头肌短头

大腿股骨

髂胫束

腓总神经

腘肌

比目鱼肌

腓骨长肌

图1-3B 膝关节周围肌群（后面观）

（三）关节周围滑膜、滑膜皱襞及滑膜囊

膝关节滑膜是一层血管高度丰富的结缔组织膜，由内膜和滑膜下组织组成，参与滑膜反应，并有润滑关节的作用。

在正常膝关节内，可以存在若干发育残留的滑膜皱襞，常见的有髌上外侧或内侧滑膜皱襞。其中，一个有重要临床意义的滑膜皱襞是由髂内上滑膜皱襞向下延伸至髌下脂肪垫滑膜上方的滑膜皱襞，即所谓髌内侧皱襞或棚架。此皱襞可占正常膝关节的20%，甚至更多。髌下脂肪垫填充于关节面不相适合的多余空间，是一个三角形的脂肪组织块，位于髌骨、股骨髁前下部，胫骨前上缘及髌韧带后方的椎状间隙中，覆盖滑膜。它是一种以弹性纤维为网状支架的脂肪组织结构，质地柔软，可随关节不同的伸屈体位而发生形态变化，但并不伸入关节间隙，亦不影响膝关节活动，具有加强膝关节稳定性和减少摩擦的作用。

膝关节周围还有许多大大小小的滑膜囊，其中髌上囊、髌下深囊、鹅足囊、半膜肌囊和腘窝囊是恒定存在的，半膜肌固有囊、腓肠肌内侧囊及股二头肌腱囊等偶有缺失。

（四）关节周围神经、血管

膝关节前部由股神经肌支、闭孔神经前支及隐神经支配，后部由坐骨神经及其分支胫神经、腓总神经，以及闭孔神经后支支配。

膝关节血运非常丰富，其血供主要来源于股动脉、腘动脉、胫前动脉及骨深动脉分支构成的动脉网。这些血管分支构成膝关节动脉网，包括髌网、股外侧髁网、股内侧髁网、髌下网、半月板网、髌韧带网及滑膜网。其中，腘动脉有5条关节支供应膝关节并参与膝关节网的形成，即膝上内、外侧动脉，膝中动脉和膝下内、外侧动脉。

第二节　膝骨关节炎的病理改变

关于骨关节炎的定义和术语在很长一段时间内都存在争议。过去曾用萎缩性关节炎及增生性关节炎命名骨关节炎。前者指滑膜炎症及骨、软骨的破坏，因此也包括类风湿关节炎（rheumatoid arthritis，RA）；后者可被理解为局部软骨丢失，少有炎症，但有明显周围软组织增生，故而得名。随着医学研究及临床实践的发展，骨关节炎的名称也在不断发生变化。在分子生物学对医学产生影响之前，该病有54种不同的名称，这在某种程度上验证了该疾病的复杂性及界定其界限的困难性。

根据世界卫生组织的统计，目前全球近10%的医疗问题源于骨性关节炎（osteoarthritis，OA）。骨性关节炎好发于膝、肩、肘、髋、踝关节等部位（图1-4），是一种渐进的退行性关节疾病，常见于中老年人。国外文献常称它为变形性骨关节病。随着对骨关节炎研究的深入，人们逐渐认识到骨关节炎与年龄及创伤有密切关系，故又称其为退化性关节炎。骨关节炎还被称为骨关节病，这一概念忽略了该病的炎症病变，而实际上炎症是存在的。目前，国际上通用骨关节炎一词，而逐渐弃用了其他名称。2007年版的《中国骨关节炎诊疗指南》将骨关节炎定义为由多种因素引起关节软骨纤维化、皲裂、溃疡、脱失而导致的关节疾病。其病因不明，多与年龄、肥胖、炎症、创伤及遗传等因素有关。其病理特点为关节软骨变性破坏、软骨下骨硬化或囊性变、关节边缘骨质增生、滑膜增生、关节囊挛缩、韧带松弛或挛缩、肌肉萎缩无力等。

骨性关节炎本质上是一种退行性疾病，故而在临床上又常被称为"退行性关节病""退变性关节炎"。准确来说，骨关节炎是一种软骨的疾病，而并非骨的疾病。目前，国际上普遍承认的关于OA的定义为：OA是机械性和生物性因素相互作用，使关节软骨细胞、细胞外基质和软骨下骨合成与降解的正常进行失去平衡的结果。

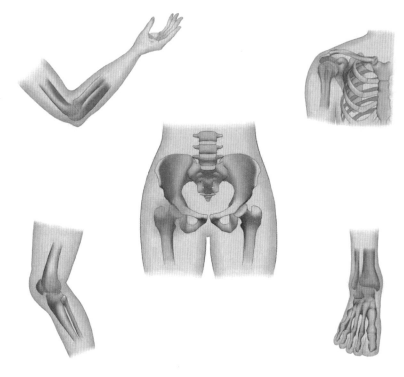

图1-4　骨关节炎的好发部位

　　膝骨关节炎（knee osteoarthritis, KOA）属于OA中的一种。其是以膝关节软骨破坏为特征（图1-5），由机械性、代谢、炎症和免疫等因素作用而造成的关节疾病。膝骨关节炎作为中老年人群中最常见的关节疾病，在60岁以上人群中的发病率高达50%，在75岁以上的人群中，其发病率则高达80%，致残率达53%。从某种程度上来讲，膝骨关节炎已成为老年人致残的"头号杀手"。

　　目前，国际上对骨关节炎的具体发病原因仍无定论，但普遍认为骨关节炎的发病和关节软骨及软骨下骨的退变、关节力学的改变及关节的疼痛密切相关。软骨浅表区组织会随着人体年龄的增长而发生巨大的变化。软骨浅表区的损伤容易导致骨关节炎。对膝骨关节炎患者而言，肥胖是最重

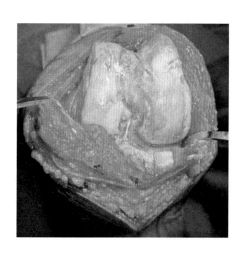

图1-5　膝关节软骨病变

要的独立危险因素，比关节损伤、遗传易感性等其他因素更为重要。

有研究指出引起软骨关节炎的可能原因，包括软骨退变、自我吞噬、生物时钟改变、机械力学改变、氧化应激、内部免疫、软骨过度增生、疼痛等。

软骨组织内部平衡的维持与骨相似。实验模型显示，关节软骨基质的丧失包括关节软骨减压区域的软骨钙化和增压区域的软骨细胞坏死。仅在关节面不同部位的基底钙化软骨上才有纤维化和塑形重建同时存在。塑形重建主要在非负重区，而纤维化在负重区尤为明显。钙化软骨的微骨折（microfractures）是由于能够形成血管的骨髓成分进入关节软骨，加快了软骨的破坏，因此关节软骨迅速溶解或骨化。软骨下骨的塑形重建是由于本身增进了关节软骨下骨的刚度（stiffness），从而加速了软骨的破坏。据此观点，微骨折的修复则会致使关节软骨要去吸收冲击关节能量的绝大部分，疾病部位的塑形重建是形成进行性骨关节炎病理过程的重要原因。

作为一种退行性疾病，近年来的研究均表明，关节软骨的退变是造成OA的最直接原因。继而，对骨性关节炎的研究便转变为对关节软骨退变的病因研究，研究者们尝试从分子水平阐明骨关节炎的发病机制。OA的病因除了增龄、磨损、肥胖外，还有生化、遗传等因素，这些因素均对软骨基质蛋白多糖的合成有抑制作用，并能促进蛋白多糖、透明质酸和胶原的降解。另外，细胞因子、生长因子、免疫因素等都可能与OA的发病有关。

骨关节炎病理过程的研究离不开对关节软骨的研究。由于关节软骨是非血管形成组织，故而其对损伤的反应并不十分典型。一旦关节软骨发生损伤则很难被修复，且由于其内部缺少血管，药物也很难通过机体的血液供应输入到软骨中，故而只能通过基质缓慢渗透到软骨中。关节软骨纤维化的病理特点是细胞外基质有垂直方向的浅裂，这一特点在骨关节炎的大多数病例早期检查中都表现得较为明显。纤维化是指关节软骨具有稠密的天鹅绒（velvet）表现，而无法呈现出正常关节软骨所具有的光滑感。

通常，单纯的关节软骨纤维化（图1-6）在临床上尚没有发展成为明显的骨关节炎。但研究发现，机体在患有关节软骨纤维化的同时，常伴随骨关节炎的发生。显微镜检查发现，骨关节炎纤维化通常伴有较深裂口，软骨基质明显溶解，软骨细胞随损伤而增殖。关节软骨损伤的明显阶段，通常被称为关节软骨裂缝（cracking），其比关节软骨纤维化少见。这一阶段，关节软骨往往有较深的裂开，通常延及钙化软骨层，可伴有关节软骨的水平裂分支。在退变的半月板纤维软骨里也有相同的改变。用肉眼观察关节软骨的这种典型裂缝，由于负荷或持重区域的软骨侵蚀糜烂，因此有进行性骨关节炎的特点。伴有关节软骨纤维化的关节软骨软化（chondromalacia）或变软，被称为进行性骨关节炎的早期改变。这种表现在一些较年幼个体的未成熟性髌股关节骨关节炎中特别突出。

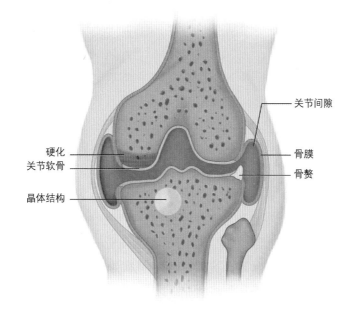

图1-6 膝关节软骨纤维化

幼稚的软骨细胞位于软骨组织的表层，其特点是：①单个分布；②体积较小；③呈椭圆形；④长轴与软骨表面平行；⑤越向深层的软骨细胞体积越大，且呈圆形；⑥细胞核呈圆形或卵圆形，染色浅；⑦细胞质呈弱嗜碱性，其中常见数量不一的脂滴。成熟的软骨细胞多2～8个成群分布于软骨陷窝内，这些软骨细胞由同一个母细胞分裂增殖而成，被称为同源细胞群。电镜下，软骨细胞有突起和皱褶，细胞质内有大量的粗面内质网、发达的高尔基复合体及少量的线粒体。在组织切片中，软骨细胞收缩为不规则形，且在软骨囊和细胞之间出现较大的腔隙。

关节软骨的组成及其生物力学与膝骨关节炎有关。正常关节软骨呈浅蓝白色，半透明，光滑而有光泽，具有耐磨、传导关节负荷、吸收震荡和润滑关节等功能。其基本组成成分是由蛋白多糖和胶原组成的软骨基质和软骨细胞。软骨基质中，蛋白多糖占30%。软骨细胞作为软骨组成中的活性成分，其与基质的合成、分解密切相关。软骨基质组成和排列上的"网状拱形结构"决定了软骨的生物力学特性，其是一种含孔率很高的黏弹生物质，有很好的应力适应性。

关节软骨软化与软骨基质某些类型蛋白聚糖（proteoglycan）的丢失和某些蛋白聚糖类型的改变有关。这预示当关节软骨遭受侵蚀时，严重者可有软骨下骨的外露。关节软骨基质的丧失也使胶原纤维减少。关节软骨基质和胶原遭到分解与进行降解，为原发性作用或者继发性作用所致。

退变的关节软骨表面不光滑，缺乏光泽，可见龟裂，重者可有软骨面的缺损，其缺损范围及深度在各个病变时期均不相同。光镜下，软骨细胞数目减少，排列紊乱，并有成簇现象，可见到细胞核固缩、碎裂或溶解。电镜下，软骨退变可分为3期。早期表现为细胞外形正常，核膜清晰、完整，核染色质轻度凝集；中期表现为细胞周晕消失，胞核致密，外形不规则，核膜不清，其中细胞周晕消失是软骨细胞退变的重要标志；晚期表现为细胞的电子密度明显增加，胞核、胞质结构无法辨认，胶原纤维排列紊乱或成束状，严重时可发生变性、坏死，钙盐沉着增多，另外尚可见到部分软骨细胞代谢活性增高，此为残留的软骨细胞代偿所致。

骨关节炎的主要标志之一是软骨的退化，目前医学界越来越重视这点。因此，大量研究对引起软骨退化的诱导因子和修复软骨的方式进行探讨。由于存在高比例的细胞外基质和软骨缺少血管，药物很难通过机体的血液供应输入到软骨中，只能通过基质缓慢渗透到软骨中，因此修复软骨确实耗时较长且效果欠佳。近年研究指出，引起软骨关节炎的可能原因包括：软骨退变、自我吞噬、生物时钟改变、机械力学改变、氧化应激、内部免疫、软骨过度增生、疼痛等。除此之外，有研究发现步行时膝关节负荷情况是骨性关节炎进展的一个重要因素。减少外部膝关节内收力矩负荷已经成为减少关节负荷治疗的一个关键所在，且外部膝关节屈曲负荷在内侧区室负荷问题上也发挥着显著作用。但是，以增加患者屈曲力矩为代价的方式来减少膝关节内收力矩可能对患者的治疗有不利影响。改变关节负荷情况的损伤（如前交叉韧带或半月板撕裂）会使软骨的负荷失常，进而导致骨性关节炎的进展。同时，力学改变可引起半月板损伤，进而加剧膝骨关节炎。

目前，关于软骨细胞表型和骨关节炎关系的研究也有重大进展。在骨关节炎发展过程中，关节软骨细胞遭受一系列的损害，包括异常的生物力学应力，促炎性细胞因子、趋化因子及细胞外基质的大量变化，这些均会引发软骨细胞表型转移并扰乱软骨内稳态。健康体内的信使核糖核酸的衰退与骨关节炎软骨细胞的信使核糖核酸水平的对比不仅受合成速度所控，而且还受降解率的控制（即转录后水平上的调控）。有研究发现，大多数软骨细胞表达的转录是稳定的，但当其一个子集表现出快速衰减，骨关节炎软骨细胞中的信使核糖核酸半衰期就会有一个明显的缩短趋势。短暂的转录包括转录调节中涉及的基因、细胞核的定位和参与程序性细胞死亡的调节。此外，研究发现基因与细胞外基质流动有关，如ADAMTS-1、ADAMTS-5、ADAMTS-9、透明质酸合成酶、HAS2、硫酸乙酰肝素的磺基转移酶、HS3ST3A1及NF-κB复合成分。这些短暂的转录总体上在骨关节炎软骨细胞中是高度表达的，这可能意味着它们与依赖骨关节炎中的快速和灵活的基因响应过程有关联。这首开先河的研究给软骨细胞表型的稳定调节添加了一个新的维度。

研究表明，氧分压和骨关节炎的严重程度密切相关。在软骨的氧应激反应中，血红素氧化酶起了重要的作用。转录因子Nrf2是血红素氧化酶的调节因子，在敲除了Nrf2的大鼠中，大鼠均发生了严重的骨关节炎。在大鼠的创伤骨关节炎模型中，萝卜硫素被用来激活Nrf2基因，降低血红素氧化酶的表达，控制骨关节炎，并取得了很好的效果。这些研究都表明，控制血红素氧化酶这一靶点可能是治疗骨关节炎的新方式。

转化生长因子α是表皮生长因子家族的成员。研究发现，通过干预转化生长因子α能降低软骨的合成代谢，同时会增加软骨的降解代谢，因此可用其治疗骨关节炎的软骨退化。Appleton等在实验中使用了一种名叫AG1478药物的干扰剂，来抑制大鼠关节炎体内的转化生长因子α。该研究发现，这种方法不但可延缓关节软骨的退化和改善关节炎的严重程度，还能增加大鼠体内血清中Ⅱ型胶原前肽的水平，以及降低胶原蛋白降解产物C2C的水平。Ⅱ型胶原前肽是胶原合成代谢的标记物，C2C是胶原分解代谢的标记物，因此这种干扰剂有增加胶原合成、降低胶原分解的作用。该研究证实了药物能有效地阻止创伤后骨关节炎的恶化。软骨退化后的降解产物，如Ⅱ型胶原、蛋白多糖、纤连蛋白，已经被证实能够通过调节基质金属蛋白酶引起关节远期的退化。同时，降解后的产物如特定的碎片、浓度、机械压力都会引发代谢反应，进一步诱导形成骨关节炎。处理这些蛋白聚糖碎片能抑制合成代谢、增加分解代谢和引起抗炎症反应。实验动物在被敲除相应的基因（MyD88）后，这些效应都会消失。来自软骨的纤连蛋白碎片也会产生同样的效果。

在骨关节炎中，软骨下骨的病理改变常被认为是次要的，但是早期的软骨下骨改变能触发骨关节炎的形成。关节软骨下骨的退化会引起关节面的硬化和关节面骨赘的形成。毫无疑问，这与软骨下骨的治疗和骨关节炎的预后密切相关。所以，对软骨下骨的研究方向应该是成骨和破骨细胞的生理机制及骨的重塑过程。

第三节　膝骨关节炎的病因机制假说

目前，人们对OA发病过程及软骨代谢机制有一定的了解，但其详细发病机制仍不明确。西医认为，OA是多种因素参与介导的慢性炎症反应。软骨细胞、细胞外基质及软骨下骨三者的降解和合成偶联失衡，最终导致骨关节退行性改变。有研究发现，OA的发生和发展与年龄、体重及机械刺激等机体因素，炎症反应、免疫调节、代谢行为及自噬水平等机体功能，以及与之相关的金属蛋白酶、细胞因子、细胞信号通路、microRNA等分子密切相关。

一、炎症反应对骨性关节炎的影响

随着医学技术的发展，人们认识到炎性因子在OA的发生发展过程中起着关键作用。根据病理机制研究显示，OA在发病时表现出的症状能够反映关节内部炎性反应的剧烈程度。因此，有专家明确提出OA属于一种低度炎症性关节病。探索相关分子在OA炎性反应中的作用，对其预防、治疗等方面有重要意义。

（一）金属蛋白酶

关节软骨组织主要由大量Ⅱ型胶原蛋白和蛋白多糖等物质组成的软骨细胞外基质提供支撑与保护。金属蛋白酶类及其抑制剂主要是通过破坏细胞外基质的架构，造成软骨退变，而促进OA的发展。基质金属蛋白酶（matrix metalloproteinases，MMPs）是一类基质降解酶，由成纤维细胞、炎性细胞、上皮细胞、内皮细胞分泌的Ca^{2+}和Zn^{2+}等金属离子作为辅助因子参与构成，在软骨基质代谢过程中发挥重要作用。MMPs在正常软骨组织中较少表达。OA发生时，MMPs通过自身激活或其他细胞因子诱导合成后高表达，其几乎可以降解细胞外基质所有成分，导致关节软骨纤维构架遭到破坏、丧失弹性，使包绕胶原纤维的分子筛滤过作用下降，从而使关节软骨容易受到相关酶的降解而被破坏。由于MMPs可特异性裂解胶原分子，使胶原网损伤，炎性因子能直接攻击原本被细胞外基质所包绕的软骨细胞，最终导致OA发病。MMP-3可影响相关纤溶酶活性，继而促进纤溶酶介导的蛋白酶水解，其主要以细胞外基质中的蛋白多糖和糖蛋白为底物，使软骨退变。对比KOA患者滑膜组织和正常人群的膝关节滑膜组织的结果显示，KOA患者滑膜组织中MMP-3表达水平明显上调。同时也有研究发现，MMP-13在OA软骨组织中也呈现高表达，并存在于正常软骨组织中，其可裂解Ⅱ型胶原蛋白参与软骨的分解代谢过程，这表明MMPs与OA的发生和发展存在密切关系。含血小板反应蛋白模体的去整合素–金属蛋白酶（ADAMTS），又名蛋白多糖酶，可通过分解细胞外基质中的蛋白聚糖，造成软骨量的减少。KOA患者滑膜中ADAMTS-4和ADAMTS-5的表达量均明显高于正常滑膜组织。此外，发现ADAMTS-17可能是通过促进肿瘤坏死因子–α（tumor necrosis factor-α，TNF-α）的形成参与OA的过程。机体中存在着与这些金属蛋白酶结合的金属蛋白酶组织抑制因子，其可调控MMPs等蛋白酶的表达、延缓细胞外基质各成分的降解、维持关节软骨的完整性，表明金属蛋白酶可调节软骨细胞外基质的合成与降解，也可通过调节软骨局部炎性反应影响OA的发生和发展。

（二）细胞因子

细胞因子对机体生理代谢及功能的调节有重要作用，而骨关节组织相关细胞因子合成与分解的平衡是维持其组织结构及功能正常的基本要素。与骨关节炎相关的细胞因子主要有白细胞介素（interleukin，IL）、TNF-α、血管内皮生成因子（vascular endothelial growth factor，VEGF）、低氧诱导因子（hypoxia-inducible factor，HIF）、一氧化氮（nitric oxide，NO）和转化生长因子（transforming growth factor，TGF）等。

IL的多种亚型均参与OA的发生和发展。IL-1可影响软骨基质胶原纤维网多种成分（如Ⅱ型胶原蛋白）的合成，而促进OA发展，并且KOA患者炎症程度与关节液中IL-1的表达量呈正相关。此外，IL-1还可刺激TNF、MMPs、NO和前列腺素等其他炎性因子的表达，从而促进软骨退变。IL-6是OA患者关节软骨破坏的重要参与因子，其可激活淋巴细胞，进而调节免疫功能，诱导炎症反应，导致机体发生OA时软骨细胞增殖能力减退。研究发现，IL-6 mRNA和蛋白水平在OA患者的软骨及滑膜中高度表达，其对于诊断及预测OA病情的发展具有重要意义。

TNF-α是由巨噬细胞产生的强力促炎因子，其参与多种疾病的发生。KOA患者滑膜组织中TNF-α的表达与疾病严重程度呈正相关。而且，TNF-α在重度伴有滑膜炎的OA患者血清和关节液中表达均上调，并与多种IL表达呈正相关，两者之间存在协同关系。

VEGF的主要作用是促进血管生成、营养运输、扩散炎症等。当机体患有OA时，VEGF表达上调。而且，软骨变性、软骨基质成分发生改变、抗血管生成因子减少等病理过程可共同增强VEGF作用。VEGF可能是通过抑制软骨蛋白聚糖、Ⅱ型胶原蛋白水平的表达，来影响OA的发生和发展的。

HIF在OA的病程中具有重要作用。关节软骨细胞主要从周围的关节液及软骨下骨中摄取营养和氧分，而其本身并无血管、神经分布，因此关节软骨细胞终身处于这种低氧的环境中。在人骨髓细胞中存在过表达的HIF-1α，它甚至不需要外在的生长因子，就能有效地诱导出软骨细胞。

NO是一种短暂存在的气态自由基，其可介导机体重要生理过程，如免疫和炎症等，还能够导致脂质、蛋白质、DNA，如胶原蛋白、蛋白聚糖、透明质酸的氧化性损伤。研究发现，KOA患者的血清、膝滑膜液及滑膜组织中NO表达水平均高于正常人，表明NO在OA发病机制中发挥作用。

TGF-β是一类对软骨成分胶原蛋白的合成具有双向调节作用的细胞因子。有研究在软骨损害较重的骨关节炎模型中发现TGF-β水平下降；另外也有研究发现，TGF-β可能是通过特有途径刺激MMP-13的表达上升，从而促进软骨降解。因此，TGF-β在OA进展过程中可能发挥着不同的作用，未来需进一步探索。

（三）信号通路

信号通路是指以细胞内、外传递信息为作用，参与细胞反应的特殊酶类，其多由蛋白激酶与磷酸酶组成。其作用机制是通过快速改变对应蛋白的构象，从而完成信息的传递。相关信号通路在调控软骨细胞代谢机制中发挥关键作用。骨关节炎进展中，有重要作用的信号通路包括Wnt-β联蛋白信号通路、Notch信号通路、基质细胞衍生因子1-趋化因子受体4信号通路、骨形成蛋白信号通路、丝裂原活化蛋白激酶信号通路等。

Wnt-β联蛋白信号通路属于经典的Wnt信号通路。Wnt是启动蛋白，而β联蛋白是该通路的枢纽分子，Wnt-β联蛋白的激活可能对软骨损伤起重要作用，并能加重骨关节炎。研究发现，OA患者Wnt-α、β联蛋白、骨形成蛋白2 mRNA表达处于较高水平，经治疗好转后，上述分子的表达水平呈现明显下降趋势。高表达β联蛋白分子的转基因小鼠成年后出现关节软骨量减少、骨赘形成等OA样改变，并检测到小鼠体内受Wnt-β联蛋白信号通路影响的软骨降解酶类如MMP-9和MMP-13高表达，进而引起关节炎性反应。这可能是

Wnt-β联蛋白信号通路在OA发展中的主要机制。

Notch信号通路参与软骨细胞增殖，并可维持软骨细胞表型。但该通路的成员Notch1可抑制软骨细胞增殖及分化。也有研究显示，阻断Notch信号通路可使MMP-13的表达下调，进而间接调控机体炎性反应，这表明Notch信号通路在OA中有重要作用。

基质细胞衍生因子1-趋化因子受体4信号通路参与炎症反应的介导。机体患OA时，该信号通路能促使软骨细胞释放多种MMPs，加速细胞外基质降解，使软骨退变。

骨形成蛋白信号通路影响软骨细胞的形成、增殖，并参与其正常稳态的维持。骨形成蛋白7可以促进Ⅱ型胶原蛋白的表达，并可下调Ⅹ型胶原蛋白的表达，从而抑制软骨细胞肥大分化。

丝裂原活化蛋白激酶信号通路在传导软骨损伤信号系统中具有重要作用。部分细胞炎性因子如IL-1等，可激活丝裂原活化蛋白激酶信号通路，诱发MMPs表达增加，促进软骨破坏，参与并调节软骨细胞的凋亡、肥大化、钙化及增殖等生物学反应。

细胞因子介导OA的炎症反应。深入探索各个因子和细胞信号通路机制将会为OA的预防和治疗带来突破性的进展。

二、自由基对骨性关节炎的影响

自由基，化学上也称其为"游离基"。它是指化合物的分子在光热等外界条件下，共价键发生均裂而形成的具有不成对电子的原子或基团，其具有很强反应活性。它可对氨基酸、多肽及蛋白质进行化学修饰，改变其结构和功能，并增加其对蛋白水解酶的敏感性，促进其降解，还能使细胞膜发生脂质过氧化，进而成为许多疾病发生的基础。

人们已经开始意识到，自由基能够对关节软骨造成损伤。研究发现，自由基可抑制软骨基质蛋白多糖的合成，促进基质中蛋白多糖和胶原的降解，还可抑制关节软骨细胞DNA、基质蛋白多糖及胶原的合成，同时引起软骨细胞膜性结构的严重损伤。自由基对软骨细胞的损伤不仅表现为细胞形态和生长状态的改变，更重要的是对于细胞功能的改变。体外实验表明，软骨细胞在自由基作用下，合成和分泌蛋白多糖、胶原的功能明显改变，表现为蛋白多糖合成受抑制、胶原的分泌由Ⅱ型转变为Ⅰ型，进而引起软骨的损伤退变。但目前，关于自由基对软骨的损伤作用与自由基清除剂对其保护的机制研究仍不足，尚需进行更深层次的实验与临床研究。

三、自身免疫反应对骨性关节炎的影响

近年来，越来越多的研究显示，免疫学机制参与了骨关节炎的发病过程。在骨关节炎的疾病进程中，免疫反应可调节炎症，并可促进形成滑膜炎及破坏骨和软骨。

（一）关节软骨的免疫原性

1.软骨细胞的免疫原性

软骨细胞具有特殊的表面抗原。正常情况下，细胞外基质（extra-cellular matrix，ECM）能够保护这些抗原免受免疫系统的监视。但在机体患骨关节炎时，关节软骨发生慢性退变，ECM提供的这种免疫屏障作用可能会消失，软骨细胞表面抗原将会引起自身免疫反应。在创伤后的碎片表面，多种补体活化后的产物在软骨细胞表面被发现。

2.软骨蛋白多糖的免疫原性

软骨蛋白多糖的细胞和体液免疫应答可以出现在各种不同的关节炎中。蛋白多糖的主要抗原决定簇位于蛋白的G1结构域和硫酸软骨素连接区。位于G1结构域的软骨蛋白多糖肽可诱导T细胞反应，促进软骨降解，进而诱发骨关节炎的发生或进展。

3.软骨胶原的免疫原性

软骨胶原是潜在的自身免疫反应的目标，它能够诱导且促进炎性关节炎的炎症。研究发现，杂源性Ⅱ型胶原免疫小鼠容易发生关节炎。其他较小的胶原，如Ⅸ型和Ⅺ型胶原，也被发现具有关节抗原特性。

（二）与骨性关节炎发病相关的细胞免疫

1.先天性免疫

近年来，研究证明先天性免疫参与了骨关节炎的慢性炎症反应过程，并且在骨关节炎的炎性病理中起到重要作用。巨噬细胞通过影响滑膜的炎性病变，从而参与骨关节炎的发展，并与疼痛和关节功能障碍有关。在小鼠的骨关节炎模型中发现，由滑膜中的巨噬细胞诱导的白细胞介素-1β（IL-1β）可上调降钙素受

体，而降钙素基因相关肽参与了关节炎疼痛的发生。通过评估滑膜液和血液中的巨噬细胞生物标志物所预示的各种膝骨关节炎患者的炎症表型发现，滑膜液中的分化簇（cluster of differentiation，CD）14、CD163及血清中的CD163与大量有活性的巨噬细胞有关；滑膜液中的CD14和CD163与膝骨赘形成有关；滑膜液中的CD14还与膝关节间隙变窄的严重程度有关；而滑膜液和血清中的CD14与膝疼痛有关。在经历过原发性或翻修关节置换手术的患者的滑膜组织中发现了NK细胞（natural killer cell，NK cell），其是由30%的$CD45^+$单核细胞组成的。而且，在KOA患者的滑膜组织中测到众多不同的单核细胞浸润，其中最主要的为$CD14^+$巨噬细胞，其次为$CD4^+$T细胞及少量的$CD8^+$T细胞、$CD19^+$B细胞和$CD16^+$、$CD56^+$NK细胞。这表明自然杀伤细胞参与了OA的发生与发展，但是其具体的作用机制尚未完全明了。

2.获得性免疫

获得性免疫又称适应性免疫，是机体受抗原刺激后，抗原特异性淋巴细胞（T淋巴细胞及B淋巴细胞）识别抗原，进而发生一定生物学效应，使机体获得抗感染能力的一种免疫反应。T细胞来源于OA患者的外周血液与滑膜液。OA患者的自体软骨成分作为自身抗原可引起T细胞寡克隆反应。T细胞因子4（T cell factor 4，TCF4）在正常人体软骨细胞中表现为促分解和促凋亡的作用。而在骨关节炎软骨中，TCF4 mRNA表达显著增高，并且其能够通过活化细胞凋亡蛋白酶，进而加重软骨降解。小鼠OA模型滑膜中，被激活的$CD8^+$T细胞可表达金属蛋白酶组织抑制剂-1（tis-sueinhibitor of metalloproteinase1，TIMP-1），参与血管形成，其数量与OA的严重程度有关。另有研究在小鼠OA模型中发现$CD4^+$T细胞的数量和干扰素-γ（iullor necrosis factor-γ，INF-γ）的表达增多，而$CD4^+$T细胞可诱导巨噬细胞炎性蛋白-1γ（macrophage inflammatory protein-1γ，MIP-1γ）和NF-κB的表达，引起关节的破骨细胞数量增多。此外，$CD4^+$T细胞的增多同时会伴随巨噬细胞的浸润及MMP-9的表达，这些都可促进软骨的破坏，表明T细胞免疫反应参与OA软骨的降解，并且能够加快OA的进展。

（三）与骨性关节炎发病相关的体液免疫

1.先天性免疫

补体系统由超过30种的蛋白质组成，其在自我防卫和炎症反应中发挥了重要作用。它有3条激活途径，包括经典途径、凝集素途径和旁路途径，并且其与OA有一定的关联。研究表明，软骨蛋白聚糖G3域中的C型凝集素可激活补体中的经典途径和旁路途径，最终使炎症反应呈持续状态，诱导OA炎性反应。在早期和晚期OA患者的滑膜液里同时发现一个明显与补体系统和细胞外基质有关的蛋白相对丰度；在晚期OA中，出现蛋白酶抑制剂的下调，这说明晚期OA发生了不可控制的蛋白水解，最终导致软骨损伤。趋化因子是一类分子量较小的细胞因子，其在维护机体的内环境稳定，以及在免疫系统中都发挥着重要作用。趋化因子可分为4个亚家族，即C、CC、CXC和CXSC。研究发现，趋化因子（C-C基序）配体20[chemokine（C-C motif）ligand 20，CCL20]及其受体趋化因子受体6（chemokine receptor 6，CCR6）在OA软骨中大量表达，CCL20可促进MMP-13及X型胶原酶的表达，同时抑制Ⅱ型胶原酶的表达。在病变严重的KOA患者的血浆中，CCL3及CCL4的水平显著升高。在既往因软骨退变而手术的患者机体中发现IL-8及趋化因子CCL19、CCL5及CCL7的表达。滑膜中的CCL19 mRNA水平与日常生活活动能力（activity od daily living，ADL）评分有关，且CCL19 mRNA的表达水平与膝功能障碍成正比。由此可见，趋化因子不仅在OA的病理过程中过表达，其还与病情严重程度有关。

2.获得性免疫

有报道指出，在OA炎性滑膜中浸润的细胞有活化的B细胞，而B细胞活化的成纤维细胞可促进MMP-3的分泌，从而造成组织损伤。研究证实，OA软骨上有抗体的沉积，如滑膜液中发现抗成骨蛋白-1（anti-osteogenic protein-1，OP-1）的多克隆抗体，血清中发现抗环瓜氨酸肽抗体（anti-cyclic cirullinated peptide antibodies，抗CCP抗体）的表达。在部分早期OA患者的血清中也检测到自身抗体，如针对软骨成分的骨桥蛋白、软骨中间层蛋白及YKL-39。由此可见，在OA最初的软骨降解中，可发生特定的免疫反应。在OA的病理进程中，通过研究抗软骨成分的自身抗体在软骨上的沉积及其细胞毒性反应，进一步强调了这些抗体在OA软骨降解中的重要作用。

四、代谢行为在骨性关节炎发病中的作用

代谢在炎性反应及免疫细胞功能中发挥着重要的调节作用，不同的免疫细胞表现出不同的代谢特征来调节各自的生物学反应。这一规律同样存在于非免疫细胞中。在感染、创伤等不利条件下，大多数哺乳动物的细胞都经历了能量代谢的

转变，即从静止的调控状态转变为新陈代谢活跃的状态，以维持能量的平衡，并促进细胞的存活。这种代谢状态的转变也发生在OA患者的关节软骨、滑膜及软骨下骨中，从而影响软骨细胞、滑膜细胞及骨细胞的代谢行为，进而通过滑膜巨噬细胞影响它们与免疫系统之间的相互作用。

（一）OA环境下软骨细胞的代谢

1.糖酵解与OA软骨细胞代谢

在OA病理生理过程中，促炎、促分解代谢因子水平显著增加，从而导致机体分解代谢加快，细胞代谢的动态平衡受到破坏。在这种情况下，细胞通过增殖、蛋白质合成等形式加快合成代谢，以维持合成代谢与分解代谢的动态平衡。与处于完全分化和静止状态的软骨细胞的代谢特征不同，炎性微环境中的软骨细胞的能量代谢发生了适应性变化，表现为糖酵解水平显著提高，而依赖于线粒体三羧酸循环的有氧代谢水平大大降低。软骨细胞也能在ECM中感知氧气和葡萄糖的浓度，并通过调节细胞的新陈代谢来做出适当反应，从而在营养缺乏和氧气应激时，使能量代谢更多地依赖于糖酵解。OA病理中，软骨细胞合成的大量NO使细胞线粒体功能严重受损，造成ATP合成减少。因此，为满足软骨细胞的能量需求，糖酵解水平进一步提高，从而导致OA患者关节软骨细胞糖酵解水平显著提高。OA软骨细胞能量代谢的转变使进入三羧酸循环的丙酮酸大大减少。细胞质中的丙酮酸在乳酸脱氢酶作用下转化为代谢终产物乳酸，胞质中堆积的乳酸使已经酸化的微环境pH值进一步降低。蛋白质组学研究表明，软骨细胞在炎症微环境中的代谢适应对这些细胞中膜蛋白的构成有直接影响。

2.线粒体及氧化应激与OA软骨细胞代谢

线粒体是细胞的动力中心，它以ATP的形式为细胞的活动、分化、死亡、信号调节及细胞周期控制提供能量。线粒体也是整合多种先天免疫信号通路的分子平台。线粒体功能障碍和氧化应激是OA代谢异常的重要标志。在OA退行性疾病进程中，线粒体结构、动力学和基因组稳定性的改变使线粒体呼吸功能衰退，ROS过度合成，进而引起氧化损伤。与健康个体相比，OA患者软骨细胞的线粒体DNA损伤显著增多，而修复能力明显下降，导致软骨细胞凋亡率增高。线粒体膜电位的维持是推动机体氧化磷酸化及合成ATP的重要条件。对线粒体电子传递链活动的分析表明，OA患者软骨细胞线粒体膜电位显著下降，复合物Ⅱ和Ⅲ的含量明显减少。尽管OA软骨细胞中大多数ATP来自糖酵解，而不是氧化磷酸化，但线粒体ROS有助于维持细胞氧化还原平衡，以促进糖酵解。软骨细胞能量储备能力的减弱及代谢途径向糖酵解的转变，均可导致细胞合成代谢受损，ECM合成减少，软骨细胞生存能力降低。

3.软骨细胞代谢的关键调节因子

腺苷酸活化蛋白激酶（AMP-activated proteinkinase，AMPK）是参与调节软骨细胞代谢的一个关键分子，其通过下游的NAD依赖性去乙酰化酶SIRT1和哺乳动物雷帕霉素靶蛋白（mammalian target of rapamycin，mTOR）调节软骨细胞的能量代谢。AMPK是细胞能量平衡的重要调节剂，它使细胞能够适应能量需求的变化。在代谢应激时（如正常软骨细胞处于低氧状态时），其通过激活AMPK，进而磷酸化多个下游目标，从而促进ATP消耗途径的抑制和ATP生成途径的激活。AMPK失调与多种伴有线粒体功能障碍和细胞能量代谢不平衡的增龄性疾病密切相关，包括糖尿病、动脉粥样硬化、心血管疾病、癌症、神经退行性疾病及OA。与正常软骨细胞相比，OA患者关节软骨细胞AMPK活性明显下降。在IL-1β和TNF等促炎因子诱导下，或在生物力学损伤环境中，AMPK活性降低的软骨细胞表现出了更多的分解代谢反应，这些反应可通过AMPK的药理作用而减弱。在软骨中，SIRT1起到促进软骨特异性基因表达，保护软骨细胞免受辐射诱导的衰老，以及抑制软骨细胞凋亡的作用。SIRT1抑制会加剧TNF和IL-1β诱导的人原代软骨细胞的分解代谢反应。在内侧半月板不稳的OA小鼠模型中，软骨特异性mTOR缺失可上调软骨自噬水平，进而对软骨具有保护作用。因mTOR信号异常导致的过氧化物酶体增殖因子活化受体γ（peroxisome proliferator-activated receptorγ，PPARγ）缺陷，则会加速OA小鼠的软骨退变。

4.OA与软骨细胞衰老

在促炎细胞因子、前列腺素和ROS激活等应激原刺激下，处于静止状态的软骨细胞被激活，而发生表型的转变，这种现象被称为软骨细胞衰老。软骨细胞衰老导致软骨内稳态和新陈代谢的进一步破坏，细胞分解代谢加快。这一过程与炎症及自噬和炎症复合物之间的相互作用密不可分。衰老软骨细胞分泌的可溶和不可溶分子进一步促成了炎性微环境的产生，这被认为是导致关节软骨中ECM大分子降解的主要原因。此外，软骨细胞分泌的分泌性分子（如NO）可作为基因表达的有力诱导因子，其能够进一步促进促炎和促分解代谢基因的异常表达。

这些分泌性分子还能抑制线粒体功能，损害氧化磷酸化，促进ECM钙化，并形成炎性羟基磷灰石晶体。

（二）OA环境下滑膜组织细胞的代谢

与固有免疫密不可分的滑膜炎在OA发病中起着关键作用，它通常发生在OA的早期和晚期，影响关节组织的新陈代谢，是促成软骨退行性改变的重要因素。炎性滑膜组织分泌的促分解代谢和促炎症介质（如细胞因子、ROS、NO、PGE2和神经肽）改变了细胞代谢、软骨基质降解和修复之间的平衡。另有研究发现，经高浓度葡萄糖刺激后的OA患者滑膜成纤维细胞（synovial fibroblast cells，FLSs）可通过PIK3-ATK信号通路合成大量ROS，后者进而诱导VEGF表达，从而促进OA滑膜及软骨下骨中的血管生成，这表明葡萄糖代谢异常在OA病理中发挥了一定的作用。

五、自噬在骨性关节炎中的作用

真核细胞通过溶酶体途径对胞质蛋白和细胞器进行降解，以维持生存的过程称为细胞自噬。1956年，比利时科学家Christian de Duve在新生小鼠肾组织中观察到，其细胞中存在大量膜性结构致密体，并于1963年首次提出这种现象为自噬。自噬可清除细胞受损的细胞器和长效大分子，是维持细胞内稳态不可或缺的机制。目前，研究发现软骨细胞自噬水平下降可能是软骨退变的原因之一。已有研究发现，OA的发生与软骨细胞自噬水平下降相关，而维持软骨细胞的自噬水平是维持软骨细胞生存的重要方式。

在无菌环境下，自噬可清除异常的细胞器、蛋白聚集体和胞浆碎片，发挥内源性炎症激活功能。在正常生理条件下的自噬可以控制炎症的激活。一旦自噬被阻断，胞内线粒体去极化积累，则会导致内源性炎症激活剂释放，激活炎症发生。研究发现，ATG16L自噬基因的敲除能够导致克罗恩病小鼠外周血IL-1和IL-18水平明显增加。OA发生时，关节软骨细胞的Beclin-1和LC3 II表达下降，即自噬水平降低，但外周血IL-4、IL-10和TNF-α水平显著升高，表明炎症反应水平和自噬呈负相关。OA患者外周血单核细胞mTOR表达增加与OA炎症活动期相关，IL-1能够干预OA软骨细胞mTOR的表达增加，表明促炎因子可抑制自噬水平。正常生理条件下的软骨细胞自噬活动具有一定抗炎作用，某些促炎因子很可能是软骨细胞自噬水平降低的原因之一，或者说自噬水平降低是软骨细胞发生炎症反应的原因之一。

（一）骨性关节炎早期软骨细胞的自噬

在正常成年关节软骨中，自噬维持软骨细胞稳态，关节软骨浅表层的软骨细胞高表达Beclin-1、ATG5和LC3Ⅱ。此外，代谢和饥饿应激初始阶段，软骨细胞的自噬也会增加。因此，在关节软骨退变的初始阶段，OA的软骨细胞LC3Ⅱ、Beclin-1 mRNA表达增加。在大鼠颞下颌关节炎模型中，透射电镜观察早期退变的关节软骨细胞，发现其自噬小体增加，同时伴随mTOR的活性下降，LC3Ⅱ和Beclin-1的转录和表达均增加。细胞自噬一过性增加是细胞对应激的代偿性反应，利于细胞生存；持续自噬升高，细胞会受到损害而凋亡。另有研究发现，在OA病变较轻时，关节软骨中部和深层的自噬相关mRNA和蛋白，如ULK1、Beclin-1、LC3Ⅱ表达较高；在关节软骨表层，其表达反而下降。这种现象的原因可能是表层软骨细胞受损较深部时间长，细胞自噬已失代偿。总之，在应激条件下，骨骺生长板中软骨细胞通过调节相关基因提高自噬，从而实现降低细胞代谢，提高能量利用率，使其在恶劣的局部微环境中生存。

（二）骨性关节炎中晚期软骨细胞的自噬

进入中晚期的OA，软骨细胞自噬下降，细胞凋亡增加，软骨退变严重，同时伴随软骨细胞外基质合成减少。在小鼠膝骨关节炎模型中，ULK1和Beclin-1表达下降与糖胺多糖的丢失相一致，而凋亡相关蛋白PARP、p85伴随软骨退化而表达增加。OA的软骨细胞中，mTOR较正常软骨细胞均过表达。mTOR的过表达与软骨细胞凋亡增加，自噬调节因子ATG3、ATG5、ATG12、ULK1、LC3Ⅱ和Beclin-1的降低密切相关，表明自噬水平的降低不仅不能维持细胞生存，还会促进软骨细胞凋亡增加。

（三）年龄相关的软骨细胞自噬

有许多风险因素会导致OA的发生，包括关节损伤、肥胖、遗传学、性别和解剖学因素等，其中最突出的风险因素是年龄。在GFP-LC3转基因的C57BL/6J小鼠中，老年小鼠的关节软骨自噬小体数量和自噬区域明显少于年轻小鼠，表明自噬的基础水平也与年龄相关，且随着年龄增加，自噬水平降低。由此发现，原发性OA多发于中老年人，其软骨细胞自噬水平下降是重要因素之一。

六、力学与骨性关节炎

力学和骨性关节炎关系密切。Adouni等使用下肢肌肉骨骼模型进行研究，该模型是基于步态站立中期的运动学原理建立的。他发现胫股室接触负荷的分配会受到膝关节内收角度的极大影响。Ateshian等最近总结出了关于复杂的3D关节接触力学的新的计算算法。他以数字化的PE方法放宽了对模型假设的要求，比如微小应变、一系列的线性关系等。这样的接触分析方法是基于多种材料的表象，从而预测软骨层中张力的变化。这些方法将有望帮助医师根据获得的医学影像资料对患者进行个体化分析，并且制定出治疗方案。比如，Henak等使用有限元模型评估出髋臼发育不良髋关节骨关节炎的主要诱发因素是人类臀部软骨的接触力学。研究结果表明，相比正常髋关节，在髋关节发育不良时，关节盂唇发挥着更为重大的作用。具体而言，在髋关节发育不良时，关节盂唇承受的负荷是正常髋关节的2.8～4倍。本次研究充分说明，在对髋臼发育不良患者进行手术时，应将关节盂唇保留。

步行时，膝关节负荷是骨性关节炎进展的一个十分重要的因素。减少外部膝关节内收力矩负荷已经成为减少关节负荷治疗的一个关键所在。然而，最近的研究表明，外部膝关节屈曲负荷在内侧区室负荷中也发挥着显著的作用。Chehab等以16例患有内侧膝骨关节炎的患者为样本，对外部膝关节内收力矩和外部膝关节屈曲进行了为期5年的前瞻性研究。该研究发现，膝关节软骨的变化与早期站立时的基线膝关节内收和外部膝关节屈曲存在相关性。该研究还利用磁共振成像，对软骨厚度及软骨内侧与外侧厚度比的变化（MLTR）进行了测量。其研究结果表明，内侧区室的负荷约等于膝关节内收力矩负荷和膝关节屈曲负荷的合力，而不是只等于膝关节内收力矩负荷。该研究者更加具体地总结出，膝关节内收力矩负荷与股骨头软骨的改变更加密切相关（以MLTR变化测得的结果显示），并且其在严重的骨性关节炎患者中扮演着更加严重的致病因素，而KFM对胫骨软骨厚度和相对不那么严重的骨性关节炎患者能够产生更加重大的影响。这些研究结果进一步表明，单独予以患者减少膝关节内收力矩的干预可能是不够的。事实上，以增加患者KFM为代价的方式来减少膝关节内收力矩可能对患者的治疗是不利的。Moore和Burris对膝关节的空间位置依赖性摩擦和材料性质进行了研究。他们的研究结果表明，不同区域的软骨性质存在明显的差异，这阐明了改变关节负荷情况的损伤（如前交叉韧带或半月板撕裂）能够使软骨的负荷失常，进而导致骨性关节炎的进展。为了探索出受损伤的半月板对关节接触力学模式的影响，Wang等通过对12具尸体的膝盖进行多方位步态模仿，进而测出关节软骨和半月板承受的区域接触负荷。为准确地模仿闸门，研究人员研发出一款标准化的相互作用的算法，该算法适用于计算胫骨平台上的接触应力。他们的研究结果得出，仅在站立的早期阶段，内侧半月板的后方承受负荷，而外侧半月板的后方在站立的早期和晚期均承受负荷。在对力传递和稳定状态时内侧半月板功能的补充研究中，Walker等对10名正常人膝盖进行单独压缩、压缩和前剪，以及压缩和后剪试验。他们的研究发现，负荷类型不一样，情况会不相同。但平均而言，有58%的负荷是通过半月板传递的，余下的42%则通过未覆盖的软骨进行传递。这些对正常膝盖的研究会对鉴别存在于受损膝盖中的异常非常有帮助，并且有望帮助我们更好地理解创伤后关节炎的病理力学。

有研究证实，力学改变引起半月板损伤会加剧骨关节炎。半月板合并韧带损伤的动物模型已经得以建立。Fischenich等将12周龄的兔模型作为实验对象，并对其半月板的力学变化及发生前交叉韧带（ACL）合并半月板损伤后的蛋白多糖的含量进行了探索。在此次研究中，这种联合损伤导致了半月板的弹性系数和糖胺聚糖覆盖随着时间推移而出现明显的减少。该实验研究者指出，尽管目前尚没有针对测量半月板力学属性的ACL横断面的单独研究，但是他们依然推测这种复合损伤很有可能加剧了骨性关节炎的进展，因此需要对这种复合关节组织损伤的影响进行进一步研究。目前，在对骨关节炎的研究中，各种肌肉骨骼组织的生物力学特性的区域变化聚焦了研究者们的目光，比如关节软骨的平衡和动态压缩系数会增加组织浅表区到组织深表区的深度，并且与深层组织组成及组织细胞外基质超微结构存在着直接相关性。鉴于组织浅表区在关节润滑及类骨性关节炎发病方面的重要作用，研究人员尤其对其发育和功能相关的区域进行了探索。Gannon等推测未成熟的软骨缺乏功能性的浅表区域，因此只有在成熟软骨中，浅表区的切除才会导致动态系数的降低。对不同年龄段猪膝关节股膝沟的内侧和外侧隆起处的骨软骨核心进行研究，他发现软骨浅表区组织会随着年龄发生巨大的变化。因此，软骨浅表区在决定组织动态压缩刚度方面扮演着十分重要的角色，所以软骨浅表区的损伤容易导致骨关节炎。

七、其他

miRNA是一类较小的内源性非蛋白编码序列，其可通过沉默或激活甚至降解目标RNA以影响蛋白的合成。迄今为止，在肿瘤疾病、骨病、感染性疾病、自身免疫性疾病及心脑血管疾病等诸多领域中均发现有miRNA的参与。目前研究发现，骨关节炎患者miR-26a、miR-26b、miR-27b、miR-125b、miR-138和miR-140等因子表达下调。其中miR-140是一种保护性因子，在软骨正常的增殖分化中起重要作用，在OA患者的软骨组织及关节滑液中可检测到该因子，且其表达量与OA的严重程度呈负相关。也有研究显示，降低miR-26a和miR-26b的表达，可能会通过上调NF-κB信号通路，诱导炎性反应，从而促进OA发展。而miR-23a、miR-381a、miR-34a、miR-365等因子的表达可促进OA发展，如miR-23a通过作用于软骨细胞的Smad3信号通路，而加重OA；miR-34a可作用于SIRT1/p53信号通路，而影响软骨细胞的凋亡与增殖，使OA进一步发展。miR-381a被发现在机体出现OA时，可抑制人核因子κB抑制蛋白α的表达。microRNA在人体中作为非编码RNA调控相关靶基因转录水平的表达，在表观遗传层面起着重要的作用。所以深入研究其调控的信号通路可为骨关节炎提供新的治疗策略，该研究具有广阔的发展前景。

淋巴系统是遍布全身的网状液体系统，同样存在于软骨周围组织中。OA时，关节炎症引起集合淋巴管结构和功能异常，从而导致关节周围组织淋巴回流障碍，炎性因子及代谢产物于关节周围堆积，加剧炎症反应，形成恶性循环，这可能是引起关节肿胀、畸形等症状的主要原因。因此，阐明淋巴功能与OA的内在关系，可为OA的发病机制及治疗提供新的方向。

内分泌系统的变化也会诱发或加重骨关节炎。研究显示，糖尿病患者长期高糖状态可诱发软骨细胞等的应激性炎症，进而发生OA。绝经后妇女比同龄男性更容易发生OA，这可能与体内变化的雌激素水平存在密切关系。有学者发现，雌激素可通过下调骨关节炎滑膜细胞的NF-κB信号通路表达，从而起到抗炎作用。

八、骨性关节炎发病机制的总结与展望

（一）膝骨关节炎的疾病进展

1.软骨磨损方面

由单间室逐渐发展为多间室最后发生畸形，逐渐加重。

单间室→多间室→畸形，逐渐加重。

2.软组织结构方面

由正常软组织转变为异常软组织，如关节囊挛缩、侧副韧带挛缩、对侧松弛、叉韧带慢性损伤等，最终软组织失衡。

正常→异常（关节囊挛缩、侧副韧带挛缩、对侧松弛、叉韧带慢性损伤）→软组织失衡，逐渐加重。

（二）前内侧骨关节炎理论

前内侧骨关节炎（AMOA）是人类特有的关节炎，且在膝骨关节炎中最为常见（85%以上）。AMOA的病因是关节压力在前内侧集中。这主要与人类直立行走相关。

（三）骨性关节炎发病机制的总结

OA的发病机制十分复杂，其中涉及关节软骨、软骨下骨和滑膜的代谢变化。这些变化影响了软骨细胞、滑膜细胞和骨细胞的代谢途径，同时也影响了它们通过炎症介质与免疫系统的相互作用。诸多证据表明，OA软骨代谢向糖酵解的转变在免疫反应和慢性疾病炎症途径的激活中发挥了重要作用。这一代谢变化促使免疫细胞和炎性细胞在急性细胞应激或营养障碍期间获取能量，从而促进促炎细胞因子的合成及蛋白质的降解。OA软骨自噬水平的降低，影响了细胞内部损伤分子的降解和重复利用，同时也影响了细胞的代谢及软骨细胞的自我修复。因此，对这些复杂代谢途径的更深层次的理解，可能会为OA和其他关节炎症性疾病的潜在的新治疗策略提供更多的思路，同时能够加深对软骨和滑膜炎症、免疫、代谢、自噬的生理和病理生理调节的理解，也有可能为OA的病因学和病理生理学提供新的见解。

（四）展望

目前暂无可以阻止及逆转OA病程的治疗手段，但越来越深入的研究不断为临床治疗提供新的治疗靶点，积极地开拓创新研究可加速攻克该病的进程。通过深化现有机制及寻求新的靶点，从而有效限制、逆转OA的进展才是未来研究的发展方向。中医学对"痹证"有独特的理解，其运用辨证哲学指导临床治疗，缓解了很多患者的疾苦。中医学能够全面把握诸多机制，并从其中找出规律，分析起始因素及抓住各种因子的主要矛盾，可对阐明OA发病机制提供极大帮助。而研究目前中医疗效确切的治法对各种机制的影响，或可帮助理解OA的发生、发展，并有助于中医的进一步发展，促进中西医的相互结合。

九、小结

骨关节炎是由多因素，包括遗传、代谢、生化和生物力学等综合作用，导致软骨细胞、软骨下骨和细胞外基质合成及降解失衡，出现关节代谢异常，进而引起关节软骨变性及负重处关节软骨面消失、软骨下骨变性、关节纤维增生、软骨下骨的骨质硬化、关节缘骨赘形成、滑膜非特异性炎症的一种慢性关节疾病。由于慢性炎症的持续损害和关节组织渐进的结构改变，最后导致病情不断进展，如滑膜关节损伤（包括关节软骨损伤、半月板损伤、韧带松弛、骨赘形成和软骨下骨损伤），关节功能发生不可逆性丧失，出现关节疼痛等症状。从某种程度上讲，膝骨关节炎是一个恶性的病理循环，而非一个简单的病理过程，其可加重软骨下骨的磨损，导致整体力线的改变，进而引起一系列的关节疼痛、肿胀、畸形及功能障碍。

*附：骨关节炎的分类

· 原发性（特发性）骨关节炎：

周围关节（单关节和多关节）

指间关节（结节性）（如远指间关节、近指间关节）

其他小关节（如第一腕掌关节、第一掌指关节）

大关节（如髋关节、膝关节）

· 脊柱的骨关节炎：

椎突间关节

椎体间关节

· 变异性骨关节炎：

炎症性侵袭性骨关节炎

全身性骨关节炎

髌骨软化

播散性特发性骨肥大

· 继发性骨关节炎：

创伤性

急性

慢性（职业、运动、肥胖）

· 其他关节疾患的骨关节炎：

局限性（骨折、缺血性坏死、感染）

播散性（类风湿关节炎、过度运动综合征、出血性倾向）

· 系统性代谢性疾病的骨关节炎：

褐黄病（尿黑酸尿）

血色素沉着病

Wilson病

Kashin-Back病

·内分泌疾病的骨关节炎：

肢端肥大症

甲状旁腺功能亢进症

糖尿病

·钙盐沉着病的骨关节炎：

二水焦磷酸钙

钙磷灰石

·神经病性疾病的骨关节炎：

（如脊髓痨、糖尿病、类固醇关节内滥用）

·家族性骨关节炎：

（伴有骨骼发育不良，如多骨骺发育不良、脊椎骺发育不良）

·其他骨关节炎：

冻伤

长腿性关节病

第四节　膝骨关节炎的临床表现和检查

一、临床表现

膝骨关节炎的主要临床表现为关节疼痛及活动受限。

（一）疼痛

疼痛常为膝骨关节炎患者的最初主诉。其中，疼痛为深部疼痛时不易定位，此时应边观察患者反应边耐心定位，为进一步的诊断及下一步的治疗做准备。疼痛早期主要表现为活动后疼痛；晚期则通常表现为静息痛，一般发生在夜间。

（二）活动受限

活动受限则表现为僵硬、关节膨大、乏力和失用。僵硬指关节紧束的感觉和运动缓慢，其典型的发作常出现在早晨，一般持续15～30分钟。僵硬仅局限于病变关节，其变化与客观的关节活动受限及疼痛不一定相关，有时易与疼痛混淆。膝骨关节炎患者还会出现乏力和失用的症状。其中，乏力可能与关节炎的严重程度有关；失用的程度则通常与关节的活动受限程度相关。失用代表着疾病预后不良。关节肿痛、活动减少、肌肉萎缩、软组织挛缩等因素可引起关节无力、活动受限，早期表现为关节活动不灵，进一步可表现为关节活动范围减小。同时，膝骨关节炎患者还会因关节内的游离体或软骨碎片，出现活动时的"绞锁"现象。

二、检查

临床上，一般将对膝骨关节炎的检查分为体征检查、实验室检查、影像学检查3个方面。

（一）体征检查

1.关节肿大

浮髌试验可用于确定膝关节损伤时是否出现关节积液，从而诊断膝关节损伤的程度。患腿膝关节伸直，放松股四头肌，检查者一手挤压髌上囊，使关节液积聚于髌骨后方，另一手食指轻压髌骨，如有浮动感觉，能听到髌骨碰撞股骨髁的碰击声，松压则髌骨又浮起，此为浮髌试验阳性。正常膝关节内有液体约5mL，当关节积液达到或超过50mL时，浮髌试验为阳性，提示关节内有中等量积液。如果积液量太大，会出现髌骨下沉，浮髌试验也为阳性。

2.压痛

当患者患有膝骨关节炎时，触诊会有明显的压痛感。多数关节压痛出现在关节线上，关节周围结构也可能出现非特异性压痛。

3.骨摩擦音（感）

患腿主动和被动活动时，可感触到关节的摩擦或弹响，这可能是关节面不规整或关节内的碎片所致。

4.畸形

膝骨关节炎最常见的畸形有膝内翻和膝外翻，这是由于屈曲挛缩、对线不良、半脱位、关节肿大引起的。（图1-7）

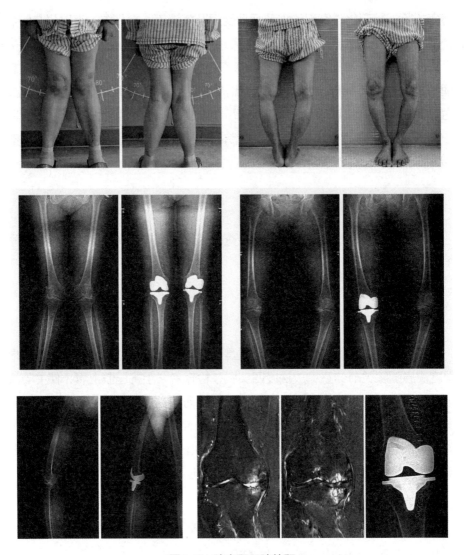

图1-7　膝内翻和膝外翻

5.功能障碍

膝骨关节炎患者在早期行走时，尤其是在上下楼时，可感觉到疼痛，休息可缓解；患者在疾病晚期，无论休息和夜间，都会感觉到疼痛。当患者伴有急性滑膜炎时，也可以表现为静息痛，待滑膜炎好转，疼痛则明显缓解。膝关节的疼痛可广泛存在于膝关节周围，也可以仅限于髌骨周围，如关节内、外间隙，腘窝。膝骨关节炎患者活动关节时会出现摩擦音（感），腘窝会有孤立的囊肿，在其活动后，关节的僵硬感会有所缓解，但负重后，疼痛加剧。患者关节可发生肿胀，这可能是由于关节渗出液或者滑膜增生肥厚导致。患者若出现股四头肌轻度萎缩，则需注意与类风湿关节炎常见的股四头肌明显萎缩相鉴别。随着病情进展，患者可能会出现膝内翻，偶有膝外翻，膝外翻的患者多数继发于外侧半月板切除。同时，关节可以有不稳定表现，出现因疼痛和不稳定引起的跛行。患腿膝关节在负重位 X 线片表现为内侧或外侧关节间隙狭窄、关节面骨质硬化不平、边缘骨质增生、关节内有游离体、下肢力线改变、膝内翻或外翻（FTA > 178° 或 FTA < 172°）。这些现象会导致关节不稳定而出现半脱位。

膝骨关节炎和骨质疏松是两个相对独立的疾病，但由于膝骨关节炎多见于中老年人，故此类患者通常合并有骨质疏松。但是，此类患者在膝髋关节局部常表现为骨质密度增加，所以试图通过补钙来治疗骨关节炎是不正确的。

（二）实验室检查

膝骨关节炎患者的血常规、血清蛋白电泳、免疫复合物、血清补体等实验室指标一般在正常范围。当伴有滑膜炎时，患者的C反应蛋白（CRP）和血细胞沉降率（ESR）可轻度升高。继发性KOA患者，原发病的实验室检查会出现异常。

滑液分析有助于排除其他关节疾病。通常膝骨关节炎患者的关节液透明、呈淡黄色、黏稠度正常或略降低，但黏蛋白凝固良好。

（三）影像学检查

放射学检查既可以在较大范围内展示一个关节的生物力学状态，又可以显示软骨破坏缺失及软骨下骨骨质的改变程度。

1.X线检查

X 线检查是膝骨关节炎的常规检查。其放射学的特征性表现：非对称性关节间隙变窄、软骨下骨硬化、软骨下囊性变、关节边缘增生、骨赘形成、关节积液及部分关节内可见游离体等，严重时可出现关节变形及半脱位。（图1-8）

这些变化是OA诊断的重要依据。放射学表现的严重程度与临床症状的严重程度和功能状态并没有严格的相关性，许多有明显影像学改变的关节并无典型症状，而有典型症状的关节可能仅发生轻微的影像学改变。

关节间隙变窄不仅是由于关节软骨含量减少，半月板损伤和软骨被挤压也是造成其狭窄的重要原因（图1-9）。OA最早的病理改变发生在关节软骨，但是只能根据关节间隙的改变来间接判断软骨的受损情况。

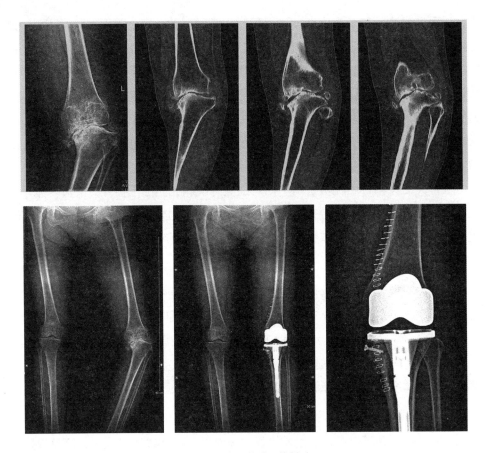

图1-8　膝关节病X线检查

2.MRI检查

MRI检查对软组织分辨率高，可任意面成像及多参数、多序列成像，可直接显示软骨。其中，多面成像克服了CT检查只能轴面扫描的缺陷，一次可以检查多个节段。MRI检查无创伤性，可重复性好，在早期骨关节炎的影像学检查方法中具有较大的优势，同时其对关节软骨周围的显示远远优于其他方法。随着新序列的不断出现和改进、硬件的快速进展，MRI检查在诊断骨关节炎上正发挥着越来越大的作用。

3.关节造影

关节造影有助于发现关节相关组织的病变，如软骨损伤、关节滑液渗出、软骨下骨骨髓水肿、滑膜炎和半月板或韧带损伤，其还可被用来排除肿瘤和缺血性骨坏死等。CT关节造影和MR关节造影是目前显示关节软骨最好的影像学方

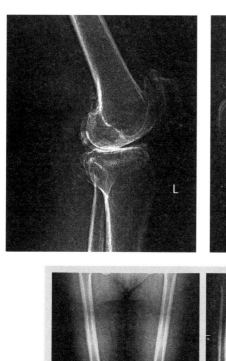
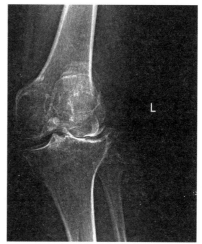
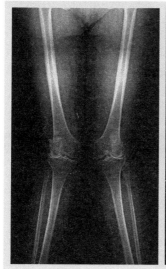
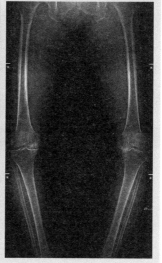

图1-9 关节间隙不对称、关节间隙狭窄

法。向关节囊内注射空气或非离子造影剂后再扫描，这种方法被称为CT关节造影。空气或非离子型造影剂与软骨形成良好对比，而透明软骨下骨骨质与软骨边缘也形成良好对比，因此CT关节造影可以显示软骨损伤、软骨厚度和关节内游离体，且其显示的关节软骨改变比普通MR成像、平片及关节造影更为敏感，与MR关节造影相仿。不过，因CT关节造影具有创伤性穿刺，故在临床应用中受到限制。这种检查与MR关节造影一样，适合一些大关节，如髋关节和膝关节的检查。

4.超声检查

超声检查能反映膝骨关节炎最早的病理改变，有助于检测关节少量渗出、滑膜增殖、骨赘、腘窝囊肿、炎症反应，也有助于鉴别侵蚀性和非侵蚀性OA。它能反映出软骨局灶性变薄和缺损，这种病理变化在声像图中表现为软骨低回声带部分变薄和消失。在这些病灶区域中还可见到软骨下骨的回声增强，这可能提示软骨下骨的象牙样硬化和软骨缺损，在膝骨关节炎早期诊断中有重要价值。

此外，影像学检查不仅可以帮助确诊OA，而且有助于评估关节损伤的严重程度，评价疾病进展性、治疗反应和及早发现疾病或相关的并发症。

5.关节镜检查

关节镜检查作为评价关节软骨受损的金标准，其可以直接观察到透明软骨的肿胀、糜烂和溃疡，同时可根据软骨退变情况、滑膜增生程度及关节活动受限的原因，决定关节镜下手术清理的范围。然而，它无法显示软骨深层改变和软骨下骨骨质改变。其最大缺点是有创伤性，故不能常规用于诊断OA。

*附：影像学分级方法（Kellgren分级及Outbridge分级）

Kellgren 分级（根据放射学检查所见）	
级别	标准
0级	正常
1级	可疑有关节间隙狭窄，似有骨赘
2级	有骨赘，关节间隙可疑狭窄或无
3级	有中等骨赘形成、关节间隙狭窄、关节面硬化及关节似有变形
4级	有大量骨赘形成、明显关节间隙狭窄、关节面严重硬化及关节变形

关节镜下关节软骨损伤的 Outbridge 分级	
分级	描述
0级	正常
S级	软骨软化
I级	软骨变软、肿胀
II级	关节软骨损伤（直径 < 1.3cm 的破碎和裂开）
III级	关节软骨损伤（直径 > 1.3cm 的破碎和裂开）
IV级	软骨下骨裸露

第五节　膝骨关节炎的诊断与鉴别诊断

一、诊断标准

诊断OA主要根据患者的症状、体征、影像学检查及实验室检查。不同国家、地区的不同机构在不同时期关于膝骨关节炎的诊断标准不尽相同。而随着人们对膝骨关节炎认识的不断深入，膝骨关节炎的诊断标准也在不断发生着改变。

（一）美国风湿病协会1995年临床标准和临床＋放射学＋实验室标准

1.临床标准

① 近1个月大多数时间有膝关节疼痛。

② 关节活动时有骨摩擦音。

③ 晨僵时间≤30分钟。

④ 年龄≥38岁。

⑤ 有骨端肥大并有骨质增生。

注：满足①＋②＋③条或①＋②＋⑤条或①＋⑤条者，可诊断为KOA。

2.临床＋放射学＋实验室标准

① 近1个月内反复膝关节疼痛。

② X线片（站立或负重位）示关节间隙变窄、软骨下骨硬化和（或）囊性变、关节缘骨赘形成。

③ 关节液（至少2次）清亮、黏稠，WBC＜2000个/mL。

④ 中老年患者（≥40岁）。

⑤ 晨僵≤30分钟。

⑥ 活动时有骨摩擦音（感）。

注：符合①＋②条或①＋③＋⑤＋⑥条或①＋④＋⑤＋⑥条者，可诊断为KOA。

（二）2015年美国外科医师协会AAOS诊断标准

2015年美国外科医师协会AAOS诊断标准如下：

① 近1个月内反复膝关节疼痛。

② X线片（站立或负重位）示关节间隙变窄、软骨下骨硬化和（或）囊性病变、关节缘骨赘形成。

③ 关节液（至少2次）清亮、黏稠，WBC＜2000个/mL。

④ 中老年患者（≥40岁）。

⑤ 晨僵≤30分钟。

⑥ 活动时有骨摩擦音（感）。

注：符合①＋②条或①＋③＋⑤＋⑥条或①＋④＋⑤＋⑥条者，可诊断为膝骨关节炎。

（三）2007年中华医学骨科学会诊断标准

2007年中华医学骨科学会诊断标准如下：

① 近1个月内反复膝关节疼痛。

② X线片（站立或负重位）示关节间隙变窄、软骨下骨硬化和（或）囊性病变、关节缘骨赘形成。

③ 关节液（至少2次）清亮、黏稠，WBC＜2000个/mL。

④ 中老年患者（≥40岁）。

⑤ 晨僵≤30分钟。

⑥ 运动时有骨摩擦音（感）。

注：综合临床、实验室检查及X线检查，符合①＋②条或①＋③＋⑤＋⑥条或①＋④＋⑤＋⑥条者，可诊断为膝骨关节炎。

OA的诊断与评估流程，见图1-10。

（四）2018年中华医学会骨科分会膝骨关节炎诊断标准

2018年中华医学会骨科分会膝骨关节炎诊断标准如下：

① 近1个月内反复膝关节疼痛。

② X线片（站立或负重位）示关节间隙变窄、软骨下骨硬化和（或）囊性病变、关节缘骨赘形成。

③ 年龄≥50岁。

④ 晨僵时间≤30分钟。

⑤ 活动时有骨摩擦音（感）。

注：满足诊断标准①＋（②、③、④、⑤条中的任意2条）者，可诊断为膝骨关节炎。

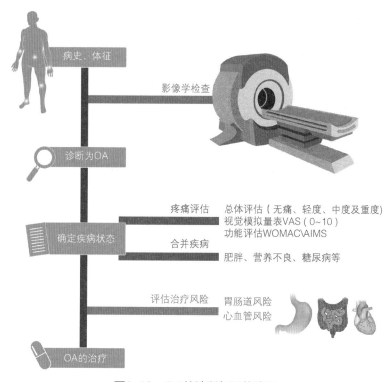

图1-10 OA的诊断与评估流程

（五）中华医学会风湿病学分会（2010版指南）膝骨关节炎临床标准及临床+放射学标准

1.临床标准

① 近1个月大多数时间有膝关节疼痛。

② 有骨摩擦音。

③ 晨僵≤30分钟。

④ 年龄≥38岁。

⑤ 有骨性膨大。

注：满足①+②+③+④条或①+②+⑤条或①+④+⑤条者，可诊断为膝骨关节炎。

2.临床+放射学标准

① 近1个月大多数时间有膝痛。

② X线片示骨赘形成。

③ 关节液检查符合骨关节炎。

④ 年龄≥40岁。

⑤ 晨僵≤30分钟。

⑥ 有骨摩擦音。

注：满足①+②条或①+③+⑤+⑥条或①+④+⑤+⑥条者，可诊断为膝骨关节炎。

(六) 膝骨关节炎中医诊疗专家共识 (2015年版)

膝骨关节炎中医诊疗专家共识 (2015年版) 如下：

① 近1个月内反复膝关节疼痛。

② X线片 (站立或负重位) 示关节间隙变窄、软骨下骨硬化和 (或) 囊性变、关节缘骨赘形成。

③ 关节液 (至少2次) 清亮、黏稠，WBC < 2000个/mL。

④ 中老年患者 (≥40岁)。

⑤ 晨僵≤30分钟。

⑥ 活动时有骨摩擦音 (感)。

注：符合①+②条或①+③+⑤+⑥条或①+④+⑤+⑥条者，即可诊断为KOA。

(七) 维吾尔医诊断依据

维吾尔医古籍中将膝骨关节炎的名称记载为"母怕斯里"。维吾尔医学认为，膝骨关节炎是由异常黏液质及异常黑胆质长时间沉积于关节面，引起骨质的增生所致。

维吾尔医诊断依据如下：

① 常见于老年人和创伤病史者，还与静力失调、骨营养改变，以及年龄、体态、职业等因素有关。

② 维吾尔医辨证分析结果：患者气质多为干寒性或湿寒性，病程后期大多数为高度干热性；体液为异常黑胆质或石膏状黏液质。

③ 发病缓慢，除了气质所表现的症状外，全身症状少，多为膝关节受累。

④ 关节疼痛、僵硬、活动受限、活动时有骨摩擦音、关节腔积液及畸形。

⑤ X线检查可明确诊断 (关节间隙变窄、关节面硬化、关节边缘骨赘形成、关节端松质骨内囊性变、关节内可有游离体，甚至出现半脱位)。

二、鉴别诊断

（一）继发性膝骨关节炎

2007年中华医学会骨科分会《骨关节炎诊治指南》和2010年中华医学会风湿病分会《骨关节炎诊治指南》，从分类上都将骨关节炎（OA）分为原发性和继发性两类。原发性OA多发生于中老年人，该病无明确的全身或局部诱因，与遗传和体质因素有一定的关系。继发性OA可发生于青壮年，常继发于创伤、炎症、关节不稳定、慢性反复的积累性劳损或先天性疾病等。本书讨论的膝骨关节炎等同于老年原发性膝骨关节炎。

（二）膝关节自发性骨坏死（SPONK）

SPONK主要发生于股骨内侧髁负重面深层的局部，但有时也可发生于股骨外侧髁或胫骨平台。1968年，Ahlbake等首次报告了该疾病。目前，该病的病因及发病机制尚不明确，但部分研究表明，其可能与软骨下骨微骨折及局部血液循环障碍有一定的相关性。该病患者多为中老年人，女性发病率要高于男性，男女比例约为1∶3。临床上，膝关节自发性骨坏死通常表现为突发膝关节疼痛，但多局限于膝关节内侧，负重时疼痛往往加剧，休息后可缓解，常有夜间静息痛。而且，SPONK无酗酒、使用激素及血液病等已知的骨坏死诱因。该病主要体征为患膝受累处压痛、肿胀、积液、不同程度的活动受限，一般无关节不稳；X线检查表现为受累的股骨髁负重区稍变扁平，软骨下骨局部透亮区周围有硬化带包绕，晚期为骨关节炎表现；MRI检查在T_1加权像表现为股骨髁软骨下区脂肪组织的高信号被中低信号所取代，在T_2加权像表现为坏死灶的高信号被反应水肿带所包绕。（表1-1）

表1-1　膝关节自发性骨坏死（SPONK）

发病部位	主要发生于股骨内侧髁负重面深层，有时也可发生于股骨外侧髁或胫骨平台
病因病机	病因及发病机制尚不明确，可能与软骨下骨微骨折及局部血液循环障碍有一定的相关性
发病率	男女发病比例约为1∶3
症状	突发膝关节疼痛，多局限于膝关节内侧；负重疼痛加剧，休息后可缓解；常有夜间静息痛
体征	患膝受累处压痛、肿胀、积液、不同程度的活动受限
诱因	诱因尚不明确，但无酗酒、使用激素及血液病等已知的骨坏死诱因

（三）膝关节继发性骨坏死

膝关节继发性骨坏死是指继发于其他原发疾病的膝关节骨坏死。该病与

SPONK 在临床表现及影像学表现上均有区别（表1-2）。

表1-2　SPONK和膝关节继发性骨坏死的区别

项目	SPONK	膝关节继发性骨坏死
年龄	常大于 55 岁	常小于 55 岁
性别（女：男）	3：1	3～4：1
相关高危因素	无	激素、酒精、系统性红斑狼疮
其他关节受累	很少	75% 的患者可累及其他关节
累及膝关节	99% 累及单侧	约80% 为双侧膝关节骨坏死
累及股骨髁	单髁（通常为股骨内侧髁或一侧胫骨平台）	累及多部位
坏死部位	软骨关节深层骨骺部	干骺部、骨骺、骨干部
症状	突发剧烈疼痛，负重、上楼梯时疼痛加剧，夜间痛	通常表现为持续隐痛，或表现为原发病如 SLE 的临床表现
体征	疼痛局限于病变区；可出现轻度滑膜炎或关节内渗出；韧带稳定；由于疼痛或关节渗出，膝关节活动可受限	很难明确疼痛部位；关节稳定；关节活动度基本正常，或因疼痛轻度受限

（四）类风湿关节炎

风湿性关节炎的病理改变包括关节周围骨质稀疏，关节间隙弥漫性狭窄，软骨下散在性、多发性小囊腔透亮阴影，其中以关节滑膜受侵犯为主。骨侵蚀最易发生在关节边缘，软骨与骨组织的连接部位。类风湿关节炎患者的发病年龄多为30～50岁。该病的膝关节肿痛、滑膜炎症远较骨性关节炎明显，且多伴有全身症状。类风湿因子阳性、血沉增快是类风湿关节炎与骨性关节炎最重要的鉴别点之一。

类风湿关节炎的诊断标准（美国风湿病学会1987年修正）如下：

① 早晨起来关节僵硬，至少持续1小时。

② 有3个或3个以上关节部位的软组织肿胀（关节炎）。

③ 掌指关节、近端指间关节或腕关节肿胀超过6周或12周。

④ 对称性肿胀（关节炎），即身体两侧相同关节同时或先后发病。

⑤ 皮下类风湿结节。

⑥ X线片显示手和（或）腕关节软骨面呈糜烂样和（或）关节周围骨质稀疏改变。

⑦ 类风湿因子阳性。

注：以上1～4条必须持续出现6周或12周。具备4条或4条以上者，可诊断为类风湿关节炎。类风湿因子阳性并不能一定确诊为类风湿关节炎。

（五）强直性脊柱炎（AS）

强直性脊柱炎好发于青年男性，主要侵犯骶髂关节和脊柱，也可以累及膝、髋关节，常伴有肌腱端炎。该病晨僵明显，患者常同时具有炎性下腰痛。AS的放射学检查常提示患者伴有骶髂关节炎，且人类白细胞抗原HLA-B27（+）。诊断标准如下所示。

1.1963年罗马标准

① 下背痛，晨僵超过3个月，休息后不缓解。

② 胸部疼痛、僵硬。

③ 腰椎运动受限。

④ 胸廓扩胸运动受限。

⑤ 虹膜炎病史或虹膜炎症状或虹膜炎后遗症。

⑥ X线片提示骶髂关节炎（强直性脊柱炎特征性标志）。

注：3～4级双侧骶髂关节炎伴以上至少1条临床标准，或具备以上临床标准的4条者，即可诊断为强直性脊柱炎。

2.1966年纽约标准

（1）临床标准

① 腰椎前屈、后伸、侧弯3个方向活动受限。

② 腰椎疼痛或腰椎疼痛史。

③ 第4肋间隙测量胸廓活动度＜2.5cm。

（2）诊断条件

1）确定性强直性脊柱炎

① 双侧3～4级骶髂关节炎＋1项临床标准。

② 单侧3～4级或双侧2级骶髂关节炎＋1项或符合第2项＋第3项临床标准。

2）可能性强直性脊柱炎

双侧3～4级骶髂关节炎而不伴有临床标准。

3.1984年修订后的纽约诊断标准

（1）临床标准

① 腰痛、晨僵3个月以上，活动改善，休息无改善。

② 腰椎额状面和矢状面活动受限。

③ 胸廓活动度低于同等年龄、同样性别的正常人。

（2）放射学标准

双侧骶髂关节炎大于或等于2级，或单侧骶髂关节炎3～4级。

（3）诊断条件

1）确诊强直性脊柱炎

符合1项放射学标准和1项以上的临床标准。

2）可能性强直性脊柱炎

① 符合3项临床标准。

② 符合放射学标准，而不具备任何临床标准。

③ 排除其他原因所致的骶髂关节炎。

4.1997年中华医学会标准

（1）临床表现

① 胸、腰、腹股沟、臀部或下肢酸疼不适。

② 夜间痛或晨僵。

③ 活动后缓解。

④ 不对称性外周寡关节炎，尤其是下肢寡关节炎。

⑤ 足跟痛或其他肌腱附着点病。

⑥ 虹膜睫状体炎。

（2）放射学标准

X线骨盆正位片提示骶髂关节炎大于3级，或CT检查提示骶髂关节炎大于或等于2级。

（3）实验室检查

HLA-B27阳性或阴性者。

注：病史在1年以内，且有1项临床表现或1项以上放射学标准者，可诊断为强直性脊柱炎。

（六）银屑病关节炎

银屑病关节炎好发于中年人。该病起病较缓慢，以远端指（趾）间关节、掌指关节、跖关节及膝和腕关节等四肢关节受累为主，关节病变常不对称，可有关节畸形。在银屑病关节炎病程中，患者可出现银屑病的皮肤和指（趾）甲改变。

（七）痛风性关节炎

痛风性关节炎好发于中年男性，常表现为反复发作的急性关节炎。该病最常累及第一跖趾关节和跗骨关节，也可侵犯膝、踝、肘、腕及手关节，表现为关节红、肿、热和剧烈疼痛。痛风性关节炎患者的血尿酸水平多升高，滑液中可查到尿酸盐结晶。慢性者可出现肾脏损害，在关节周围和耳郭等部位可出现痛风石。

（八）膝关节半月板损伤

膝关节半月板损伤者多有外伤史，伤后出现关节疼痛、肿胀，有弹响和交锁现象，膝内、外间隙压痛。在慢性期，患者股四头肌会出现萎缩，以股四头肌内侧尤为明显。该病麦氏征和研磨试验阳性。

（九）髌下脂肪垫损伤

髌下脂肪垫损伤者多有外伤、劳损或膝部受凉病史。患者会出现膝关节疼痛，下楼梯时更甚，且膝过伸位疼痛加重，髌下脂肪垫压痛明显。该病膝过伸试验为阳性，髌腱松弛压痛试验也为阳性。X线膝侧位片可见该病患者脂肪垫支架的纹理增粗，少数可见脂肪垫钙化阴影。

（十）髌骨软化症

髌骨软化症患者的膝关节活动量越大，疼痛越明显，且有过伸痛、行走无力的症状。该病患者的膝前侧、下端、内侧、外侧及腘窝均有压痛。按压患者髌骨时伸膝，同时可触及摩擦感。该病髌骨研磨试验为阳性。

（十一）膝关节侧副韧带损伤

膝关节侧副韧带损伤者在韧带损伤部位有固定压痛，常位于韧带的上下附着点或中部。当患者膝关节呈半屈曲位时，活动关节受限。该病侧方挤压试验为阳性。

第六节　膝骨关节炎的中医证候诊断

骨性关节炎是一种以软骨变性和丢失及关节边缘和软骨下骨骨质再生为特征的慢性关节炎疾病。膝骨关节炎是临床上很常见的骨关节发生慢性退行性改变的疾病之一，又称"肥大性关节炎""增生性关节炎"。KOA好发于中老年群体，常无明确的全身及局部诱因，临床主要表现为关节疼痛、活动不利，伴有上下楼梯疼痛加重的症状，如不及时治疗，则会引起关节畸形甚至残疾。中医认为，痹证以疼痛为主要临床症状，痿病以痿弱不用（多无痛）为主要临床表现。KOA属中医"痹证"或"痿病"范畴，古代中医学对该病已有较多记载，认为该病多因脉络空虚、复感外邪或内生痰瘀、阻滞经络而致疼痛及活动不利。KOA的病机为本虚标实，内有正气亏虚，外感风寒湿热，诸因混杂，致局部经络闭阻不通，气血运行不畅。目前，KOA尚缺乏统一、规范的辨证分型标准，分型依据多为主观症状，缺乏客观指标，这会影响其准确性和可靠性，给KOA的中医研究带来一定的困难。

一、病因病机

骨关节炎属于中医学"痹证"范畴。国家标准《中医疾病诊疗术语·疾病部分》将骨关节炎的中医病名规范为"骨痹"，将膝骨关节炎具体称为"膝痹"。中医学认为，KOA与肾、脾、肝关系密切。随着年龄增长，肝、肾、脾等内脏功能衰退，精气血日渐亏虚，骨髓失其充养，筋骨渐弱，再加之慢性劳损、风寒湿邪气侵袭，使经脉痹阻，瘀血停滞，气血不通，不能正常濡养关节，所谓"不通则痛，不荣则痛"，故而发为KOA。《张氏医通》云："膝为筋之源……膝痛无有不因肝肾虚者，虚则风寒湿袭之。"《素问·痹论》云："风寒湿三气杂至，合而为痹也。"风寒湿邪为KOA主要外邪，又可互相兼杂并与湿热病邪相互转化，因而患者会表现出疼痛、阳气虚损、寒邪凝滞和肾虚髓亏的特点。故而在治疗上，许多医家以补益肝肾、活血化瘀、祛除外邪立法，辨证论治。"辨证"是治疗的关键，只有准确的辨证才能指导有效的治疗。

二、KOA证型分类

"证候"是通过望、闻、问、切4种诊断方法得到的一系列相互关联症状的总称，也简称为"证"或者"候"。"证型"是指在中医辨证理论指导下，对疾病过程中某一阶段表现的相对稳定的证候予以定型分类。膝骨关节炎的证候和证型研究是膝骨关节炎中医诊疗研究的重点。通过对膝骨关节炎临床证候进行统计和分析，对疾病进行辨证分型，进而可以提高膝骨关节炎诊治效率，促进中医治疗膝骨关节炎的推广。目前，膝骨关节炎中医辨证缺乏统一的证型标准，国家中医药管理局发布的《中医病证诊断疗效标准》将膝骨关节炎分为3型，分别为肾虚髓亏型、阳虚寒凝型、痰瘀阻滞型。现代医家对KOA的证型研究大多集中在3个或4个证型分布上。他们认为KOA的脏腑定位主要在肝、肾，病理基础主要是寒湿、痰瘀而导致气机不畅、脉络不通，此结论与古代文献所载的观点基本一致。有些医家认为，KOA的病机是机体肝肾不足、气血亏虚，以及外感风寒湿邪或关节劳累过度、跌仆损伤引起气血运行不畅，经脉痹阻，瘀而为病。故本病治疗重在培养肝肾、补气充血兼以祛邪。也有一些医家认为，KOA不仅有上述3种分型，还包括湿热痹阻型。

（一）肾虚髓亏证

症状及舌脉表现：膝关节隐隐作痛，腰膝酸软，腰腿不利，伴有头晕、耳鸣、耳聋、目眩，舌淡红、苔薄白。

（二）阳虚寒凝证

症状及舌脉表现：膝关节疼痛、重着、屈伸不利，天气变化时加重，昼轻夜重，遇寒痛增，得热稍减，舌淡苔白，脉沉细缓。

（三）痰瘀阻滞证

症状及舌脉表现：膝关节刺痛，痛处固定，关节畸形，活动不利，或腰弯背驼，面色晦暗，唇舌紫暗，脉沉或细涩。

（四）湿热痹阻证

症状及舌脉表现：膝关节红肿热痛，屈伸不利，痛处拒按，痛有定处，夜间尤著，大便偏干或不爽，小便涩黄，舌暗红，苔黄且腻，脉沉弦滑或弦细滑。

目前，膝骨关节炎的辨证是以大内科辨证方法为主，如病因辨证、气血津液辨证、脏腑辨证、经络辨证等。而膝骨关节炎有着与大内科疾病明显不同的特点，即虽可能兼有或主要表现为全身病变，但该病多以局部病变为主，或仅表现为局部病变。因此，整体辨证方法虽能满足反映全身病变的需要，但用之于膝关节局部病变，则可能难以揭示疾病的本质。故而有研究提出关于膝局部辨证体系在膝骨关节炎中的作用，结果显示结合局部辨证证型分布特点，KOA常见证型有瘀痹、寒痹、湿热痹及寒湿痹。

此外，膝骨关节炎中医证型与生物学指标的相关性也是最近几年中医治疗膝骨关节炎的研究热点。有研究对膝骨关节炎患者进行中医证型分型，同时检查患者血液中炎性因子白细胞介素-6、肿瘤坏死因子-α水平，并分析两者的相关性。该研究结果发现，风寒湿痹型患者血清中的TNF-α水平明显高于其他证型。所以，该研究表明血清TNF-α指标在一定程度上可以为膝骨关节炎患者的中医辨证提供依据。

第七节　膝骨关节炎的病情评估

对于膝骨关节炎病情的评估，以往大多忽视了对危险因素的分析，仅凭借医生的临床经验，依据患者的表述和临床表现及病程发展对其进行评估。这样的临床病情评估缺乏客观量化的指标，导致治疗方式的粗放和不规范，且对患者缺乏有效的疾病动态监控，进而使远期疗效和长期管理难以得到保证。医患治疗目标的不一致（如患者就诊的主诉为疼痛，而医生更关注对疼痛、炎症、功能、转归的全面评估），尤其在缺少相应量化评估工具的情况下，也大大增加了膝骨关节炎病情评估的难度。精确的危险因素分析和病情评估体系能够有效地了解患者病情，为临床治疗提供依据，也为临床医生对膝骨关节炎临床诊疗、制定治疗方案和康复计划提供了准确的参考依据和有力的武器，这有利于树立医患间共同的治疗目标，进而改善关节炎的治疗效果。目前，膝骨关节炎病情的评估量表主要有WOMAC骨关节炎指数评分、Lequesne指数评分、Kellgren-Lawrence X线等级评分等，评估要素主要集中在休息痛、活动痛、关节压痛积分、关节肿胀积分、晨僵、患者总体评价、医师总体评价及放射学改变等方面。

一、危险因素

膝骨关节炎的发生、发展主要与年龄、性别、体重、遗传等因素有关。（图1-11）

（一）年龄

年龄是膝骨关节炎最明显的危险因素之一，任何关节炎的发病率均随着年龄的增加而增长。大多膝骨关节炎的发展进程非常缓慢，以致早期遭受损害的膝关节在数年后才出现炎症改变。随着年龄的增长，关节的生物力学特性逐渐发生改变，最终诱发膝骨关节炎的产生。

（二）性别

国内外研究均证实，性别是影响膝骨关节炎发生的危险因素之一。膝骨关节炎中女性的发病率高于男性，尤其是绝经期妇女更常见。有研究表明，雌激素对破骨细胞有抑制作用，从而抑制了软骨下骨的改建，抑制了骨赘形成，延缓了膝骨关节炎的发生。而绝经期妇女雌激素水平明显下降，这就增加了膝骨关节炎发生的风险。

（三）肥胖

肥胖也是膝骨关节炎的危险因素之一。根据中国营养学会推荐标准，$24kg/m^2 \leqslant BMI \leqslant 27.9kg/m^2$为超重，$BMI \geqslant 28kg/m^2$为肥胖。有研究显示，体重指数每增加5个单位，膝骨关节炎发生风险的概率将增加35%。其主要原因是肥胖或超重患者的体重负荷较大，增加了膝关节的负重压力，从而加速了膝关节的磨损，也就增加了膝骨关节炎的发病率。因此，减肥对于预防膝骨关节炎的发生、发展具有重要的意义。

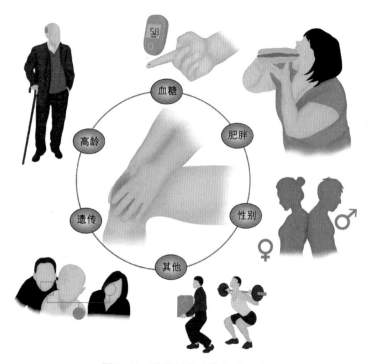

图1-11　膝骨关节炎的危险因素

（四）遗传

虽然国内外学者对于KOA的病因、病机、预防和治疗进行了广泛的深入研究，但其致病机制仍未明确，遗传因素被认为是该病的危险因素之一。有研究显示，膝骨关节炎与TGF- β 1-509C/T基因多态性、COL2A1基因异常表达有关，这也提示了膝骨关节炎的发生可能受遗传因素的影响，即存在基因易感性。

二、病情评估指标

（一）WOMAC指数

WOMAC骨关节炎指数评分是由Bellamy等于1988年首先提出，此评分是根据患者相关症状和体征来评价膝骨关节炎的严重程度及后续的治疗效果。此评分从疼痛、僵硬和关节功能3大方面来评价膝关节的结构和功能，覆盖了整个膝骨关节炎的基本症状和体征。WOMAC评分的有效性体现在其能准确地反映出患者治疗前后的一些情况，对于骨关节炎的评估有着较高的可靠性。WOMAC评估量表是一个自填答式的评估工具，应用目测模拟尺度（VAS）进行评估，一份问卷可以在5～10分钟内完成。研究显示，此量表对膝关节功能的评估具有客观的可靠性、有效性和敏感性，是一个已经广泛应用于膝骨关节炎患者的评估量表。（表1-3）

VAS方法：采用1条10cm长的直线或尺，两端标明0和10的字样，让患者在直线或尺上标出自己疼痛或功能受限程度的相应位置（如下）。

目测模拟尺度（VAS）

0	1	2	3	4	5	6	7	8	9	10

表1-3　WOMAC骨关节炎指数

疼痛	僵硬	进行日常活动的难度	
①在平坦的地面上行走 ②上楼梯或下楼梯 ③晚上，在床上打扰睡眠 ④坐着或躺着 ⑤挺直身体站立	①您的僵硬状况在早晨刚醒来时有多严重 ②您的僵硬状况在以后的时间内坐、卧或休息之后有多严重	①下楼梯 ②上楼梯 ③由坐着站起来 ④站着 ⑤向地面弯腰 ⑥在平坦的地面上行走 ⑦进出小轿车或上下公共汽车 ⑧出门购物	⑨穿上您的短裤或长裤 ⑩从床上起来 ⑪脱掉您的短裤或长裤 ⑫躺在床上 ⑬进出浴缸 ⑭坐着的时候 ⑮在卫生间蹲下或起来时 ⑯做繁重的家务活 ⑰做轻松的家务活

（二）Lequesne指数

国际骨关节炎的评分标准Lequesne指数是评估骨关节炎严重性和活动性的评估方法，它也被广泛运用于膝骨关节炎的评估。从评分内容上看，其包括膝关节休息痛、膝关节运动痛、压痛、肿胀、晨僵、行走能力，共6项症状评分，以6项评分之和作为Lequesne总指数。Lequesne指数简单、明了、直接、全面地评述了患者的膝关节局部功能，而且询问方式简单，占用患者时间短，不具有创伤性，易于被患者接受。临床上，应用Lequesne指数能够对患者膝骨关节炎

病情的严重程度及关节活动性进行有效的评估，从而协助诊疗方案的制定。（表1-4）

表1-4 膝骨关节炎的评分标准指数（Lequesne指数）

项目	评分标准	评分
膝关节休息痛	正常，无不适	0
	轻度疼痛，不影响工作	1
	较重，不影响睡眠	2
	重，影响睡眠	3
膝关节运动痛	正常，无不适	0
	上下楼有症状，屈伸无影响	1
	上下楼有症状，下蹲痛	2
	行走时疼痛	3
压痛	正常，无不适	0
	重度压力时疼痛	1
	中度压力时疼痛	2
	轻度压力时疼痛	3
肿胀	正常，无不适	0
	稍肿胀，但膝眼清楚	1
	软组织稍肿胀，膝眼不太清楚	2
	软组织肿胀明显，膝眼不清楚，浮髌试验（＋）	3
晨僵	正常，无不适	0
	屈伸僵硬但很快恢复（＜10分钟）	1
	僵硬，短时间内可恢复（10～30分钟）	2
	僵硬，较长时间才恢复（＞30分钟）	3
行走能力	正常，无限制	0
	超过1000米，但受限制	1
	约1000米或步行15分钟	2
	500～900米或8～15分钟	3
	300～500米	4
	100～300米	5
	小于100米	6
	使用单拐	1
	使用双拐	2

（三）Kellgren-Lawrence X线分级

膝骨关节炎的分级评分系统有多种，但是Kellgren-Lawrence分级评分系统是最被广泛采用的方法之一，它已经成为被临床骨关节外科医生广泛接受的诊断膝骨关节炎的方法。膝骨关节炎的Kellgren-Lawrence分级评分系统是通过X线检查评估膝骨关节炎严重程度的分级方法。它根据膝关节X线检查的表现，

从轻到重分为：0级、Ⅰ级、Ⅱ级、Ⅲ级、Ⅳ级。（表1-5）

表1-5 Kellgren-Lawrence X线分级标准

等级	分级标准
0级	膝关节 X 线片完全正常，没有关节间隙狭窄、反应性骨质变化等膝骨关节炎的表现
Ⅰ级	膝关节 X 线片上有可疑的关节间隙狭窄现象，边缘有可能出现骨赘，但较轻微
Ⅱ级	在站立位膝关节 X 线片上明确出现小的骨赘及可能的关节间隙狭窄
Ⅲ级	膝关节 X 线片上具有大量中等程度的骨赘、明确的关节间隙狭窄、部分软骨下骨硬化，并可能出现膝关节骨性畸形（内翻畸形、外翻畸形、屈曲畸形）
Ⅳ级	膝关节 X 线片上出现大量大的骨赘、严重的关节间隙狭窄、明显的软骨下骨硬化，并出现明显的膝关节骨性畸形（内翻畸形、外翻畸形、屈曲畸形）

三、临床分期

膝骨关节炎的临床分期及其临床意义：在中医整体观与大健康理念的指导下，基于中医"治未病"理论、现代保膝理念和慢性病管理患者人群细分要求，结合影像学评估，刘军教授将膝骨关节炎分为5期，详见表1-6。该分期标准从中医"治未病"理论出发，设置了控制风险因素的前期（Ⅰ期），其他病程阶段根据病情的发展被细分为4期，两者相合共为5期。此临床分期的目的：以求实现对膝骨关节炎慢性病患者生命全周期的管理，尽量延缓关节（包括术后）的退变老化和延长其使用周期，改善患者生存质量。

表1-6 KOA分期及临床表现

分期	临床表现	影像学表现	时段分属
Ⅰ期（前期）	年龄＜50岁；关节轻度不适；怕冷；上楼酸软、下蹲站起时乏力；关节活动有摩擦感或响声。运动后出现上述症状。但按诊断标准而言，Ⅰ期患者尚未构成骨关节炎或有超出正常范围的发育性关节内、外翻畸形	软骨磨损 0 级。MRI 检查表现为正常；K-L 影像学分级为 0～Ⅰ 级	未病期 欲病期
Ⅱ期（早期）	年龄≥50岁，按诊断标准可以确诊。非药物疗法可以控制；有时过度运动或劳累出现急性发作；一般可以临床治愈	半月板损伤期。Ⅱ期患者伴有软骨下骨骨髓水肿，半月板的退变、撕裂或外突等单间室高压的影像学表现；MRI 检查表现为软骨内异常信号，但软骨面光滑；K-L 影像学分级为 Ⅰ～Ⅱ 级	发作期 缓解期
Ⅲ期（中期）	出现关节疼痛、肿胀；急性发作次数增多；需要止痛药控制；症状不易缓解；需要长期多种疗法综合应用才能治愈或缓解	部分软骨磨损期。Ⅲ期患者伴有软骨下骨骨髓水肿，半月板的退变、撕裂或外突等单间室高压的影像学表现；MRI 检查表现为软骨表面轻度不规则和（或）软骨全层厚度 50% 以下的局灶缺损；K-L 影像学分级为 Ⅱ～Ⅲ 级	发作期 缓解期

分期	临床表现	影像学表现	时段分属
Ⅳ期（后期）	发育性关节内、外翻角度加大；关节疼痛、肿胀；急性发作次数增多；服药后症状不能完全缓解	单间室骨触碰期。MRI检查表现为软骨表面严重不规则和（或）软骨全层厚度50%以上的局灶缺损，骨髓水肿，甚至局部软骨下骨裸露、骨坏死；K-L影像学分级为Ⅲ～Ⅳ级	发作期缓解期
Ⅴ期（晚期）	保守治疗效果差；关节疼痛、僵硬、活动明显受限；肿痛反复发作；肌肉萎缩；经常需要助行器或扶拐行走	多间室退变期。MRI检查表现为广泛软骨全层缺损、软骨下骨暴露，甚至出现骨坏死；K-L影像学分级为Ⅳ级	发作期缓解期

注：膝关节中度以上疼痛，或呈持续性，重者疼痛难以入眠；膝关节肿胀，功能受限，跛行，甚至不能行走（发作期）。膝关节轻度疼痛，劳累或天气变化时加重，或以酸胀、乏力为主，或伴膝关节活动受限（缓解期）。

（一）Ⅰ期（前期）

1.临床表现

患者年龄＜50岁，关节轻度不适，怕冷，上楼酸软、下蹲站起时乏力，关节活动有摩擦感或响声，运动后出现上述症状。但按诊断标准而言，Ⅰ期患者尚未构成骨关节炎或有超出正常范围的发育性关节内、外翻畸形。

2.影像学表现

软骨磨损0级。MRI检查表现为正常。K-L影像学分级为0～Ⅰ级。

（二）Ⅱ期（早期）

1.临床表现

患者年龄≥50岁，按诊断标准可以确诊。非药物疗法可以控制疾病进展；有时过度运动或劳累会出现急性发作；一般可以临床治愈。

2.影像学表现

半月板损伤期。Ⅱ期患者伴有软骨下骨骨髓水肿，半月板的退变、撕裂或外突等单间室高压的影像学表现。MRI检查表现为软骨内异常信号，但软骨面光滑。K-L影像学分级为Ⅰ～Ⅱ级。

（三）Ⅲ期（中期）

1.临床表现

患者出现关节疼痛、肿胀，急性发作次数增多，需要止痛药控制，症状不易缓解，需要长期多种疗法综合应用才能治愈或缓解。

2.影像学表现

部分软骨磨损期。Ⅲ期患者伴有软骨下骨骨髓水肿，半月板的退变、撕裂或外突等单间室高压的影像学表现。MRI检查表现为软骨表面轻度不规则和（或）软骨全层厚度50％以下的局灶缺损。K-L影像学分级为Ⅱ～Ⅲ级。

（四）Ⅳ期（后期）

1.临床表现

患者出现发育性关节内、外翻角度加大，关节疼痛、肿胀，急性发作次数增多，服药后症状不能完全缓解。

2.影像学表现

单间室骨触碰期。MRI检查表现为软骨表面严重不规则和（或）软骨全层厚度50％以上的局灶缺损，骨髓水肿，甚至局部软骨下骨裸露、骨坏死。K-L影像学分级为Ⅲ～Ⅳ级。

（五）Ⅴ期（晚期）

1.临床表现

该期患者保守治疗效果差，关节疼痛、僵硬、活动明显受限，肿痛反复发作，肌肉萎缩，经常需要助行器或扶拐行走。

2.影像学表现

多间室退变期。MRI检查表现为广泛软骨全层缺损，软骨下骨暴露，甚至出现骨坏死。K-L影像学分级为Ⅳ级。

以上各期均分为发作期和缓解期。发作期患者的症状表现：膝关节中度以上疼痛，或呈持续性，重者疼痛难以入眠；膝关节肿胀，功能受限，跛行，甚至不能行走。缓解期患者的症状表现：膝关节轻度疼痛，劳累或天气变化时加重，或以酸胀、乏力为主，或伴膝关节活动受限。

第二章

膝骨关节炎的阶梯治疗与方案优化

第一节　膝骨关节炎阶梯治疗的思路与方法

一、临床各期膝骨关节炎的诊断标准及治疗

刘军教授根据膝骨关节炎的临床分期，同时集中西医之所长，对膝骨关节炎进行阶梯治疗，严格把握适应证，并不断优化治疗方案，使疗效最大化和防治成本最小化。其中，中医综合治疗疗效确切，可贯穿疾病治疗全程。（图2-1）

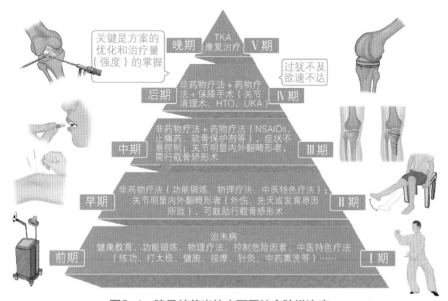

图2-1　膝骨关节炎的中西医结合阶梯治疗

注：HTO为胫骨高位截骨术；UKA为单髁置换手术；TKA为全膝关节置换。根据阶梯治疗思维及患者临床实际病情，建议优先选择UKA、HTO及非手术治疗等保膝方法。

（一）KOA的临床分期：Ⅰ期（前期）

1.诊断

本期患者年龄＜50岁，关节有轻度不适，怕冷，上楼酸软、下蹲站起时乏力，关节活动有摩擦感或响声。运动后出现上述症状。但按诊断标准而言，Ⅰ期患者尚未构成骨关节炎或有超出正常范围的发育性关节内、外翻畸形。影像学表现：软骨磨损0级。MRI检查表现为正常。K-L影像学分级为0～Ⅰ级。临床中，根据患者具体情况再将本期细分为未病期、欲病期。

2.治疗

（1）中医治疗

本期患者可根据临床实际情况，选用练功（打太极、健跑）、针灸、按摩、冷或热敷、中药熏洗等中医药特色疗法进行治疗。

（2）西医治疗

健康教育；调整生活方式，控制危险因素；膝关节明显内、外翻畸形者（外伤、先天或发育原因所致）可考虑行截骨矫形术。

（二）KOA的临床分期：Ⅱ期（早期）

1.诊断

本期患者按诊断标准可以被确诊为膝骨关节炎。非药物疗法可以控制疾病发展，有时过度运动或劳累会出现急性发作，一般可以临床治愈。Ⅱ期也叫作半月板损伤期。患者伴有软骨下骨骨髓水肿，半月板的退变、撕裂或外突等单间室高压的影像学表现。MRI检查表现为软骨内异常信号，但软骨面光滑。K-L影像学分级为Ⅰ～Ⅱ级。临床中，根据患者具体情况再将本期细分为发作期、缓解期。

2.治疗

（1）中医治疗

本期患者可选用练功（打太极、健跑）、针灸、按摩、冷或热敷、中药熏洗等中医特色疗法，同时配合中药辨证内服进行治疗。

（2）西医治疗

功能锻炼，加强肌肉力量；物理疗法（红外线、激光、磁疗、中频电刺激）；膝关节明显内、外翻畸形者（外伤、先天或发育原因所致）可鼓励行截骨矫形术。

（三）KOA的临床分期：Ⅲ期（中期）

1.诊断

本期患者出现关节疼痛、肿胀，急性发作次数增多，需要止痛药控制，症状不易缓解，需要长期多种疗法综合应用才能治愈或缓解。Ⅲ期也叫作部分软骨磨损期。患者伴有软骨下骨骨髓水肿，半月板的退变、撕裂或外突等单间室高压的影像学表现。MRI检查表现为软骨表面轻度不规则和（或）软骨全层厚度50％以下的局灶缺损。K-L影像学分级为Ⅱ～Ⅲ级。临床中，根据患者具体情况再将本期细分为发作期、缓解期。

2.治疗

（1）中医治疗

本期患者可选用练功（打太极）、针灸、按摩、冷或热敷、中药熏洗等中医特色疗法，同时配合中药辨证内服进行治疗。

（2）西医治疗

非药物疗法（同Ⅱ期）＋NSAIDs止痛药（如塞来昔布等）；软骨保护剂控制；关节外畸形导致明显内、外翻畸形者需要行截骨矫形术。

（四）KOA的临床分期：Ⅳ期（后期）

1.诊断

本期患者发育性关节内、外翻角度加大，关节疼痛、肿胀，急性发作次数增多，服药后症状不能完全缓解。Ⅳ期也叫作单间室骨触碰期。MRI检查表现为软骨表面严重不规则和（或）软骨全层厚度50％以上的局灶缺损，骨髓水肿，甚至是局部软骨下骨裸露、骨坏死。K-L影像学分级为Ⅲ～Ⅳ级。临床中，根据患者具体情况再将本期细分为发作期、缓解期。

2.治疗

（1）中医治疗

本期患者可选用针灸、按摩、冷或热敷、中药熏洗等中医特色疗法，同时配合中药辨证内服进行治疗。

（2）西医治疗

非药物疗法＋药物疗法＋保膝手术（视情况行关节镜关节清理术、截骨矫形术、单髁置换术），术后需配合理疗、功能锻炼等康复治疗手段。

（五）KOA的临床分期：Ⅴ期（晚期）

1.诊断

本期患者采用保守治疗效果差，关节疼痛、僵硬、活动明显受限，肿痛反复发作，肌肉萎缩，经常需要助行器或扶拐行走。Ⅴ期也叫作多间室退变期。MRI检查表现为广泛软骨全层缺损，软骨下骨暴露，甚至出现骨坏死。K-L影像学分级为Ⅳ级。临床中，根据患者具体情况再将本期细分为发作期、缓解期。

2.治疗

（1）中医治疗

本期患者可选用针灸、按摩、冷或热敷、中药熏洗等中医特色疗法，同时配合中药辨证内服等进行治疗。

（2）西医治疗

非药物疗法＋药物疗法＋全膝关节置换术，术后配合理疗、功能锻炼等康复治疗手段。

二、膝骨关节炎的临床分期与中医证型（证素）的关系

将膝骨关节炎的中医证型（证素）与临床分期进行对比，具体见图2-2。

分期 证型	Ⅰ期（前期）		Ⅱ期（早期）		Ⅲ期（中期）		Ⅳ期（后期）		Ⅴ期（晚期）	
	未病期	欲病期	发作期	缓解期	发作期	缓解期	发作期	缓解期	发作期	缓解期
九种体质	●	●	●	●	●	●	●	●	●	●
气滞血瘀		●	●	●	●	●	●	●	●	●
肝肾阴虚		●	●	●	●	●	●	●	●	●
肾阳不足		●	●	●	●	●	●	●	●	●
脾肾两虚		●	●	●	●	●	●	●	●	●
风寒湿痹		●	●	●	●	●	●	●	●	●
湿热痹阻		●	●	●	●	●	●	●	●	●
痰瘀内阻							●	●	●	●
气血两虚		●	●	●	●	●	●	●	●	●

注：● 为可选项标记

图2-2　膝骨关节炎中医证型（证素）与临床分期的关系

第二节　膝骨关节炎的保守治疗

一、针灸疗法

针灸是针法和灸法的总称。针法是指在中医理论的指导下，把针具（通常指毫针）按照一定的角度、深度刺入穴位，运用捻转、提插等针刺手法来对人体特定部位进行刺激，从而达到治疗疾病的目的。灸法是指以预制的灸炷或艾条在体表一定的穴位上进行烧灼、熏熨，利用热的刺激来预防和治疗疾病。临床上，常将针灸作用人体经络腧穴以防治疾病的方法和技术统称为针灸疗法。（图2-3）

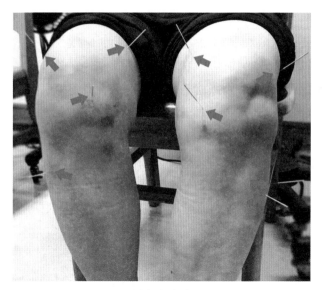

图2-3　针灸治疗膝骨关节炎

（一）取穴、定位的理论方法

根据中医理论的指导，针灸疗法治疗KOA也是由针灸作用于人体经络腧穴而起效的。但在针对KOA这一专科专病的治疗上，取穴和定位方面也有其特有的理论方法，主要包括循经取穴、辨证取穴、松解结聚、经验取穴等。

1.循经取穴

在十二经中，足三阳、足三阴经从脚趾向上延伸，经过踝关节、小腿、膝关节、大腿、髋关节和腹腔，途经路线包绕膝关节，分别循行于膝关节的前、后、外及内侧。足太阳经循行经过膝关节后侧；足少阳经循行经过膝关节外侧；足阳明经循行经过膝关节外侧及前侧。足太阴经、足厥阴经、足少阴经由前向后排列，循行经过膝关节内侧。因此，足三阳、足三阴经病变与膝骨关节炎发病间的关系尤为密切。反之，其所过膝关节的循行路线，亦可指导KOA的取穴治疗，即可根据膝关节疼痛、活动不利的位置，判断所属经络，然后进行循经取穴。

2.辨证取穴

辨证取穴是以整体观念及辨证论治思想为指导，根据膝骨关节炎的病理改变和临床表现，辨证选取相应的穴位。膝骨关节炎与肝、肾、脾三脏关系密切。因而，临床上常选取足厥阴肝经、足少阴肾经和足太阴脾经上的腧穴。同时结合舌脉进行脏腑经络辨证，根据辨证结果取穴治疗。

3.松解结聚

《素问·脉要精微论》曰："膝者筋之府，屈伸不能，行则偻附，筋将惫矣。"这条经文说明了筋，即软组织与KOA发病的重要关系。KOA患者多有膝周软组织的慢性劳损和肌腱止点、滑膜囊的炎症、粘连、挛缩等病变。临床仔细诊查，可见患膝有"结聚""筋结"处，局部疼痛点即"阿是穴"，同时可定位到具体受损的解剖部位，如膝关节内、外侧疼痛，内、外翻应力不平衡与内、外侧副韧带相关；膝关节前内侧疼痛与鹅足肌腱及鹅足滑膜囊相关；膝关节后外侧疼痛与包括腘肌腱在内的后外侧复合体相关；膝关节前方疼痛及上下楼疼痛加重与髌股关节、髌腱、股四头肌腱相关等。通过对局部的筋结、阿是穴施以针灸，可以降低膝关节局部软组织的异常高张力、松解粘连和挛缩、纠正应力不平衡，从而改善KOA症状。

4.经验取穴

在长期临床实践中，发现一些穴位或穴位组合对治疗膝骨关节炎有着特定的疗效，即所谓经验取穴法。如膝三针（内膝眼、外膝眼、鹤顶）、膝四针（阴陵泉、阳陵泉、内膝眼、外膝眼）、金氏膝三针（双侧三阴交、行间、阳陵泉）、曹金梅的膝四针（血海、梁丘、内膝眼、外膝眼）等均属经验取穴。

（二）疗法分类

1.针法

针法包括常规毫针刺法、火针疗法和针刀疗法。

毫针刺法即常规的针刺疗法。它是将毫针刺入皮肤腧穴之中，并做行针手法操作。毫针刺法包括基本手法和辅助手法。基本手法包括①提插法：提插法是指将针刺入腧穴一定深度后，施以上提下插的操作手法。使针由浅层向下刺入深层的操作谓之插，从深层向上引退至浅层的操作谓之提，如此反复地做上下纵向运动就构成了提插法。②捻转法：捻转法是指将针刺入腧穴一定深度后，施向前向后捻转动作使针在腧穴内反复前后来回旋转的行针手法。辅助手法包括①循法：循法是指医者用手指顺着经脉的循行经路，在腧穴的上下部轻柔地循按的方法。此法能推动气血，激发经气，促使针后易于得气。②弹法：针刺后在留针过程中，以手指轻弹针尾或针柄，使针体微微振动的方法称为弹法。此法能加强针感，助气运行。③刮法：毫针刺入一定深度后，经气未至，以拇指或食指的指腹抵住针尾，用拇指、食指或中指指甲，由下而上或由上而下频频刮动针柄的方法称为刮法。本法可以加强针刺感应的传导和扩散。④摇法：摇法是指在毫针刺入一定深度后，手持针柄，将针轻轻摇动的方法。⑤飞法：针后不得气者，用右手拇、食指执持针柄，细细捻搓数次，然后张开两指，一搓一放，反复数次，状如飞鸟展翅，故称飞法。⑥震颤法：针刺入一定深度后，右手持针柄，用小幅度、快频率的提插、捻转手法，使针身轻微震颤的方法称震颤法。本法可使针下得气，增强针刺感应。

火针疗法是用被火烧红的针尖迅速刺入穴内，以治疗疾病的一种方法。本法具有温经散寒、通经活络的作用。临床一般用较粗的不锈钢针，如圆利针或24号2寸不锈钢针；也有用特制的针具，如弹簧式火针、三头火针及用钨合金所制的火针等。

针刀疗法是一种介于手术疗法和非手术疗法之间的闭合性松解术，其是在切开性手术方法的基础上结合针刺方法形成的。小针刀是一种由金属材料做成，在形状上似针又似刀的针灸用具，它是在古代九针中的针、锋针等基础上，结合西医外科用手术刀而发展形成的。针刀疗法既有松解软组织的作用，又不失针灸治疗中刺激腧穴、畅通经络、疏通经气的作用。本法的操作特点是在治疗部位，将小针刀刺入深部，到病变处进行轻松的切割、剥离等操作，以达到止痛祛病的目的。

2.灸法

灸法包括艾条灸、直接灸和间接灸。

艾条灸即是将纸卷艾条点燃，利用其热力和药力施灸的方法。具体施灸方法包括①温和灸：温和灸是指在施灸时，将艾条燃端对准应灸的腧穴部位，距皮肤

1.5～3cm，进行熏烤，使患者局部有温热感而无灼痛为宜，一般每处灸5～7分钟，至皮肤红晕为度。对于昏厥、局部知觉迟钝的患者，医者可将中、食二指分开置于施灸部位的两侧，这样可以通过医者手指的感觉来测知患者局部的受热程度，以便随时调节施灸的距离，防止烫伤。②雀啄灸：雀啄灸是指在施灸时，艾条燃端与施灸部位的皮肤并不固定在一定距离，而是像鸟雀啄食一样，一上一下活动地施灸。③回旋灸：回旋灸是指在施灸时，艾条燃端在施灸部位皮肤上做顺时针或逆时针转动，一般艾条燃端距皮肤1.5～3cm。

直接灸是将大小适宜的艾炷，直接放在皮肤上施灸的方法。若施灸时需将皮肤烧伤化脓，愈后留有瘢痕者，称为瘢痕灸；若不使皮肤烧伤化脓，不留瘢痕者，称为无瘢痕灸。

间接灸是用药物将艾炷与施灸腧穴部位的皮肤隔开，进行施灸的方法。可根据KOA的辨证分型，如风寒型、血瘀型、肾虚型，分别采用隔姜灸、隔三七饼灸、隔附子饼灸或其他中药饼灸。

3.针灸结合的温针灸

温针灸是将针刺与艾灸相结合的一种方法，又称针柄灸，即在留针过程中，将艾绒搓团捻裹于针柄上点燃，通过针体将热力传入穴位。每次燃烧枣核大艾团1～3团。本法具有温通经脉、行气活血的作用，适用于KOA中证属寒盛湿重、经络壅滞者。

（三）主要穴位

膝关节针灸常用穴位包括：①鹤顶、膝眼、犊鼻、膝阳关、委中、阿是穴（膝部局部穴位）。②髀关、伏兔、阴市、梁丘、足三里、上巨虚、条口、下巨虚（足阳明胃经腧穴）。③三阴交、漏谷、地机、阴陵泉（足太阴脾经腧穴）。④承扶、殷门、承筋、承山（足太阳膀胱经腧穴）。⑤复溜、筑宾、阴谷（足少阴肾经腧穴）。⑥风市、中渎、阳陵泉、悬钟（足少阳胆经腧穴）。⑦曲泉（足厥阴肝经腧穴）。

将常用穴位的经络及定位，具体列举如下。

1.足阳明胃经腧穴

足阳明胃经（stomach meridian of foot-yangming，ST）循行部位起于鼻翼旁，上行眼眶下缘，折回下行口角，在下颌角前分成两支，一支上额角，另一支下沿颈前外下行缺盆，循乳中，夹脐旁2寸，经下肢前缘下行，止于次趾外侧端。胫部支脉从膝下3寸至中趾外侧，跗部支脉从足背至大趾内侧端，与足太阴脾经相接。

可用于治疗膝骨关节炎的足阳明胃经腧穴如下。

（1）髀关

定位：位于大腿前面，在髂前上棘与髌骨底外侧端的连线上，屈髋时平会阴，居缝匠肌外侧凹陷处。

解剖：皮肤→皮下组织→阔筋膜张肌与缝匠肌之间→股直肌→股外侧肌。浅层布有股外侧皮神经；深层有旋股外侧动、静脉的升支，股神经的肌支。

主治：骨关节炎，下肢痿痹，股外侧皮神经炎。

操作：直刺1.0～2.0寸。

（2）伏兔

定位：位于大腿前面，在髂前上棘与髌骨底外侧端的连线上，髌骨底上6寸。正坐屈膝位取穴。

解剖：皮肤→皮下组织→股直肌→股中间肌。浅层布有股外侧静脉、股神经前皮支及股外侧皮神经；深层有旋股外侧动、静脉的降支，股神经的肌支。

主治：骨关节炎，下肢痿痹，股外侧皮神经炎。

操作：直刺1.0～2.0寸。

（3）阴市

定位：位于大腿前面，在髂前上棘与髌骨底外侧端的连线上，髌骨底上3寸。仰卧伸下肢或正坐屈膝取穴。

解剖：皮肤→皮下组织→股直肌腱与股外侧肌之间→股中间肌。浅层布有股神经前皮支和股外侧皮神经；深层有旋股外侧动、静脉的降支和股神经的肌支。

主治：腿膝痿痹，屈伸不利。

操作：直刺1.0～1.5寸。

（4）梁丘

定位：屈膝，在髂前上棘与髌底外侧端的连线上，髌底上2寸。

解剖：皮肤→皮下组织→股直肌腱与股外侧肌之间→股中间肌腱的外侧。浅层布有股神经前皮支和股外侧皮神经；深层有旋股外侧动、静脉的降支和股神经的肌支。

主治：膝关节肿痛。

操作：直刺1.0～2.0寸。

（5）犊鼻

定位：屈膝，在髌骨与髌韧带外侧凹陷中。别名外膝眼。

解剖：皮肤→皮下组织→髌韧带与髌外侧支持带之间→膝关节囊、翼状皱襞。浅层布有腓肠外侧皮神经，股神经前皮支，隐神经的髌下支和膝关节动、静脉网；深层有膝关节腔。

主治：膝肿痛。

操作：屈膝90°，向后内斜刺1.0～1.5寸。

（6）足三里

定位：位于小腿前外侧，在犊鼻穴下3寸，距胫骨前嵴一横指（中指）。

解剖：皮肤→皮下组织→胫骨前肌→小腿骨间膜→胫骨后肌。浅层布有腓肠外侧皮神经；深层有胫前动、静脉的分支或属支。

主治：膝痛，下肢痿痹。

操作：直刺1.0～2.0寸。

（7）上巨虚

定位：位于小腿前外侧，在犊鼻穴下6寸，距胫骨前嵴一横指（中指）。

解剖：皮肤→皮下组织→胫骨前肌→小腿骨间膜→胫骨后肌。浅层布有腓肠外侧皮神经；深层有胫前动、静脉和腓深神经。如深刺可能刺中胫后动、静脉和胫神经。

主治：下肢痿痹。

操作：直刺1.0～1.5寸。

（8）条口

定位：位于小腿前外侧，在犊鼻穴下8寸，距胫骨前嵴一横指（中指）。

解剖：皮肤→皮下组织→胫骨前肌→小腿骨间膜→胫骨后肌。浅层布有腓肠外侧皮神经；深层有胫前动、静脉和腓深神经。如深刺可能刺中胫后动、静脉和胫神经。

主治：下肢痿痹。

操作：直刺1.0～1.5寸。

（9）下巨虚

定位：位于小腿前外侧，在犊鼻穴下9寸，距胫骨前嵴一横指（中指）。

解剖：皮肤→皮下组织→胫骨前肌→小腿骨间膜→胫骨后肌。浅层布有腓肠外侧皮神经；深层有胫前动、静脉和腓深神经。

主治：下肢痿痹。

操作：直刺1.0～1.5寸。

2.足太阴脾经腧穴

足太阴脾经（spleen meridian of foot-taiyin, SP）循行部位起于足大趾内侧端（隐白穴），沿内侧赤白肉际，上行过内踝的前缘，沿小腿内侧正中线上行，在内踝上8寸处，交出足厥阴肝经之前，上行沿大腿内侧前缘，进入腹部，属脾，络胃，向上穿过膈肌，沿食管两旁连舌本，散舌下。本经脉分支从胃别出，上行通过膈肌，入心中，交于手少阴心经。

可用于治疗膝骨关节炎的足太阴脾经腧穴如下。

（1）三阴交

定位：位于小腿内侧，在足内踝尖上3寸，胫骨内侧缘后方。

解剖：皮肤→皮下组织→趾长屈肌→胫骨后肌→长屈肌。浅层布有隐神经的小腿内侧皮支和大隐静脉的属支；深层有胫神经和胫后动、静脉。

主治：下肢痿痹。

操作：直刺1.0～1.5寸。

（2）漏谷

定位：位于小腿内侧，在内踝尖与阴陵泉的连线上，内踝尖上6寸，胫骨内侧缘后上方。

解剖：皮肤→皮下组织→小腿三头肌→趾长屈肌→胫骨后肌。浅层布有隐神经的小腿内侧皮支和大隐静脉；深层有胫神经和胫后动、静脉。

主治：下肢痿痹。

操作：直刺1.0～1.5寸。

（3）地机

定位：位于小腿内侧，在内踝尖与阴陵泉穴的连线上，阴陵泉穴下3寸。

解剖：皮肤→皮下组织→腓肠肌→比目鱼肌。浅层布有隐神经的小腿内侧皮支和大隐静脉；深层有胫神经和胫后动、静脉。

主治：下肢痿痹。

操作：直刺1.0～1.5寸。

（4）阴陵泉

定位：位于小腿内侧，在胫骨内侧髁下方凹陷处。

解剖：皮肤→皮下组织→半腱肌腱→腓肠肌内侧头。浅层布有隐神经的小腿内侧皮支、大隐静脉和膝降动脉的分支；深层有膝下内侧动、静脉。

主治：膝痛。

操作：直刺1.0～2.0寸。

3.足太阳膀胱经腧穴

足太阳膀胱经（bladder meridian of foot-taiyang，BL）循行部位起于目内眦（睛明穴），上达额部，左右交会于头顶部（百会穴）。本经脉分支从头顶部分出，到耳上角部。直行本脉从头顶部分别向后行至枕骨处，进入颅腔，络脑，回出分别下行到项部（天柱穴），下行交会于大椎穴，再分左右沿肩胛内侧，脊柱两旁（1.5寸），到达腰部（肾俞穴），进入脊柱两旁的肌肉，深入体腔，络肾，属膀胱。本经脉一分支从腰部分出，沿脊柱两旁下行，穿过臀部，从大腿后侧外缘下行至腘窝中（委中穴）。另一分支从项分出下行，经肩胛内侧，从附分穴挟脊（3寸）下行至髀枢，经大腿后侧至腘窝中与前一支脉会合，然后下行穿过腓肠肌，出走于足外踝后，沿足背外侧缘至小趾外侧端（至阴穴），交于足少阴肾经。

可用于治疗膝骨关节炎的足太阳膀胱经腧穴如下。

（1）承扶

定位：在大腿后面，臀横纹的中点。

解剖：皮肤→皮下组织→臀大肌→股二头肌长头及半腱肌。浅层布有股后皮神经及臀下皮神经的分支；深层有股后皮神经本干，坐骨神经及并行动、静脉。

主治：腰腿痛，下肢痿痹。

操作：直刺1.0～2.5寸。

（2）殷门

定位：在大腿后面，承扶穴与委中穴的连线上，承扶穴下6寸。

解剖：皮肤→皮下组织→股二头肌长头及半腱肌。浅层布有股后皮神经；深层有坐骨神经及并行动、静脉和股深动脉穿支等。

主治：腰疼，下肢痿痹。

操作：直刺1.0～2.0寸。

（3）委中

定位：在腘横纹中点，股二头肌腱与半腱肌腱中间。

解剖：皮肤→皮下组织→腓肠肌内、外侧头。浅层布有股后皮神经和小隐静脉；深层有胫神经，腘动、静脉和腓肠动脉。

主治：腰腿痛，下肢痿痹。

操作：直刺1.0～1.5寸。

（4）承筋

定位：在小腿后面，委中穴与承山穴的连线上，腓肠肌肌腹中央，委中穴下5寸。

解剖：皮肤→皮下组织→腓肠肌→比目鱼肌。浅层布有小隐静脉、腓肠内侧皮神经；深层有胫后动、静脉，腓动、静脉和胫神经。

主治：腰腿拘急疼痛。

操作：直刺1.0～1.5寸。

（5）承山

定位：在小腿后面正中，委中穴与昆仑穴之间，在伸直小腿或足跟上提时，腓肠肌肌腹下出现尖角凹陷处。

解剖：皮肤→皮下组织→腓肠肌→比目鱼肌。浅层布有小隐静脉、腓肠内侧皮神经；深层有胫神经和胫后动、静脉。

主治：腰腿拘急疼痛。

操作：直刺1.0～2.0寸。

4.足少阴肾经腧穴

足少阴肾经（kidney meridian of foot-shaoyin，KI）循行部位起于足小趾下，斜行于足心（涌泉穴），出行于舟骨粗隆之下，沿内踝后缘，分出进入足跟，向上沿小腿内侧后缘，至腘内侧，上股内侧后缘入脊内（长强穴），穿过脊柱，属肾，络膀胱。本经脉直行于腹腔内，从肾上行，穿过肝和膈肌，进入肺，沿喉咙，到舌根两旁。本经脉一分支从肺中分出，络心，注于胸中，交于手厥阴心包经。

可用于治疗膝骨关节炎的足少阴肾经腧穴如下。

（1）复溜

定位：在小腿内侧，太溪穴直上2寸，跟腱的前方。

解剖：皮肤→皮下组织→跖肌腱和跟腱前方→姆长屈肌。浅层布有隐神经的小腿内侧皮支和大隐静脉的属支；深层有胫神经和胫后动、静脉。

主治：下肢痿痹。

操作：直刺0.5～1.0寸。

（2）筑宾

定位：在小腿内侧，太溪穴与阴谷穴的连线上，太溪穴直上5寸，腓肠肌肌腹的内上方。

解剖：皮肤→皮下组织→小腿三头肌。浅层布有隐神经的小腿内侧皮支和浅静脉；深层有胫神经和胫后动、静脉。

主治：小腿疼痛。

操作：直刺1.0～1.5寸。

（3）阴谷

定位：在腘窝内侧，屈膝时，在半腱肌腱与半膜肌腱之间。

解剖：皮肤→皮下组织→半膜肌腱与半腱肌腱之间→腓肠肌内侧头。浅层布有股后皮神经和皮下静脉；深层有膝上内侧动、静脉的分支或属支。

主治：膝痛。

操作：直刺1.0～1.5寸。

5.足少阳胆经腧穴

足少阳胆经（gallbladder meridian of foot-shaoyang，GB）循行部位起于目外眦，经耳前、耳后、颞部、肩，沿胸、腹、下肢外侧下行，止于足第四趾外侧端。支脉从足背至足大趾外侧端，与足厥阴肝经相接。

可用于治疗膝骨关节炎的足少阳胆经腧穴如下。

（1）风市

定位：在大腿外侧部的中线上，腘横纹上7寸（简便取穴法：直立垂手时，中指尖处）。

解剖：皮肤→皮下组织→髂胫束→股外侧肌→股中间肌。浅层布有股外侧皮神经；深层有旋股外侧动脉降支的肌支和股神经的肌支。

主治：下肢痿痹。

操作：直刺1.0～2.0寸。

（2）中渎

定位：在大腿外侧正中，风市穴下2寸，或腘横纹上5寸，股外侧肌与股二头肌之间。

解剖：皮肤→皮下组织→髂胫束→股外侧肌→股中间肌。浅层布有股外侧皮神经；深层有旋股外侧动、静脉降支的肌支和股神经的肌支。

主治：下肢痿痹。

操作：直刺1.0～2.0寸。

（3）膝阳关

定位：在膝外侧，阳陵泉穴上3寸，股骨外上髁外上方的凹陷处。

解剖：皮肤→皮下组织→髂胫束后缘→腓肠肌外侧头前方。浅层布有股外侧皮神经；深层有膝上外侧动、静脉。

主治：膝肿痛、挛急。

操作：直刺1.0～1.5寸。

（4）阳陵泉

定位：在小腿外侧，腓骨头前下方凹陷处。

解剖：皮肤→皮下组织→腓骨长肌→趾长伸肌。浅层布有腓肠肌外侧皮神经；深层有胫前返动、静脉，膝下外侧动、静脉的分支或属支和腓总神经的分支。

主治：膝肿痛、挛急。

操作：直刺1.0～1.5寸。

（5）悬钟

定位：在小腿外侧，外踝尖上3寸，腓骨前缘。

解剖：皮肤→皮下组织→趾长伸肌→小腿骨间膜。浅层布有腓肠外侧皮神经；深层有腓深神经的分支。

主治：下肢痿痹。

操作：直刺0.5～0.8寸。

6.足厥阴肝经腧穴

足厥阴肝经（liver meridian of foot-jueyin，LR）循行部位起于足大趾上毫毛部（大敦穴），经内踝前向上至内踝上8寸处交出于足太阴经之后，上行沿股内侧，进入阴毛中，绕阴器，上达小腹，挟胃旁，属肝络胆，过膈，分布于胁肋，沿喉咙后面，向上入鼻咽部，连接于"目系"，上出于前额，与督脉会合于颠顶。

可用于治疗膝骨关节炎的足厥阴肝经腧穴如下。

（1）膝关

定位：在小腿内侧，胫骨内上髁的后下方，阴陵泉穴后1寸，腓肠肌内侧头的上部。

解剖：皮肤→皮下组织→腓肠肌。浅层布有隐神经的小腿内侧皮支和大隐静脉的属支；深层有胫后动、静脉和胫神经等。

主治：膝股疼痛，下肢痿痹。

操作：直刺1.0～1.5寸。

（2）曲泉

定位：屈膝，在膝关节内侧面横纹内侧端，股骨内侧髁的后缘，半腱肌、半膜肌止端的前缘凹陷处。

解剖：皮肤→皮下组织→缝匠肌后缘→股薄肌腱后缘→半膜肌腱→腓肠肌内侧头。浅层布有隐神经和大隐静脉；深层有膝上内侧动、静脉的分支或属支。

主治：膝股疼痛。

操作：直刺0.8～1.0寸。

7.膝部奇穴

奇穴为十四经穴以外具有固定位置和有较为特殊治疗作用的腧穴，又称经外奇穴（extraordinary point，EX）。奇穴一般是在阿是穴的基础上发展而来的。其分布较为分散，有的在十四经循行路线上，有的虽不在十四经循行路线上，但却与经络系统有着密切的关系。奇穴在临床治疗上针对性较强，可用于治疗膝骨关节炎的经外奇穴有髋骨、鹤顶和内、外膝眼。

（1）髋骨

定位：仰卧，在大腿前面下部，梁丘穴两旁各开1.5寸，一侧两穴，左右共4穴。

解剖：外侧髋骨穴，皮肤→皮下组织→股外侧肌。浅层布有股神经前皮支和股外侧皮神经；深层有旋股外侧动、静脉降支的分支或属支。内侧髋骨穴，皮肤→皮下组织→股内侧肌。浅层布有股神经前皮支；深层有股深动脉的肌支等。

主治：鹤膝风，下肢痿痹。

操作：直刺0.5～0.8寸。

（2）鹤顶

定位：屈膝，在膝上部，髌底的中点上方凹陷处。

解剖：皮肤→皮下组织→股四头肌腱。浅层布有股神经前皮支和大隐静脉的属支；深层有膝关节动、静脉网。

主治：膝关节酸痛，鹤膝风。

操作：直刺0.5～0.8寸。

（3）膝眼

定位：屈膝，在髌韧带两侧凹陷处，内侧称内膝眼，外侧称外膝眼。

解剖：膝眼之内侧穴，称内膝眼。皮肤→皮下组织→髌韧带与髌内侧支持带之间→膝关节囊、翼状皱襞。浅层布有隐神经的髌下支和股神经的前皮支；深层有膝关节的动、静脉网。膝眼之外侧穴，称外膝眼，即足阳明胃经的犊鼻穴，层次解剖参阅犊鼻穴。

主治：膝肿痛。

操作：内膝眼，从前内向后外与额状面呈45°角，斜刺0.5～1.0寸。外膝眼，向膝外侧斜刺0.5～1.0寸。

（四）针灸治疗OA的作用机理

1.电针治疗OA的机理研究

电针可降低患者IL-1水平，还可通过升高TGF-β1来拮抗IL-1参与的炎性反应而产生的中间产物对软骨基质的破坏，同时刺激软骨细胞的增殖分化与胶原的合成，从而促进软骨的修复。电针、针刺和温针灸等疗法早期干预治疗可调节参与软骨基质的降解，促进软骨细胞分化的细胞因子及基质金属蛋白的表达，使保护性和降解性因子的作用趋于平衡，进而促进OA模型关节软骨的修复。电针与热敏灸可抑制OPN对软骨细胞凋亡的诱导，以及MMP-3对基质蛋白底物与软骨基质的降解，从而改善关节软骨的进行性破坏。电针可通过抑制家兔KOA模型软骨细胞的过度凋亡，减轻膝骨关节软骨的退变；也可通过激活软骨SIRT1的表达来抑制p53表达，多途径共同减轻软骨细胞的凋亡，控制软骨的退变和破坏，改善软骨细胞退行性变性。电针联合膏药外敷能够促进滑膜内层B型滑膜细胞、单核巨噬细胞分泌关节液透明质酸，达到润滑关节并控制炎性递质扩散的效果，从而降低滑膜通透性。同时，该疗法又能降低机体IL-1β含量和MMP-1阳性表达率，减轻炎性反应及软骨间质胶原的病理性降解，从而改善膝骨关节炎症状，减轻关节软骨破坏，促进关节修复。关于不同频率电针对造模4周后KOA模型大鼠镇痛效果和爪压力阈值的影响的研究发现，2Hz电针导致显著镇痛效应大于100Hz，2Hz电针的镇痛效应降低了预处理5-HT1受体、5-HT3受体和毒蕈碱的胆碱能受体拮抗剂作用。

2.温针灸治疗OA的机理研究

有研究发现，温针灸可能通过降低OA患者血清中IL-1β与TNF-α的表达水平，减少机体炎性细胞因子，减轻炎症反应及其中间产物对软骨基质的破坏，延缓软骨的退变，进而防止骨关节炎的进一步发展。同时，经温针灸治疗后的患者血清中IL-17、IL-18、NO、PGE2含量较治疗前均明显降低，证明温针灸可以通过降低患者血清中IL-17、IL-18水平来抑制多种炎性反应中间产物对软骨的侵蚀，抑制IL-18诱导软骨细胞产生的NO、PGE2而改善OA症状。温针灸同样可调节OA关节软骨TGF-β1和IGF-1保持在适当的水平，促进软骨修复，起到治疗OA的作用；也可通过增加FGF-2的表达，引导成纤维细胞的生成与增殖，增加软骨细胞集落的形成，抑制软骨细胞的骨化；并可通过促进基质干细胞向成骨细胞转化，增加新骨的形成，增加蛋白多糖与Ⅱ型胶原的合成，从而促进损伤软骨的修复。温针灸是通过激活OPG来抑制破骨细胞的增殖，并通过升高BGP改善骨生成来抑制关节退型性变的。同时，温针灸能够通过提高软骨凋亡相关蛋白Bcl-2蛋白表达，降低BaX蛋白表达来抑制膝关节软骨细胞的过度凋亡，从而防治KOA。温针灸还能够影响关节软骨尿激酶型纤溶酶原激活物系统，使尿激酶型纤溶酶原激活物（uPA）、尿激酶型纤溶酶原激活物受体（uPAR）、尿激酶型纤溶酶原激活物抑制剂-1（PAI-1）的表达明显升高，从而抑制对软骨细胞的损害。温针灸可治疗虚寒型KOA，有研究者对患者治疗前后的基因芯片做比较，发现差异表达基因449条、差异表达通路10条、涉及能量代谢通路2条、细胞信号转导通路4条，说明温针灸是通过多种信号转导途径调控多条基因表达来治疗虚寒型KOA的。有研究者用温针灸治疗肾阳虚型KOA，在治疗后用软件筛选到32个显著表达基因，注释结果提示炎症反应、信号转导类基因显著表达，分子通路主要集中于免疫及信号转导通路，其中筛选到免疫功能有关通路3条、信号转导通路1条，说明温针灸治疗肾阳虚型膝骨关节炎是通过修复涉及炎症反应、免疫功能、信号系统等多方面基因片段与信号通路来实现的。在使用Sequenom MassARRAY技术分析KOA患者和对照基因位于IL-1基因簇的不同类形态的结果可知，中国西北部汉族人口中IL-1R1多态性与KOA易感性有关。该研究在用温针灸治疗KOA患者2周后，选择治疗效果最好的4个患者行芯片测试，并对测试结果进行分析，发现得到的差异表达基因中超过50%的差异表达基因功能与细胞和能量代谢通路有关，表明温针灸治疗膝骨关节炎的分子机制可能与代谢相关的基因和通路的调控有关。

3.针刀治疗OA的机理研究

针刀及电针可抑制破骨细胞增殖。integrin β1、细胞外基质Col-Ⅱ和聚集蛋白聚糖（aggrecan）吸水后形成有黏弹性的凝胶，可对抗压应力分散冲击，共同构成软骨组织独特的组织结构和力学特性。针刀可能通过影响软骨力学环境，改善平衡失调的膝关节力学环境，促进Col-Ⅱ、aggrecan蛋白表达，降低MMP-3的蛋白表达水平，从而减缓软骨外基质降解和关节退变，达到治疗KOA的目的。电针及针刀松解可以纠正KOA造成的脑及脊髓中处于失衡状态的5-HT、NE、DA，从而达到缓解与控制KOA症状的作用。针刀松解法可能是通过调节KOA大鼠L-ENK在脊髓及脊髓以上的水平，调节镇痛物质的下行释放，进而来缓解其症状的。有研究指出，KOA模型关节局部症状减轻可能与针刀松解对KOA大鼠中枢各水平的β-内啡肽（β-EP）良性调节有关。针刀可以针对病因，松解受压的神经末梢，促进病变组织修复，纠正关节力学的平衡失调。针刀和针刺干预能改善KOA模型兔的疼痛、肿胀、步态、活动度等行为学指标，同时还可改善应力、位移、应变、弹性模量和弹性特性等韧带的生物力学指标。

4. 艾灸治疗OA的机理研究

艾灸可通过抑制KOA大鼠关节液中的PGE2、NO及血清中的IL-1β水平，来减缓软骨基质破坏，减轻炎症反应。艾灸还可通过降低RANKL水平，使与之在破骨细胞前体细胞表面受体竞争结合的OPG也随之降低，从而减少破骨细胞的分化，减轻软骨的损伤。隔物温和灸通过解除膝关节"瘀血状态"，缓解血液黏稠性、聚集性、血液流变学和动力学性质，从而改善软骨血供及静脉回流障碍，降低骨内压，抑制软骨局部缺血性坏死，加快局部病理性废物的清除，减少炎症产物堆积，缓解KOA的症状。

5. 其他针灸疗法治疗OA的机理研究

关于回医烙灸疗法对KOA模型兔关节软骨细胞凋亡的影响的研究发现，烙灸疗法能够减缓兔软骨细胞凋亡，延缓KOA病情的进展。苗医弩药针疗法也能对KOA进行治疗，KOA患者行单纯针刺治疗后，行走速度明显加快，并能抵抗更大、更接近正常膝关节的屈曲力矩，还改变了支持阶段膝盖的应力，但减少髋部支持力而表现出不对称的肢体负载的分担类似正常对照组。该研究发现，苗医弩药针疗法可能是通过增加HA和减少NO含量来改善关节功能的。

二、推拿疗法

推拿疗法是在中医理论指导下，用手在人体上按经络、穴位，用推、拿、提、捏、揉等手法进行治疗的疗法。推拿又有"按跷""跷引""案杌"等称号，为一种非药物的自然疗法、物理疗法。本法通常是指医者运用自己的双手作用于患者的体表、受伤的部位、不适的所在、特定的腧穴、疼痛的地方，具体运用推、拿、按、摩、揉、捏、点、拍等形式多样的手法，以期达到疏通经络、推行气血、扶伤止痛、祛邪扶正、调和阴阳的疗效。在治疗KOA上，推拿疗法也有重要的意义。刘军教授汲取了北京罗氏（罗有明、罗金官）正骨的"稳准轻巧""辨筋论治"等特点，又在长期的临床工作中，根据患部的解剖特点和病理情况，从而针对治疗骨科疾病的手法操作提出了"触择点面（位）"法。"触择点面（位）"法的具体内涵：①"触"为采用触诊法（如拇指触诊法），了解患处周围情况，以"筋结"点及痛点作为后续治疗的选穴基础。②"择"即根据患者病位、患处的解剖结构选择具体的操作部位、经络及穴位。③"点"即采用点、按、拿、捏等点状推拿手法，对穴位"筋结"点及痛点进行治疗。④"面"指的是采用拨法、推法及拍法等手法，对经络、肌肉等面状结构进行治疗。⑤"位"则是根据患者的具体病变部位，进行个性化手法治疗及功能锻炼指导，如针对膝痹的推拿髌手法。（图2-4）

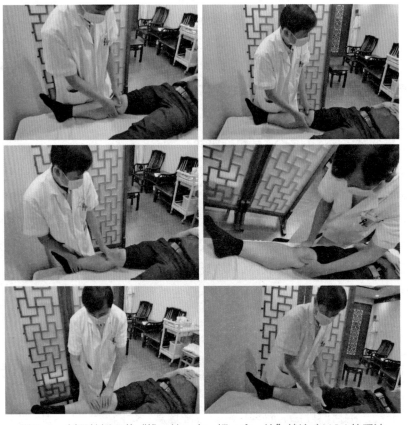

图2-4 刘军教授示范"推、按、点、揉、拿、拍"等治疗KOA的手法

（一）推拿疗法对KOA的作用

针对推拿手法治疗KOA的作用机制目前也有一些实验研究，包括推拿手法对关节软骨再生和修复的影响、对膝关节血流动力学影响等。研究表明，早期持续被动运动确可促进软骨的再生和修复，故认为关节的反复屈伸运动可刺激软骨组织中未分化的间质细胞向软骨细胞转化，加快软骨组织的修复。有实验表明，推拿手法治疗能够减轻氧自由基对软骨细胞DNA的损伤。在血流动力学方面，推拿手法治疗机制可能是手法的作用和关节被动活动能够促进滑液向关节软骨浸透和扩散，从而改善组织的营养代谢，有助于改善关节周围的血液循环，降低骨内压，促进关节周围组织的自身修复。

KOA的病理机制除与关节软骨的退变有重要关系外，还与膝关节周围的软组织因素，包括关节滑膜、关节囊、膝周肌肉和韧带等有密切关系。推拿手法对这些软组织具有松解作用，对膝周经络、腧穴有活血通络的作用，故推拿手法防治KOA可通过对软组织的治疗来改善膝关节局部软组织的炎症、粘连、挛缩，并改善下肢力线，从而对膝关节软骨起到治疗作用。根据目前推拿手法预防KOA的实验研究文献得出，手法对已经变性的软骨无可逆作用，但其在预防及减缓软骨退变方面的作用是值得肯定的，进而可以得出推拿手法对防治膝骨关节炎有一定的效果。所以，如何进一步研究手法预防和治疗KOA，并对其进行早期积极有效的手法干预的研究大有可为。

（二）推拿手法

目前，推拿疗法治疗KOA的手法多种多样，不同的推拿流派及不同的医师在治疗KOA时所使用的推拿手法各不相同。总结各种推拿手法，根据其作用的目的和治疗的效果大致可分为放松手法和被动运动手法两大类。在临床治疗KOA时，一般先对患者进行放松手法治疗。放松手法的目的主要是松解膝关节周围的软组织，通过点按刺激膝周腧穴达到活血化瘀、疏通经气，放松胫股关节和髌股关节，增大关节间隙的效果。放松手法施术完毕，可接着行膝关节被动运动手法，通过屈伸旋转等被动运动，进一步增大关节活动度，改善KOA症状。

具体推拿手法可大致分为以下几种。

1.放松手法

（1）点穴法

点穴法一般通过点按、揉按膝关节周围穴位及循行经过膝关节的经筋上的腧穴对KOA进行治疗，常用穴位包括内膝眼、外膝眼、鹤顶、血海、梁丘、阳陵泉、阴陵泉、足三里、委中、承山、风市、伏兔、冲门、悬钟等，多以内、外膝眼为主穴，再根据病情配以其他常用穴位。每穴点按1～2分钟，以酸胀为度。

（2）理筋法

理筋法以揉法、推法、㨰法等手法对膝关节周围的内、外侧副韧带，髌韧带，股四头肌，鹅足肌腱，腘窝等部位进行推拿按摩，从而治疗KOA。具体操作上，施术者可先使用拿法拿大腿及小腿的前、内、外侧肌肉，放松患者整个下肢肌肉群；再用揉法作用于膝关节周围及髌骨周围，交替按揉内侧副韧带、外侧副韧带、股四头肌腱处等腱性组织，使局部皮肤发热，或行指压按揉法，指力由轻到重，以局部酸胀为度，或行推法、擦法，循肌肉的走行进行推擦，如有粘连、挛缩处，则配合应用弹拨法松解粘连。施术时间可在10～20分钟，以达到肌肉松解，恢复至放松、弹性状态为度。

（3）拿推髌骨法

本法通过抓住髌骨进行上下、左右的推动及旋转等运动，以达到改善髌骨内外侧支持带的张力平衡，增加关节活动度和灵活性的目的。拿推髌骨法具体操作：施术者用手抓持患者髌骨，将其向各个方向推挤至极限处，推挤10～20次，或抓持髌骨做顺时针运动2～3分钟，以髌骨活动度改善、髌股关节间隙改善为目标。

2.被动运动手法

被动运动手法主要用来改善膝关节矢状面和轴向的运动。本法包括被动屈伸手法和被动旋转手法。

被动屈伸手法具体操作：嘱患者屈膝关节，施术者可一手握其腘窝部，一手握踝部尽力使膝关节屈曲；再嘱患者伸膝关节，施术者可一手扶膝下压，一手握其踝部上抬，双手相对用力，以患者能忍受为度。也可以采用被动屈髋屈膝运动，根据患者病情及耐受程度，嘱其屈髋屈膝，并逐渐加大膝关节屈曲度，屈至最大角度时静压半分钟，然后嘱患者伸直小腿，可重复3～5次。

被动旋转手法具体操作：使患者膝关节处于屈曲位，施术者内旋、外旋其膝关节，或运用屈髋旋转法，在患者屈膝屈髋位时，施术者握其小腿做轻度旋转，可重复4～5次。

屈伸法和旋转法常同时配合使用，可在下肢牵引下进行，通过牵引增大关节间隙来减少手法操作时股骨和胫骨的撞击，从而减轻疼痛，增强效果。通过使用屈伸旋转膝关节法以解除关节及其周围组织的痉挛及粘连，恢复膝关节的应力和张力平衡，从而恢复膝关节正常功能。

三、药物注射疗法

关节腔注射药物治疗KOA也是临床常见的治疗方法。该法已经有几十年的应用历史。关节腔注射的药物主要是西药，包括透明质酸类及糖皮质激素类。近年来，也有关于关节腔注射中药提取物、关节腔注射臭氧、关节腔注射富血小板血浆等治疗的报道。一般而言，关节腔内注射的适应证主要为：①需要提供缓解膝关节疼痛和抑制滑膜炎症反应的治疗。②促进康复和实施理疗计划或骨科矫形手术的治疗。③对全身治疗反应不佳或是无法耐受全身口服药物的治疗。④防治关节囊和韧带松弛的治疗。

（一）药物类别

1.西药类

（1）透明质酸类药物

透明质酸是膝关节滑液的主要成分之一。透明质酸由关节滑膜细胞和单核巨噬细胞分泌产生。研究发现，细胞浆膜是透明质酸的合成部位。其合成机制是由尿苷二磷酸（uridine diphosphate, UDP）连接的氨基葡萄糖（glucosamine），在浆膜上通过透明质酸合成酶与UDP-葡萄糖醛酸交替连接而逐步形成透明质酸分子。合成的透明质酸分子链通过挤压方式穿过细胞浆膜。在膝关节中，透明质酸是关节滑液和软骨基质的组成部分，其大部分与蛋白质结合，构成透明质酸与蛋白质的复合物，游离于关节液中，小部分与蛋白多糖结合黏附于关节表面或滑膜表面，形成不定结构层。

膝关节中透明质酸的作用是构成基质，调节渗透压，润滑和保护细胞。透明质酸通过构成细胞外基质、细胞内间质和细胞周基质，维持组织结构的完整，为细胞提供良好内环境。透明质酸含有的羧基和羟基可与水形成氢键，故而能够结合大量的水。其亲水作用能够维持并调节组织的渗透压，保证组织正常的状态。透明质酸与细胞膜上的特异受体结合，形成屏障，保护细胞，阻止刺激因子对痛觉感受器的刺激，起到止痛作用。

自20世纪30年代，Mayer首次从动物眼玻璃体中提取到透明质酸后，透明质酸的生产和应用至今已有80余年的历史。1974年，Peyron和Balazs首次用透明质酸钠治疗26例中重度OA患者，有67%的患者症状明显减轻，且无不良反应。临床上常用的玻璃酸钠是由N-乙酰葡萄糖醛酸反复交替形成的一种高分子多糖体生物材料。研究表明，在膝关节腔内注射透明质酸钠，其可以在痛觉感受器表面形成覆盖，并可刺激生成内源性的玻璃酸钠。玻璃酸钠在关节腔内起润滑作用，可覆盖和保护关节软骨，改善关节挛缩，抑制软骨表面变性，改善病理性关节液。

（2）糖皮质激素类药物

糖皮质激素对各种原因引起的炎症有很强的消炎、镇痛、消除肿胀作用。关节腔内注射糖皮质激素可使前列腺素E水平明显降低，从而达到缓解疼痛的作用。

2.中药提取物

目前，已有多种中药提取物被应用到KOA关节注射的治疗中，包括川芎嗪注射液、丹参注射液、鹿瓜多肽注射液等。川芎嗪是从川芎中提取出的一种生物碱单体，又名4-甲基吡嗪，为一种新型的钙离子拮抗剂。提取自中药丹参的丹参注射液主要成分丹参酮可使血液中前列腺素的含量降低，同时可抑制中性粒细胞的趋化性，从而达到抗炎、消肿、止痛的效果。鹿瓜多肽注射液的有效成分是从鹿科动物梅花鹿的骨骼和葫芦科植物甜瓜的干燥成熟种子中提取的多肽类活性物质。

3.其他

医用臭氧作为一种强氧化剂，经关节腔注射可以抑制关节滑液中NO的产生和NOS的表达，还可以促进TGF-β的产生，同时促使抗氧化指标SOD的表达上升，这提示臭氧能清除过多的氧自由基，减少蛋白多糖的丢失，从而起到促进软骨修复的效果。富血小板血浆中含有的多种生长因子，在保持软骨的生理功能，促使软骨细胞分裂、软骨修复中能发挥重要作用，并能诱导干细胞向软骨细胞分化，因此也被应用到KOA的关节注射治疗上。但富血小板血浆作为一种新的治疗用药，目前尚缺乏足够的循证证据证明其安全性和有效性。

（二）操作方法

患者仰卧于手术台上，医师备好操作器械和药物。

穿刺部位按常规进行皮肤消毒，医师戴无菌手套，铺消毒洞巾，用2%利多卡因做局部麻醉。

用7~9号注射针头进行穿刺，进针部位可选择髌骨外上缘进针点、髌骨外下缘（外侧膝眼）进针点。采用髌骨外上缘进针点穿刺时，患者取膝关节伸直位，该点位于髌骨外上缘与股外侧肌交界处。进针时，医师按压患者股外侧肌下凹陷处，贴指甲刺入0.5~1cm，有落空感即可。采用髌骨外下缘进针点穿刺时，患者取屈膝90°位，在髌骨下缘、髌韧带外侧1cm处可见到一小凹陷，即外膝眼，针头与胫骨平台平行，向内呈45°角，穿刺进入。

注射器回抽出关节液且回抽无血液，在确定无误扎入血管，正确进入关节腔内后，推注药液。

术后用消毒纱布覆盖穿刺部位，再用胶布固定。

（三）注意事项

穿刺器械及手术操作过程均需严格无菌，以防无菌的关节腔渗液发生继发感染。

动作要轻柔，针头不要刺入太深，避免损伤关节软骨。

穿刺进针后有落空感，证实针头在关节腔内，回抽可见关节液。如回抽出新鲜血液，说明刺入血管，应将穿刺针退出少许，改变方向后再继续进针。

如关节腔积液较多，可抽出积液再行关节腔药物注射。

拔出针头后，用干棉球按压针眼1分钟。按压后，用无菌敷料包扎，如有关节积液，应加压包扎。

药物注射完毕，应被动屈伸活动患者膝关节，使药液均匀分布于关节腔内。

四、西药口服疗法

用西药药物口服保守治疗KOA是目前最常用的治疗手段。由于KOA的临床特点是膝关节疼痛、肿胀，关节畸形及活动受限，其病理改变包括软骨的退变和剥脱、关节滑膜的炎性增生、关节间隙变窄、关节力线异常等，故针对其临床特点及病理变化，西药药物可从治疗目的上划分为消炎镇痛类、营养关节软骨类及其他3类。

（一）消炎镇痛类

消炎镇痛类药物是治疗KOA最常应用的非特异性药物，包括非甾体抗炎药（non-steroidal anti-inflammatory drugs，NSAIDs）、阿片类镇痛药等。AAOS在2013年的《膝关节骨性关节炎循证医学指南》（第二版）中，对消炎镇痛类药物的推荐程度依次是：非甾体抗炎药（对乙酰氨基酚）、阿片类药物（曲马多）及其他镇痛药，其中非甾体抗炎药为首选用药，被强烈推荐使用。这几种常用药物的简介如下。

1.非甾体抗炎药（NSAIDs）

NSAIDs是治疗膝骨关节炎的最常用药物。NSAIDs类药物种类较多，化学结构不尽相同，包括水杨酸类、芳基乙酸类、芳基丙酸类、邻氨基苯甲酸类、昔康类和吡唑酮类，其中以水杨酸类的阿司匹林为典型代表。不同类型的NSAIDs类药物对治疗炎症和免疫功能紊乱的疾病均具有较好的疗效，能迅速缓解疼痛，减轻炎症和肿胀等临床表现。其主要的不良反应是胃肠道反应和肾脏毒性，长期应用可以导致胃黏膜糜烂、胃出血和消化性溃疡，甚至出现穿孔而死亡。这些不良反应显著限制了NSAIDs类药物的应用范围和服用期限。

因此，在长期应用NSAIDs类药物时，应评估患者的上消化道、心、脑、肾的高危因素。上消化道危险因素的评估：①高龄（＞65岁）；②长期口服糖皮质激素；③上消化道溃疡、出血病史；④使用抗凝药物；⑤酗酒史。心、脑、肾危险因素的评估：①高龄（＞65岁）；②脑血管病史（脑卒中病史或目前有短暂性脑缺血发作）；③心血管病史；④肾脏病史；⑤同时使用ACEI类药物和利尿剂；⑥冠状动脉搭桥术围术期（禁用NSAIDs类药物）。

环氧化酶2（cyclooxygenase-2，COX-2）选择性抑制剂是20世纪90年代后期开发的新药。与传统NSAIDs类药物相比，该药在减轻胃肠道和肾脏不良反应方面显示出较大优势，因其具有较高的安全性，目前已得到广泛应用，临床上常用的塞来昔布就属于这类药物。但需要注意的是，塞来昔布分子中有磺胺成分，因此对磺胺过敏的患者应慎用。

对乙酰氨基酚（又名扑热息痛）是属于NSAIDs类药物的解热镇痛药物，被认为具有较好的安全性和耐受性，尤适用于年龄偏大的患者或者不耐受其他抗炎镇痛药者，且在推荐剂量下服用对乙酰氨基酚无明显胃肠道反应。因此，2000年美国风湿病协会和欧洲风湿病联合会发表了骨性关节炎的治疗原则，其中将对乙酰氨基酚作为骨性关节炎的首选药物。但是，长期或大剂量服用对乙酰氨基酚可以引起肝、肾损害，因此肝、肾功能不全的患者禁服此药。而AAOS第二版KOA治疗指南对对乙酰氨基酚的推荐意见则为不确定，对于KOA患者是否服用对乙酰氨基酚持既不赞成也不反对的态度，完全取决于医生的经验和决策，以及患者的意愿。

2.阿片类镇痛药

曲马多是被发现的第一个具有双重镇痛作用的阿片类药物。它既是阿片受体激动剂，对 μ 受体有较弱亲和力，又能通过抑制5-羟色胺（5-HT）和去甲肾上腺素（NE）再摄取，影响痛觉的传递。曲马多现已经被FDA批准用于治疗中度至重度疼痛的骨关节炎患者，并获得AAOS指南的强烈推荐。对于重度疼痛的KOA患者，可以经常短期给予其阿片类药物，但应尽量避免长期给药，以防导致药物依赖。

（二）营养关节软骨类

氨基葡萄糖在几乎所有人体组织中（包括软骨）均存在，其是关节软骨合成聚氨基葡萄糖及透明质酸骨架的基本物质。氨基葡萄糖以硫酸、盐酸、N-乙酰或氯化物的形式在药物及一些健康食品中存在，目前被研究最多的是硫酸氨基葡萄糖。硫酸氨基葡萄糖可以选择性的作用于关节软骨和骨，促进透明质酸和蛋白多糖的生物合成，维护软骨基质的形态结构，还能抑制损伤软骨基质 II 型胶原的超氧化自由基、胶原酶和磷脂酶A2的生成，同时其能够抑制前列腺素的合成，减少糖皮质激素等各种有害物质对软骨细胞的破坏，从而延缓骨性关节退变的病理过程和疾病进展，改善关节活动，缓解疼痛。现国内常用的硫酸氨基葡萄糖类药物有维骨力、培古力和葡立。

硫酸软骨素是关节软骨的一种重要组成成分，其能够改善骨与关节的代谢，稳定膝关节间隙的宽度。动物实验模型相关研究发现，长期服用硫酸软骨素可以明显减少骨性关节炎模型中豚鼠关节软骨的退变。而人类的随机、双盲、安慰剂对照的研究也证实了硫酸软骨素在治疗膝骨关节炎时发挥的良好作用。

（三）其他类

其他镇痛药包括基质金属蛋白酶抑制剂、抗氧化剂等。在膝骨关节炎的病理进程中，基质金属蛋白酶和基质金属蛋白酶抑制剂之间的失衡起了重要的作用。基质金属蛋白酶可以降解关节软骨细胞外基质中的 II 型胶原、弹力纤维和蛋白多糖等物质，促进软骨破坏，并影响基质的正常修复，而基质金属蛋白酶抑制剂则可以抑制基质金属蛋白酶的这些作用。临床观察发现，四环素类药物具有强大的金属蛋白酶拮抗作用。其中，米诺环素治疗类风湿关节炎的临床疗效也获得了大样本临床观察病例研究的支持，显示了较好的抗炎和免疫调节作用。四环素类药物拮抗金属蛋白酶的作用是其重要的机制之一，但四环素用于治疗膝骨关节炎的方案仍不十分成熟，还需大量的临床观察和进一步的药物研发。

活性氧诱导的积累性损伤与骨性关节炎的发病有着重要的相关性，大剂量摄入抗氧化剂（如维生素C和维生素E）则可以减少软骨的丢失并抑制疾病的进展。临床观察证实，每日服用维生素C可以使患膝骨关节炎的危险性降低3倍；服用维生素E可以有效缓解患者的静息痛、压痛和运动性疼痛。因此，抗氧化剂可作为治疗膝骨关节炎的辅助用药。

五、运动疗法

运动疗法作为一种物理治疗方式，很早就被多个KOA相关指南推荐。2013年AAOS的《膝关节骨性关节炎循证医学指南》（第二版）强烈推荐自我管理项目作为非药物治疗手段治疗KOA，其中包括力量训练、低强度有氧运动、神经肌肉训练等。2014年OARSI更新的《膝骨性关节炎非手术治疗指南》推荐陆地运动、水中运动、力量训练作为非药物治疗手段治疗KOA。该指南指出，陆地运动可短期镇痛、改善功能，但其训练方式无特异性；水中运动对改善功能及生存质量的短期效果较大，但对疼痛缓解不明显；力量训练早期以训练股四头肌为主，对镇痛、功能改善有中等疗效。运动疗法与其他治疗方法相比，优势在于不良反应少、患者接受度高且价格明显低于手术治疗。目前，我国也逐渐重视并开展运动疗法的相关研究和治疗。

（一）运动疗法治疗KOA的机制

运动疗法治疗KOA的机制主要集中在3个方面，包括抗炎作用、对膝关节软骨细胞凋亡的影响和促内啡肽分泌。

1.抗炎作用

KOA通常被认为是一种常见的滑膜关节炎性病变。多种炎症介质如TNF-α和IL-1β在KOA的病理过程中，对关节软骨和关节滑膜有一定的破坏作用。另外，软骨中基质金属蛋白酶（MMPs）及其特异性的抑制剂（TIMPs）也是重要的炎症介质。而运动疗法具有抗炎作用已经得到证实，但其抗炎途径尚未完全明确。大量的试验研究表明，运动疗法能显著降低关节滑液中的超敏C反应蛋白、MMP-3、TNF-α水平。所以，目前医学界更支持运动疗法具有局部抗炎作用的说法。

2.影响软骨细胞凋亡

细胞凋亡在KOA进展过程中扮演了重要的角色。由于软骨细胞凋亡，关节软骨中软骨细胞数减少、空陷窝增加及异常基质钙化，从而引起细胞结构的减少和软骨下基质降解增多。有研究表明，应力能够引起基质或细胞的形变，从而进一步引起分子的构象变化和运动，导致离子通道发生改变或引起受体、配体相结合，并产生相应的信号转导。适当的力学刺激可促进软骨的增殖，这可能与外源性压应力激活软骨细胞表面的压力敏感性离子通道，刺激细胞释放Ca^{2+}、cAMP等第二信使，促使蛋白磷酸化生长因子分泌增加，从而促进细胞增殖和细胞外基质的分泌有关。但不同运动方式对软骨的作用仍有争议。有研究证实，对关节软骨施加静态压缩载荷，将递减细胞的活动；施加动态张力于软骨细胞时，能促进细胞增殖。故在规划运动方案中，对运动方式及运动强度、时间的选择尤为重要。

3. 促内啡肽分泌

运动疗法治疗KOA还有一个作用就是减轻关节的疼痛，改善关节的功能。其机制被认为与运动促进内啡肽分泌，提高痛阈有关。长时间持续中等量强度的运动可以促进内源性内啡肽分泌，产生和吗啡一样的镇痛效果。研究证实，有氧运动除了可以增加关节软骨的营养和减轻体重外，还能促进内啡肽的分泌。

（二）运动分类

运动疗法的分类方法目前尚无统一标准。根据运动学的动力学来源，可将其分为主动运动和被动运动；根据肌肉收缩方式，可将其分为等张运动、等长运动和等速运动；根据运动的生理特性，可将其分为力量运动、耐力运动、平衡运动、协调运动等；以运动的介质来分，可将其分为陆地运动和水中运动。

1. 水中运动

水中运动在发达国家已是一种较成熟的治疗训练技术。其主要利用水的阻力、浮力、静水压力、热能传递等特性设计训练方案，兼有运动疗法及温热治疗的作用，能够提高肌力、活动灵活性，减轻疼痛，加强关节及软组织的柔韧性和改善心血管功能。但目前，水中运动疗法尚缺乏高质量的文献证据支持。Cochrane协作网的系统评价指出，因其缺乏高质量的证据，相比于空白对照或者陆地运动，只能证明水中运动可能对膝骨关节炎有短期疗效，表现为治疗结束后患者疼痛减轻，但关节僵硬和步行能力没有得到明显改善。此疗法在我国目前尚未成熟，仍需进一步研究。

2. 陆地运动

陆地运动训练方式多样，主要以有氧训练、力量训练为主。

有氧训练的运动特点是负荷轻、有节律感、持续时间长。其常用的训练方法有步行、慢跑、健身跑、自行车、打太极拳、跳绳等。其中，值得一提的是我国传统运动太极拳。太极拳动作舒缓柔和，属于有氧运动的范畴，动作特点包括注重对呼吸的控制、半蹲姿势下的整体运动、连续的身体弯曲和螺旋式运动方式。研究表明，太极拳治疗KOA能显著改善疼痛、僵硬和身体功能，且无明显不良反应，患者依从度较高，值得推广。研究表明，有氧运动在预防骨性关节炎的发展和症状控制方面有显著作用，其可以减轻疼痛，改善功能和抑郁情况，促进关节健康，并能在一定程度上减缓关节炎的进程。

力量训练仍然是运动疗法的主要方式，其包括等张肌力运动、等长肌力运动和等速肌力运动。通常认为等长收缩能增强关节稳定性，等速运动则更锻炼关节的灵活性。力量训练使膝骨关节炎患者下肢肌力增加，并伴随肌肉厚度和纤维长度的增加，表明运动可以影响膝骨关节炎患者的肌肉结构，通过改善膝关节肌肉结构来增强膝关节稳定性并参与膝关节负重，减轻关节软骨的应力损伤及不稳定活动下的软骨磨损。

六、膝骨关节炎常用中药

临床上，中药治疗膝骨关节炎的疗效是被肯定的，常用的中药有祛风湿药、活血化瘀药、补虚药、化痰药、温里药等。现将治疗膝骨关节炎的常用中药介绍如下。

（一）祛风湿药

1.防风

性味归经：辛、甘，微温。归膀胱、肝、脾经。

功效：祛风解表，胜湿止痛，止痉。

防风气味俱轻，辛行发散，以祛风解表为主要功效，被誉为"风药之润剂""治风之通用药"。防风虽不长于散寒，但能胜湿镇痛，且甘缓微温不峻烈，故外感风寒、风湿、风热表证均可配伍使用。

本品辛散温通，外可祛肌肉、筋骨之湿，内可胜脾胃、大肠之湿，为较常用的祛风湿、止痹痛药物。用防风治疗骨关节炎，是取其祛风、胜湿、镇痛之功。防风与羌活、独活等配伍，可增强祛风胜湿之功；与桑寄生、狗脊等配伍，常用于治疗兼有肝肾亏虚之腿膝痹痛。据文献记载，本品单用煎汤服，能解川乌、附子等的药毒，如将防风与川乌、附子进行相杀配伍，既可降低川乌、附子等药物的毒性，又可增强它们的祛风湿功效。

2.麻黄

性味归经：辛、微苦，温。归肺、膀胱经。

功效：发汗解表，散寒通滞，宣肺平喘，利水消肿。

麻黄轻扬，升发上达，善于散风寒、开腠理、透毛窍，有较强的散寒解表作用，常为外感风寒，毛窍闭塞，发汗祛邪之必用药物。麻黄温通宣达，不止外散风寒，对寒凝经脉之里寒证也有散寒通滞的功能。麻黄辛温行散，能促进血行，增强化瘀镇痛的功效。治疗骨关节炎寒凝筋骨、络脉瘀滞证，配伍使用麻黄，常可取得较好的疗效。麻黄与桂枝配伍是临床常用的药对。

本品发汗解表力较强，古人有"有汗不得用麻黄"之戒，故表虚自汗、温热病者应忌用麻黄。老年人、小儿、高血压病及体虚之人慎用麻黄，如确需使用麻黄，也可用发散功力稍弱的炙麻黄或麻黄绒，且剂量宜轻。

3.细辛

性味归经：辛，温。有小毒。归肺、肾、膀胱经。

功效：祛风解表，散寒止痛，温肺化饮，通窍。

细辛辛香走窜，善于祛风散寒，且止痛力强，既能散少阴肾经寒邪以通阳散结，又能搜筋骨间风寒湿邪而蠲痹止痛，是治疗骨关节炎寒凝筋骨证的主要药物，如独活寄生汤（《备急千金要方》）之用细辛。

麻黄、细辛、附子是治疗寒凝筋骨常用的固定配伍方式，其来源于张仲景的麻黄细辛附子汤（《伤寒杂病论》）。用细辛治疗血虚寒凝而致四肢厥冷、腰膝冷痛者，可与当归等配伍，方如当归四逆汤（《伤寒杂病论》）。

4.川乌

性味归经：辛、苦，热。有大毒。归心、肝、脾、肾经。

功效：祛风湿，散寒止痛，开痰消肿。

本品温热辛烈，长于祛散外邪，除痹止痛效果良好。经配伍可用本品治风寒、湿、热、痰等原因所致的筋骨关节痹痛，尤以治寒湿偏甚者为擅长，代表方剂是乌头汤（《伤寒杂病论》）。治疗寒邪偏甚者，川乌可与开腠理、散风寒的麻黄配伍；治疗湿邪偏盛者，川乌宜与苍术相使配伍；治疗夹有痰湿者，制川乌配以天南星最宜；治疗瘀滞较甚者，制川乌可与五灵脂配伍；如治湿热蕴结者，川乌可与清利湿热药物如薏苡仁、竹叶等配伍；治寒热错杂者，川乌可与石膏配伍，散外清里。川乌常与白芍配伍使用，方如《伤寒杂病论》的乌头汤，两药同用，镇痛的功效得以增强，白芍还可制约川乌的辛散之力，达到缓治的目的。有药理实验研究发现，川乌与白芍配伍使用，可部分增强川乌的镇痛、消炎、免疫调节的作用。

川乌总属攻逐祛邪之品，久用有损伤正气之弊，与补虚药物配伍，可以制约其偏性之弊，也可兼顾振奋人体正气。地黄、何首乌是与川乌配伍的常用药物，方如地乌蠲痹汤（《中国百年百名中医临床家丛书——姜春华》）。地黄、何首乌乃甘温滋腻之品，兼有除痹之功，与川乌配伍后，既能滋补佐治筋骨久痹、顽痹及肝肾之虚，又能阴柔佐制川乌温燥之性，还能佐助川乌治痹。川乌也是膝骨关节炎外用方剂的常用药物，一般多生用，常与草乌相须配伍，如复方温通散（湖南中医药大学第一附属医院院内制剂）。川乌也可与天南星、生半夏等配伍合用，方如四生散（《太平惠民和剂局方》）。

草乌的性味、功效、用法、用量与川乌相同，但毒性更强。一般宜炮制后使用。《本草求真》云："草乌头……但能去风而不能回阳散寒可知……川乌专搜风湿痛痹，却少温经之力……草乌悍烈，仅堪外治。"

2005年版《中国药典》推荐川乌一次内服剂量为1.5～3g。在各种文献中经常可以见到大剂量使用川乌的报道，多的超过100g。然而，由于超剂量使用川乌引发中毒反应的文献报道也不少见，故临床应用川乌时，宜从小剂量开始，而后根据患者的反应和病情的需要，逐渐增加剂量，以达到安全有效的治疗目的。

5.独活

性味归经：辛、苦，微温。归肾、膀胱经。

功效：祛风湿，止痹痛，解表。

本品苦燥温通，辛香行散，行十二经络，善祛风湿、止痹痛，为治风湿痹痛之主药。凡风寒湿邪所致之筋骨痹痛，无论新久，均可选用本品。因独活长于入里趋下，善祛深伏骨节之风寒湿邪，故能主治腰腿风寒湿痹。如治风寒腿膝疼痛，可与苍术相须配伍；如治寒湿腿膝疼痛，可与羌活配伍合用；如治湿热腰腿疼痛，可与黄柏相佐配伍。独活治疗腰腿疼痛日久，兼有肝肾不足者，可与桑寄生合用，代表方剂当属著名的独活寄生汤（《备急千金要方》）。

6. 木瓜

性味归经：酸，温。归肝、肾经。

功效：舒筋活络，化湿和中。

本品味酸入肝，善于舒筋活络、和血益筋、去湿除痹，为治筋骨风寒湿痹、筋脉拘急之要药。治寒湿骨痹冷痛，木瓜可与附子配伍，以散寒温经；治湿浊骨痹隐痛，木瓜可以与萆薢相须配伍，以去湿舒筋；治湿热骨痹灼痛，木瓜可与连翘等配伍，以清热利湿；治肾虚血瘀骨痹疼痛，木瓜可与牛膝相使配伍，以益筋强筋。木瓜、牛膝是治疗骨关节炎经典的药对，临床使用十分广泛。胃酸过多者不宜服用木瓜。

7. 伸筋草

性味归经：苦、辛，温。归肝、脾、肾经。

功效：祛风除湿，活血舒筋。

本品辛温行散，入肝经，善于祛风湿、活血脉、通经络、利关节，是治疗风寒湿痹、筋骨疼痛、骨节挛痹的常用药物，一般多作外用。伸筋草与透骨草合用是较为固定的配伍。外用本品偶可引起接触性皮炎，表现为局部皮肤灼痛，关节红肿、剧痛，多处关节皮肤可见边界清楚之红斑，甚至表面布满大小不等的水疱及松弛性大疱，临床应加以注意。

8. 透骨草

性味归经：辛，温。归肝、脾、肾经。

功效：祛风除湿，活血止痛。

本品辛温行散，善于祛风湿、通经络、利关节，常用于治疗风寒湿痹、筋骨挛急。内服本品，可透筋骨之伏邪；用之外洗，可引诸药直达筋骨。本品一般多作外用，可与伸筋草、豨莶草、海风藤等配伍。

9. 威灵仙

性味归经：辛、咸，温。归膀胱经。

功效：祛风湿，通络止痛，消骨鲠。

本品辛散温通，性猛善走，通行十二经络，能祛风湿、通经络而镇痛，为治风寒湿痹、肢节筋骨酸痛之要药。本品可单用；或为末，温酒调服；或煎水，熏洗患处。本品入复方效果更佳，与海桐皮、五加皮、木瓜等相须为用，内服、外用皆宜，是治疗骨关节炎膝痛的常用药物。

有文献报道，威灵仙、附子合用，容易发生中毒反应，导致出现腹痛、恶心呕吐、头晕、四肢乏力、出冷汗等症状，故临床用药时应注意避免两药合用。

威灵仙所含的白头翁素、原白头翁素为有毒成分。故内服本品过量，可致口腔灼热肿烂、呕吐、腹痛、腹泻、胃脘灼痛、反复呕血；外用本品过量，可引起接触性皮炎，表现为接触处瘙痒、灼热、疼痛、水肿样红斑，其上覆盖丘疹、水疱，表皮松解如烫伤样改变。

10. 防己

性味归经：苦、辛，寒。归膀胱、肺经。

功效：祛风湿，镇痛，利水消肿。

防己辛苦大寒，性险而健，善走下行，长于除湿泄水、通窍利道，为治湿热痹痛、风水脚气之要药。本品性寒，对治疗骨痹疼痛，湿热偏盛，关节红肿烦痛者，尤为要药。如治疗湿浊偏盛者，本品可与薏苡仁等配伍；如治疗热邪偏重者，本品可与石膏同用；如治疗兼气虚者，本品可与黄芪配伍。

防己药材来源较为复杂，主要有粉防己和木防己两种。粉防己也称汉防己，善走下焦，长于祛湿、利水、消肿，多用于治疗寒湿脚气和下焦湿热等病证。木防己药材包括广防己和汉中防己，善于祛风镇痛，上行走外，以治风湿疼痛和上半身水肿为要。广防己含有马兜铃酸，汉防己不含马兜铃酸，两者的药理作用和毒性有很大的差异。

11. 海桐皮

性味归经：苦、辛，平。归肝经。

功效：祛风除湿，通络止痛，杀虫止痒。

海桐皮入肝肾血分，善于祛风除湿、通达经络，为治疗下肢风寒湿痹之要药，尤以散皮肤之风寒、燥肌腠之寒湿见长。本品常用于治疗以筋骨痹痛、腰膝酸软、麻木不仁为主要症状的风寒湿痹，尤善治下肢关节痹痛。本品可与五加皮、独活相须配伍，也可与牛膝、杜仲等相使配伍。海桐皮还可以外用治疗筋骨病损痹痛，常与透骨草、威灵仙等配伍。

12. 秦艽

性味归经：辛、苦，微寒。归胃、肝、胆经。

功效：祛风湿，通络镇痛，清利湿热，退虚热。

秦艽燥散而润，寒而不滞，能祛风除湿、清热利湿、养血荣筋，使筋脉疏通、骨节流利，对于风、寒、湿、热、瘀、虚等多种原因导致的筋骨痹痛，皆可配伍使用，但以兼热者用之最宜。如治寒湿痹痛，秦艽可与羌活、独活等祛风药配伍，方如蠲痹汤（《医学心悟》）；如治瘀滞筋骨痹痛，秦艽可与羌活配伍，外加活血化瘀药，能行瘀除痹，方如身痛逐瘀汤（《医林改错》）。

本品还能养血行血、养血舒筋、行血灭风，故本品被称为"散药中补剂"。用本品治疗兼有血虚或血瘀的筋骨痹痛、腰身疼痛者较为适宜，如《医学衷中参西录》中治历节风证的加味黄芪五物汤。秦艽还具有升高血糖的作用，所以糖尿病患者慎用。

13. 豨莶草

性味归经：辛、苦，寒。归肝、肾经。

功效：祛风除湿，通经活络，清热解毒。

本品辛散苦燥，药力颇峻，能去筋骨间风湿，可通经络、利关节，故用其治疗风寒湿痹、腰脚酸痛，有较好的疗效。本品单用即可取效。豨莶草与臭梧桐或海桐皮合用，是其经典的配伍方法，方如豨桐丸（《济世养生集》）。

现代研究发现，豨莶草有降血压作用，对老年兼见高血压病者尤为适用。

14. 狗脊

性味归经：苦、甘，温。归肝、肾经。

功效：祛风湿，补肝肾，强腰膝，止血敛疮。

狗脊苦能燥湿、甘能益血、温能养气，是补而能走之药也，功善祛风除湿、补肾强腰，常用其治疗筋骨痹痛、筋骨痿软等病证。

15. 桑寄生

性味归经：苦、甘，平。归肝、肾经。

功效：除风湿，补肝肾，强筋骨，安胎。

本品既能祛风湿，又能补肝肾、养血，强筋骨力强，为治风湿痛、腰膝酸软之常用药物。若为风湿痹痛与肝肾不足互见者，用之尤宜。与独活同用，是其治疗腰腿胫膝疼痛的基本配伍，方如独活寄生汤（《备急千金要方》）。

桑寄生简称寄生，以寄生于老桑树上者为正品，常称真桑寄生、真寄生；寄生于柿、柳、槐等多种落叶树上者为槲寄生，又称北桑寄生或北寄生。一般认为，真寄生长于补，补肝肾、养血安胎力强；北寄生善于通，祛风湿、通血脉功著。

16.五加皮

性味归经：辛、苦，温。归肝、肾经。

功效：祛风湿，补肝肾，强筋骨，利水消肿。

五加皮辛散苦泄，其性疏利，能祛风湿、散寒邪，补中有散，具有补正不留邪，祛邪不伤正的特点，为祛风除湿、益气补肾的良药。本品既是治疗筋骨风寒湿痹之要品，又兼有补益之功，为强壮性祛风湿药，对于老年患者或兼有肝肾不足者尤为适宜。与木瓜、杜仲等合用，是五加皮常见的配伍方式，此用法可使其祛风胜湿、坚骨益精之力更强。

（二）活血化瘀药

1.川芎

性味归经：辛，温。归肝、胆、心包经。

功效：活血行气，通络镇痛。

川芎辛香走窜，可上行头颠、下达血海、外彻皮毛、旁通四肢，为血中气药、气中血药。其能散一切血、调一切气、祛一切风，是古今治疗骨痹较常用的活血化瘀药之一。骨痹膝痛之用川芎，乃取其活血行气之功，达到活血通络、祛风镇痛的治疗目的，无论瘀滞、寒湿所致者均可配伍使用。治筋骨瘀滞之痹痛，川芎可与活血化瘀药配伍使用。治寒湿筋骨痹痛，川芎能通络活血，活其湿伤之血，行血灭风，有利于风湿的去除。其常与祛风湿药配伍，这是古今治痹方剂常用的配伍方法。

2.乳香

性味归经：辛、苦，温。归心、肝、脾经。

功效：活血行气，散瘀镇痛，消肿生肌。

乳香辛散走窜，味苦通泄，既入血分，又入气分，能行血中之滞，化瘀镇痛。本品内能疏通脏腑气血，外能通达肢节经络，是治疗瘀滞筋骨的常用药物之一，与没药多相须为用。

本品辛散温通、活血行气，伸筋镇痛是其专长，可用于治疗风湿痹痛、筋骨疼痛。《本经逢原》所谓"凡人筋不伸者，熏洗敷药，宜加乳香，其性能伸筋也"，当为经验之谈。如乳香配伍活血化瘀药，可治筋骨瘀滞疼痛；如乳香与祛风湿药配伍，主治风寒湿痹；如乳香与补肝肾药合用，对治疗肾虚风湿腰腿疼痛也有疗效。

没药的性味、功效、主治与乳香相似，常与乳香相须为用。乳香偏于行气伸筋，治疗痹证多用；没药偏于活血化瘀，治疗瘀滞证常用。乳香、没药对胃肠道有较强的刺激性，可引起呕吐、腹痛、腹泻等症状，有的还可引起过敏反应，表现为皮肤潮红、红疹瘙痒、烦躁不安、耳部红肿等。

3.延胡索

性味归经：辛、苦，温。归心、肝、脾经。

功效：活血，行气，镇痛。

本品辛润走散，既入血分，又入气分，能行血中滞气，散气中滞血，善于活血行气、散瘀止痛，被古代医家推崇为止痛良药。《本草纲目》云："玄胡索能行血中气滞，气中血滞，故专治一身上下诸痛。用之中的，妙不可言。"治瘀血腿膝痛，本品可与当归配伍；治寒湿腰腿痛，本品多于附子配伍；治肾虚腰腿痛，本品与补骨脂、杜仲等合用。

4.骨碎补

性味归经：苦，温。归肝、肾经。

功效：活血散瘀，补肾强骨。

本品苦温入肾，既能活血散瘀，又能温补肾阳，善于强筋健骨，为治疗筋骨痹痛、腰痛脚弱者的常用药物，其中对肾虚血瘀证的骨痹膝痛尤为适用。如以肾虚为主证，本品可与杜仲、肉苁蓉等补益肝肾药物配伍；如瘀血偏重者，本品可配伍丹参、当归等，以增强活血化瘀之功。

5.丹参

性味归经：苦，微寒。归心、肝经。

功效：祛瘀止痛，凉血消痈，养心除烦，活血调经。

丹参药力缓和，能祛瘀生新而不伤正。《妇科明理论》有"一味丹参散，功同四物汤"之说。本品善能通行血脉、祛瘀止痛，被广泛应用于血瘀所致各种瘀血病证。单用本品即可取效，但多复方配伍应用。本品能散瘀血而通脉道，利骨节而健腰膝，用于治疗筋骨痿痹疼痛。《药品化义》云："气味轻清，故能走窍，以此通利关节，调养血脉。"如治冷痹膝痛者，本品与杜仲、牛膝等壮骨强筋药合用；治寒湿痹痛者，本品可配伍羌活、防风等祛风湿药。

6.红花

性味归经：辛，温。归心、肝经。

功效：活血通经，化瘀镇痛。

红花善通利血脉、消肿镇痛，为骨伤科治疗瘀血证的常用药物之一。《本草求真》云："红花辛苦而温，色红入血，为通瘀活血要剂。"红花花质轻，性扬，灵动走散，善于入脉活血。治疗骨关节退行性疾病肾虚血瘀证，在补肾的同时，加入本品，一能兼治血瘀证，二能防补肾益髓药之滋腻塞滞，方如补肾活血汤（《伤科大成》）。

7.鸡血藤

性味归经：苦、微甘，温。归肝、肾经。

功效：行血补血，舒筋活络。

鸡血藤温而不燥，药性缓和，味甘能养，善于行血散血，兼有补血之功，祛瘀不伤正，生新不留邪。凡跌打损伤、筋骨痛属血虚，或瘀、虚并现者，均可使用鸡血藤。本品行血养血，走守兼备，更能舒筋活络，为治疗经脉不畅、筋脉失养病证的常用药物。治风湿筋骨痹痛、肢体麻木者，本品可与伸筋草、千年健等相使为用。因本品属藤类药物，补养力稍显薄弱，走散入络功力缓和，用其治疗久痹、顽痹尤为适宜，符合叶天士"宿邪宜缓攻"之旨。

8.牛膝

性味归经：苦、甘、酸，平。归肝、肾经。

功效：活血通经，补肝肾，强筋骨，利水通淋，引药下行。

牛膝既能活血化瘀，又能补益肝肾、强筋健骨，兼能祛除风湿，是治疗筋骨痿痹证的常选药物。如以血瘀为主证，宜选用川牛膝，并配伍活血化瘀药；如以肝肾亏虚为主证，当用怀牛膝，同时配伍补益肝肾药物；如以风寒湿为主证，可与木瓜等药配伍。牛膝与苍术、黄柏配伍，即为三妙丸（《医学正传》），可治湿热所致的膝腿疼痛、足膝痿软者。牛膝味苦善降、引药下行，《医学衷中参西录》言牛膝"善引气血下注，是以用药欲其下行者，恒以之为引经"，《药鉴》更明白指出其可"引请药下走如奔，故凡病在腰腿膝踝之间，必兼用之而勿缺也"。因而，在治疗下部肢体筋骨痹痛的方剂中用牛膝，既能起君臣治疗之功，又能兼行佐使之用。牛膝有川牛膝和怀牛膝之分，一般认为两者功用较为类似，但川牛膝长于活血通经，怀牛膝善于补肝肾、强筋骨。

（三）补虚药

1.白术

性味归经：苦、甘，温。归脾、胃经。

功效：健脾益气，燥湿利尿，止汗，安胎。

白术甘缓苦燥，质润气香，长于健脾燥湿、和胃消谷，被前人誉为"补气健脾第一要药"。白术又性温苦燥，能醒脾化湿、健脾燥湿、消痰逐水，为治痰饮水湿的常用药物。本品味甘，性温，可补益脾土，土气运行，则肌肉之气外通皮肤，内通经脉，故肌肉、筋骨、经络风寒湿之痹皆可治。因其性温，用之治寒湿痹痛更为合适。治外感寒湿，一身烦疼者，白术可与麻黄配伍，方如《金匮要略》的麻黄加术汤；治寒湿所伤，腰膝冷者，白术可与附子配伍，方如《严氏济生方》的附术汤。

2.黄芪

性味归经：甘，微温。归脾、肺经。

功效：健脾补中，升阳举陷，托毒生肌，利水消肿，益气固表。

黄芪甘温，善入脾胃，为补中益气要药，常用于治疗脾胃虚弱、中气不足或中气下陷之证，常与人参、白术等药配伍合用。本品能补气以生血，可以用来治疗血虚证，大剂量本品与当归同用，即为当归补血汤（《内外伤辨惑论》）；本品也能补气以活血，与桂枝、芍药配伍以治血痹证，方如黄芪桂枝五物汤（《金匮要略》）；其还能补气以化瘀，与诸活血化瘀药配伍以治气虚血瘀证，如补阳还五汤（《医林改错》）。

黄芪能健脾益气，补气以行气生血，是治疗痹证常用的补虚之要药。其与当归、白芍等合用，是常用的配伍方式。在治疗筋骨痹痛的方剂中，也可用黄芪补气以行气通脉，方如蠲痹汤（《杨氏家藏方》）、鹤膝风门主方（《疡医大全》）等。

黄芪内服一次剂量为9～30g。过量使用黄芪，可引起头晕面赤，舌尖痛，口干口苦，眼胀，胸胀，便干，失眠，肢体浮肿，四肢剧烈震颤、疼痛，血压升高等症状。

3.巴戟天

性味归经：辛、甘，微温。归肝、肾经。

功效：补肾助阳，祛风除湿。

本品甘润不燥，性微温，能补肾助阳，为补肾要剂，用于治疗肾阳虚所致诸证，可与怀牛膝、淫羊藿、肉苁蓉等药相须合用。本品善走肾经血分，既补肾阳，又益精血，也可用于治疗精血亏虚所致诸证，可与枸杞子、熟地黄等补精血药配伍使用。本品补肾阳、强筋骨、祛风湿，可治肝肾不足、筋骨不健之腿膝软及风寒湿痹证。治肾虚骨痿骨痹、腰膝酸软者，本品可与杜仲、肉苁蓉、巴戟天、菟丝子等药配伍，以补虚起痿；治肾虚风湿腿膝疼痛者，本品可与防风、五加皮等药配伍。

4.杜仲

性味归经：甘，温。归肝、肾经。

功效：补肝肾，强筋骨，安胎，降血压。

杜仲甘温补益，入肝肾而有补肝肾之效，既能补肾阳，又能益精血、润肝燥，故常被称为平补肝肾之要药。本品能补肾润肝、益精补髓、强筋壮骨、起痿除痹，为治肾虚腰膝酸软、筋骨痹痛之要药。《本草汇言》总结云："足胫之酸，非杜仲不去；腰膝之疼，非杜仲不除。"本品与补骨脂、菟丝子、肉苁蓉等配伍，可以有强壮筋骨的功效；与补骨脂、核桃肉相须使用，即为青娥丸（《太平惠民和剂局方》）；与菟丝子、肉苁蓉等配伍，可治肾损骨痿，方如金刚丸（《素问病机气宜保命集》）。本品还具有良好的降血压作用，近年来已获得国内外认可，并常用以治疗高血压，特别是对高血压病患者的骨关节炎治疗尤为适宜。

5.肉苁蓉

性味归经：甘、咸，温。归肾、大肠经。

功效：补肾助阳，润肠通便。

本品甘温助阳，质润滋养，为补肾阳、益精血之良药。治肾虚腰膝酸痛者，本品可与杜仲、补骨脂等相须配伍；治肾虚寒湿、脚气痹挛、艰于步履甚则不可屈伸者，本品可与木瓜、萆薢配伍。

本品味甘质润而入大肠，可润肠通便。对老年精虚血亏所致大便秘结者，《先醒斋医学广笔记》单用本品治之；而《惠直堂经验方》的濡肠汤用肉苁蓉与熟地黄、当归配伍治疗，效果更好。对老年骨关节炎兼有大便秘结者，肉苁蓉是首选的补益肝肾药物。

6.续断

性味归经：苦、辛，微温。归肝、肾经。

功效：补益肝肾，强筋健骨，疗伤续折，止血安胎。

本品辛苦微温，入肝肾，可补益肝肾、强筋壮骨、通痹起痿，用于治疗肝肾亏虚所致之腰膝酸痛、膝胫无力等病证。治肾虚腰痛膝软者，本品可与补骨脂、杜仲、牛膝等配伍；治肝肾气血不足所致腰痛者，本品可代桑寄生入独活寄生汤方，即为独活续断汤（《外台秘要》）。

本品辛散行走，能畅行血脉、通利关节，补益之力不足，而辛散之功有余，也可用于风寒湿痹的治疗。治寒湿筋骨痹痛，本品可与附子相使配伍，方如续断丹（《证治准绳》）；治风湿筋骨痹痛，本品可与防风、独活配伍，方如七圣散（《寿世保元》）。

7. 淫羊藿

性味归经：辛、甘，温。归肾、肝经。

功效：补肾壮阳，强筋壮骨，祛风除湿。

本品通过补益肝肾而达到坚筋骨、壮腰膝的治疗目的。治腰脚疼痛冷痹及四肢缓弱者，单用本品即有效。淫羊藿亦可以与其他补肾药配伍，如与杜仲等配伍，方如淫羊藿散（《太平圣惠方》）。本品既可辛散走窜、祛风除湿，又可甘温补益、助阳补肾，为补益性祛风湿药物。治寒湿脚气、脚膝水肿、脚弱沉重者，本品可与牛膝、木瓜等配伍，方如五将丸（《普济方》）。

8. 白芍

性味归经：苦、酸，微寒。归肝、脾经。

功效：养血敛阴，柔肝止痛，平抑肝阳。

本品味酸，入肝、脾经，收敛肝阴而养营血，为治疗血虚证的常用药物。白芍与当归、熟地黄、川芎组成的四物汤（《仙授理伤续断秘方》）是经典方药，这一配伍也常被运用于筋骨痹痛的治疗，方如独活寄生汤（《备急千金要方》）。养血敛阴是白芍的基本功效，由此衍化出其他相关作用，如配伍温经通阳的桂枝，乃为调和营卫的常用药对；与辛热散寒的附子、麻黄等配伍，散收同用，能防止附子、麻黄等发散太过，并使药效持久。

本品养血柔肝而镇痛，经配伍后可用于治疗多种痛证。本品配伍柴胡，可滋阴柔肝、疏肝解郁，养肝体以助肝用，兼制柴胡疏泄太过，用于治疗血虚肝郁之胁肋疼痛。本品如与甘草配伍，能酸甘养肝、缓急镇痛，常用于治疗阴血虚筋脉失养所致手足筋作痛。

9. 当归

性味归经：甘、辛，温。归肝、心、脾经。

功效：补血调经，活血镇痛，润肠通便。

本品甘温能补，归脾经而散精微，化生气血，为补血圣药，适用于血虚所致的各种病症。本品与川芎、白芍、熟地黄配伍组成四物汤，用于治疗血虚而内有瘀血者。一般认为，四物汤能补血养肝、行滞补心，是治疗心肝血虚的基础方剂。本品与5倍其用量的黄芪合而为当归补血汤（《内外伤辨惑论》），治气虚血少之血虚证。该方用当归意不在直接补血，而是为黄芪益气生血之引，这是因为有形之血生于无形之气。本品辛散温通，入心肝而养血活血，为活血行血、镇痛之要药，可用于治疗多种筋骨瘀滞疼痛病证。治血虚有寒、肢节冷痛者，本品可与桂枝配伍以养血温经，方如当归四逆汤（《伤寒杂病论》）。如治风湿阻滞、筋骨痹痛者，可用当归行血养血，血行风自灭，血足痹自解，方如蠲痹汤（《杨氏家藏方》）。本品也可入外治方，如熨烙当归散（《御药院方》），该方将诸药慢火炒热，用绢袋盛药，热熨痛处，以治寒湿流注、腰腿疼痛。

10. 何首乌

性味归经：苦、甘、涩，微温。归肝、肾经。

功效：补益精血（制用）；解毒（生用）。

本品苦甘而涩，温而不燥，能化阴生血、固涩精气，为补血益精之良药，尤善于补肝肾、健筋骨、乌发须，为治疗肝肾亏虚、筋急骨痿之佳品。偏于精血亏虚者，本品可与枸杞子相须配伍，以补血生精；偏于肾气不足者，本品可与肉苁蓉等配伍；偏于肝血不足者，本品当与当归等配伍，以养血荣筋。何首乌如与祛风湿药配伍，可以治疗筋骨风湿痹痛。

11. 熟地黄

性味归经：甘，微温。归肝、肾经。

功效：补血养阴，填精益髓。

本品甘温质润，能养五脏，补阴益精以生血，为养血补虚之要药。熟地黄与白芍、当归、川芎配伍组成的四物汤，是养血补虚的基本方剂，也是熟地黄补血的常用配伍方法之一。

本品质润入肾，善滋补肾阴、填精益髓，为补肾阴之要药，与山药、山茱萸同用是临床常用的配伍方法之一。熟地黄用于补肾益阴，需与泽泻相使配伍。熟地黄滋补肾水，密封藏之本；泽泻宣泄肾浊，疏水道之滞。《慎柔五书》所云："用熟地黄以滋肾，用泽泻以去肾家之邪。"《神农本草经》言本品能"主折伤绝筋，伤中，逐血痹，填骨髓、长肌肉"。古方常将之用于治疗肾虚骨痹筋弛、腰膝酸痛等证。

12.石斛

性味归经：甘，微寒。归胃、肾经。

功效：益胃生津，滋阴清热，滋肾益肝，起痿除痹。

本品味甘，而禀寒凉之性，能滋肺、胃、肾之阴，清其虚热，故可用于治疗虚热上扰及阴虚内热之证，一般常与滋阴清热之品同用，以增强疗效。

《神农本草经》言本品能"除痹、补五脏、劳羸瘦"，《药性论》谓其主"腰脚软弱，骨中久冷、痛"。本品能益精强阴、强筋壮骨、起痿除痹，用于治疗腰膝痿软、筋骨痹痛等病证。

治寒湿所致的脚膝屈伸不得，可用本品配以侧子（乌头子根之小者）散寒除湿，方如侧子石斛煎（《鸡峰普济方》）；治气虚湿盛所致的鹤膝风，本品可与黄芪配伍以益气利湿除痹，如蒸膝汤（《外科证治全书》）、四神煎（《验方新编》）。

（四）化痰药

1.半夏

性味归经：辛，温。有毒。归脾、胃、肺经。

功效：燥湿化痰，降逆止呕，消痞散结；外用能消肿镇痛。

本品辛行温燥，为燥湿化痰、温化寒痰之要药，尤善治脏腑之湿痰。《太平惠民和剂局方》所创制的二陈汤，是治疗痰湿的基本方剂。本品经配伍还可用于治疗热痰、风痰、寒痰等。《本经逢原》总结出半夏治痰的常用配伍方法，"同瓜蒌、黄芩治热痰；同天南星、前胡治风痰；同白芥子、姜汁治寒痰；唯燥痰宜瓜蒌、贝母，非半夏所能治也"。骨伤科用半夏治痰湿所致的筋骨痹痛、腰腿疼痛，多是以二陈汤为基础方，如《平治荟萃》的治臂痛方、《杂病源流犀烛》治白虎历节风的半夏苓术汤。

本品生品外用于局部可消肿镇痛、软坚散结，可与天南星相须合用，方如四生丸（《太平惠民和剂局方》）。

2.天南星

性味归经：苦、辛，温。有毒。归肺、肝、脾经。

功效：燥湿化痰，祛风解痉；外用能散结消肿。

本品辛温行散，能散风痰、开结闭、蠲痹镇痛，可治痰湿所致筋骨痹痛。治寒痰痹痛，本品可与川乌配伍以散寒祛痰，方如趁痛丸（《普济本事方》）；治痰湿痹痛，本品可与苍术相须使用，方如南星苍术汤（《医方集宜》）；治热痰痹痛，本品可与赤小豆配伍，方如赤虎丸（《杨氏家藏方》）。

本品辛开温散，透络而温化寒凝，能攻坚散结、解毒消肿。生品外用能治膝痹肿痛，阴证、阳证均可配伍使用。治阴证者，本品可与肉桂、炮姜等温经散寒药物配伍，即为回阳散（《外科传薪集》），研末，热酒调敷；治阳证者，本品当与清热解毒药物如大黄配伍，如五龙散（《外科传薪集》）。

（五）温里药

1. 附子

性味归经：辛、甘，大热。有毒。归心、脾、肾经。

功效：散寒镇痛，回阳救逆，补火助阳。

附子气雄性悍，走而不守，能温通经络，逐经络中风寒湿邪，故有较强的散寒逐痹止痛的功效，可用于治疗风寒湿痹骨节疼痛。《本草汇言》云："附子，回阳气，散阴寒，逐冷痰，通关节之猛药也。"如治寒凝痹痛，本品可与麻黄、细辛等温经散寒药物配伍。《古今名医方论》云："附子与麻黄并用，则寒邪散而阳不亡，精自藏而阴不伤。"治寒湿痹痛，附子常与白术、苍术等祛湿散寒药物配伍，张元素谓"附子以白术为佐，乃除寒湿之圣药"。本品辛甘温煦，上温心阳、中温脾阳、下补肾阳，凡肾、脾、心诸脏阳气衰弱者均可使用。治肾阳不足、命门火衰者，可用本品配以桂枝，补肾阳之虚，助阳气之复；治脾肾阳不足、寒湿内盛者，可用本品配伍干姜，前人有云"附子无干姜不热"。补气方中，黄芪少佐附子，其功甚捷，效力大增，即为芪附汤（《赤水玄珠》）。

附子为有毒温燥之品，久服有害，但由于附子产地、采集时间、炮制方法、煎煮方法不同，其毒性差别也较大，故应用时宜从小剂量开始，而后根据患者的反应及病情需要逐渐加大剂量，以达到安全、有效、经济的治疗目的。

2. 肉桂

性味归经：辛、甘，大热。归肾、脾、心、肝经。

功效：补火助阳，散寒镇痛，温经通脉，引火归原。

肉桂气厚，能下行而补肾助阳、益阳消阴，作用温和持久，为治命门火衰之要药。本品常与附子相须使用，能辛热入肾、温壮元阳。如张景岳所制的右归丸（《景岳全书》）、右归饮（《景岳全书》）都是由该药与纯补无泻的熟地黄、山茱萸等药物配伍，旨在"益火之原，以培右肾之元阳"。

本品辛甘以助阳，辛热以散寒，散血分阴寒而温经通脉，善治沉寒痼冷。用肉桂治寒痹身痛，多与附子配伍，温经散寒之力更胜。本品大热入肝肾，能使因下元虚衰所致浮越虚阳回归故里，即所谓引火归原。常用肉桂直入下焦、引火归原，同时重用熟地黄、山茱萸、女贞子、五味子等，填补真阴，使阴能涵阳，阴阳平秘。

七、中药治疗骨性关节炎的现代机理

（一）中药对软骨病变的影响

研究表明，OA的发生可能和软骨细胞的过度凋亡有密切关系。因此，抑制软骨细胞过度凋亡，促进软骨细胞增殖、关节软骨修复成为治疗OA的关键。而在近年的研究中，中药在骨性关节炎软骨细胞凋亡和增殖中发挥的作用成为热点。八味柔肝散可能是通过抑制关节软骨凋亡而达到治疗OA的作用。丹参注射液可能是通过降低软骨细胞的凋亡，提高软骨细胞内IGF-1和TGF-β1的水平和功能，进一步促进Ⅱ型胶原的合成，从而达到软骨细胞修复的目的。骨碎补可能是通过调控B淋巴细胞瘤相关因子-X（Bcl-associated X，BaX）、B细胞淋巴瘤/白血病-2（B cell lymphoma/leukemia-2，Bcl-2）、TNF-α、TGF-β等相关因子的表达，从而达到调控软骨细胞凋亡的作用。苗药熏洗疗法可能是通过抑制软骨炎症，减少NO释放，降低软骨细胞的凋亡指数，促进Bcl-2水平的表达，抑制BaX水平的表达，从而改善骨内微循环，促进软骨基质合成，达到抑制KOA软骨细胞的凋亡，改善软骨病变的作用。牛膝健步颗粒含药血清可降低OA软骨细胞上清液中IL-β含量及软骨细胞IL-β、MMP-1、MMP-3、MMP-13蛋白的表达，从而达到抑制OA软骨细胞凋亡，促进其增殖的作用，进一步发挥软骨保护作用。淫羊藿苷能够降低OA软骨细胞上清液中IL-β水平及软骨细胞IL-β、MMP-1、MMP-3、MMP-13蛋白的表达，从而促进OA软骨细胞增殖，抑制其凋亡。骨碎补水煎浓缩液能显著降低caspase-3和BaX mRNA的表达水平，进一步抑制软骨细胞凋亡。以上研究表明，中药可能是通过调控软骨细胞的过度凋亡来发挥治疗OA的作用。

（二）中药对软骨下骨重塑的影响

因OA的主要特征是软骨病变，所以早期研究主要集中在关节软骨这一领域，而对软骨下骨病变不够重视。自从1972年，Radin等首次提出关节退变的发病机制可能起始于软骨下骨，随后越来越多的新证据提示软骨下骨与OA的疾病进展关系紧密。之后的研究证实，软骨下骨呈现异常重建状态，如软骨下骨硬化、骨赘形成也是OA的主要特征之一。骨保护素、RANKL两大因子是调控破骨细胞分化、成熟及凋亡的关键因子，在骨重建这一环节中起到关键的作用。其中，骨保护素能够抑制破骨细胞活性，而RANKL则能促进破骨细胞分化，两者能够通过调控骨基质的形成和降解，进而影响软骨下骨骨重建的整个过程。补肾通络中药可能是通过抑制破骨细胞活性，增加成骨细胞活性，促进骨形成，调控骨重塑，进而减少软骨下骨硬化的。透骨消痛胶囊可能是通过调控软骨下骨细胞周期素D1基因、IGF-1及细胞核因子κB受体活化因子配体mRNA的表达，从而改变软骨下骨骨重塑的速率和模式，最终减轻软骨下骨硬化的。OA早期应用补肾中药可以抑制骨形成增加，减轻软骨下骨硬化，减少2级骨陷窝的形成，降低软骨降解的速率。

（三）中药对MMPs的影响

在OA疾病的发展过程中，软骨细胞外基质大分子物质胶原蛋白及蛋白多糖的降解至关重要。众多研究表明，MMPs在软骨基质大分子细胞分裂中起重要作用。故可以通过药物抑制MMPs的合成及其酶活性，增加组织中酶抑制物水平来阻断OA关节组织的破坏，从而达到治疗OA的目的。目前中药治疗OA作用机制的研究也多集中在这一环节上。阳和汤可能是通过调控软骨细胞外基质中MMP-1及TIMP-1表达变化而维持软骨的动态平衡，延缓OA中软骨退变。补肾活血中药可能是通过对基质MMP-13上游信号的激活，抑制MMP-13表达，从而达到延缓软骨退变的作用；或者可能是通过调节MMP-1刺激COL1和COL2的生成，促进软骨修复，从而延缓OA的发生发展。透骨消痛胶囊可下调MMP-2的表达，从而减缓软骨基质的降解，改善软骨病变，延缓骨关节炎进程。芍灵消增贴可能是通过抑制滑膜细胞和软骨细胞中MMP-3 mRNA水平的表达，从而下调血清MMP-3的浓度，达到改善OA早期（Ⅰ级、Ⅱ级）临床症状的作用。补肾活血法中药可以下调MMP-2、MMP-3、MMP-7、MMP-9和MMP-12的表达，即补肾活血法中药可能是通过下调OA滑膜的MMPs的表达，从而达到调控关节软骨细胞外基质的降解、抑制软骨细胞凋亡、延缓软骨损伤、阻止关节退变的作用，最终实现对骨性关节炎软骨的保护和修复。

（四）中药对细胞因子及炎症介质的影响

众多有防治OA作用的中药可能影响了膝关节局部细胞因子的含量，而滑膜炎是OA的病理改变之一。滑膜炎的发生主要与细胞因子等相关炎症介质有关，这使得近年来人们日益重视OA与炎症介质的关系。例如，复元胶囊可通过降低病变局部IL-6的表达，上调bFGF表达而减轻OA软骨基质的降解，促进损伤修复。其作用在一定范围内可随着药物浓度的增加而增强。而且其还能通过抑制OA软骨中iNOS的表达，减少血清NO、PGE2含量，从而对OA起到抗炎、镇痛的防治作用。威灵仙水提取液可降低KOA局部IL-1β、TNF-α、PGE2的表达水平而发挥治疗作用。骨痹汤可能是通过降低关节积液中MMP-13、IL-1、TNF-α水平，提高TIMP-1水平，从而起到保护关节软骨的作用。膝骨痹康胶囊则可能是通过下调KOA患者关节软骨中TNF-α的表达，同时上调TGF-β1的表达来发挥治疗作用。补肾活血方可能是通过上调细胞因子BMP-2的表达，同时抑制BMP-2拮抗因子germlin过度表达，从而起到减缓OA的病理进程、减轻软骨与软骨下骨的损伤、修复关节软骨的作用。OA中的氧自由基可能主要由炎症过程中的中性粒细胞、巨噬细胞、滑膜细胞乃至软骨细胞本身产生，其能造成软骨细胞的损伤及胶原和蛋白多糖的降解。益肾通痹方可以降低肾虚型膝骨关节炎大鼠血清中MDA、NO的含量，增加T-SOD、E2的含量，清除氧自由基，降低脂质过氧化程度，从而达到保护关节软骨、防治OA的目的。由独活寄生汤加减而成的补肾活血中药的水提取和醇提取制剂均能抑制炎症介质IL-1、TNF-α、NO的表达，表明补肾活血方可通过降低炎症介质含量来发挥治疗OA的作用。熟地寄生壮骨方能显著降低IL-1、IL-6水平，且随着药物剂量的递增，降低幅度越来越大，这提示熟地寄生壮骨方具有较强的抗炎作用。化瘀祛湿中药能通过抑制KOA早期NO及iNOS的表达，降低NO及iNOS含量，减少软骨细胞凋亡，促进软骨基质合成并抑制其分解，从而抑制滑膜炎症，延缓关节软骨退变，促进关节软骨的修复。上述结果表明，具有补肾活血功效的中药在OA的治疗中展现了较大的抗炎活性，发挥了重要的作用。

（五）中药对细胞相关信号通路的影响

Wnt/β-catenin信号通路调节着关节软骨的成熟、增殖分化及凋亡，并对软骨外基质分解代谢起着重要作用。目前，研究发现Wnt/β-catenin信号通路可能是OA软骨破坏病程中最重要的信号通路。壮骨健膝中药含药血清可能是通过降低退变软骨细胞内β-catenin mRNA的表达水平，促进糖原合成酶激酶-3（glycogen synthase kinase-3β，GSK-3β）mRNA和分析酶-1（dickkopf-l，Dkk-1）、分泌型卷曲相关蛋白-3（secreted frizzled related protein-3，sFRP-3）mRNA及蛋白的表达，进而使Wnt/β-catenin信号通路的传导受到抑制，使进入核内的β-catenin减少，继而减少下游靶基因的转录，最终达到减少软骨细胞退变、保护软骨的作用。研究表明，p38 MAPK信号通路可能参与了软骨细胞退变及凋亡的过程。牛膝含药血清则通过阻断OA软骨细胞p38 MAPK信号通路的传导活性，进而保护软骨细胞。而健骨方也可降低大鼠KOA模型软骨细胞中p38 MAPK的表达水平。以上内容均表明影响p38 MAPK信号转导通路，可能是中药治疗OA的作用机制之一。

第三节　膝骨关节炎的手术治疗

目前，临床用于治疗膝骨关节炎（KOA）的手术方式主要有以下几种：关节镜清理术、软骨移植术、髌骨切除术、截骨术（胫骨高位截骨术、腓骨截骨术等）、膝关节置换术（单髁关节置换术、全膝关节置换术等）、膝关节融合术等。各种手术治疗方式均以纠正患肢力线、缓解膝关节疼痛、改善患者生活质量为目的。各种术式的适用范围各具特点，互相补充。现将各种手术方式的特点、适应证、禁忌证等总结如下。

一、膝关节镜手术

膝关节镜手术包括关节镜清理术、软骨下骨微骨折术和自体软骨移植术等。目前，骨科临床应用较多的是关节镜清理术。

（一）膝关节镜清理术

膝关节镜清理术主要通过持续灌洗来清除膝关节内的各种有害刺激，同时修复受损伤的关节面和半月板，进而达到缓解膝关节疼痛的目的。同时，术中清除炎症因子、游离体、骨赘及增生的滑膜，还可以减轻关节内炎症反应，减缓膝骨关节炎的进展。虽然数项初始研究曾表明，关节冲洗可减轻疼痛并改善关节功能，对KOA有潜在获益，但随后的研究并不支持这些发现。一项高质量系统评价报道称，没有证据表明关节冲洗对治疗KOA有益。这项系统评价纳入了7项随机试验共567例患者的数据，评估了关节冲洗治疗膝骨关节炎的效力。该实验将接受关节灌洗的患者与对照组进行了比较，其中对照组患者接受的是类似关节灌洗的假干预、安慰剂注射或进行非干预对照。随访3个月时发现，关节灌洗在减轻疼痛方面并不比对照干预更有效（SMD = − 0.11，95%CI：0.42～0.21）。同样，与对照干预相比，关节灌洗并未显示出功能改善（SMD = − 0.10，95%CI：0.3～0.11）。目前研究显示，多数情况下不推荐关节镜干预用于治疗膝骨关节炎，并且关节镜手术对治疗膝关节晚期OA基本疗效不佳。同时，随机对照试验不支持关节镜下清理术治疗此类患者的效力，故还需要进一步的研究来确定任何亚组患者（存在机械性症状、仅轻微关节炎改变的患者）是否更可能获益于该操作。

一项试验纳入了180例主要是75岁以下的膝骨关节炎白人男性患者，这些患者被随机分配至接受关节镜下灌洗、关节镜下清理加灌洗或假手术组。在24个月的随访期间发现，接受灌洗、清理或假手术的患者在膝关节疼痛和（或）功能方面没有差异。该研究的局限性在于研究人群，即研究纳入的女性很少，而女性的OA患病率通常更高。另一项随机试验纳入了178例中至重度膝骨关节炎患者，该试验使用了西安大略和麦克马斯特大学骨关节炎指数（WOMAC）评分来评估关节镜下清理术和灌洗联合药物及理疗与单纯药物和理疗的效果。WOMAC是一项经过验证的膝关节和髋关节OA评价工具，其包括对疼痛、僵硬和身体功能的评估。在实验进行2年时，观察得到两组患者的WOMAC评分差异无统计学意义。

1.膝关节镜清理术的优势

膝关节镜清理术对关节的创伤相对较少，且能在早期帮助恢复关节功能，可以较好地改善半月板撕裂引起的疼痛，能快速改善早期膝骨关节炎的症状。

2.膝关节镜清理术的劣势

膝关节镜清理术不能解决关节不稳定、下肢力线偏移、肌力不平衡等问题。由于不能从根本上延缓膝骨关节炎的进展，许多学者认为在半月板无损伤的情况下，应谨慎使用关节镜清理术。

（二）软骨下骨微骨折术

软骨下骨微骨折术的操作为，首先在关节镜下去除损伤的软骨，然后在去除软骨处的骨表面打小孔，使骨髓和血液流出，最后向其注射或不注射填充材料，刺激产生纤维软骨，覆盖软骨缺损区。纤维软骨的抵抗力和耐磨性均差于透明软骨，但仍能对软骨损害区提供一定保护，从而达到缓解临床症状的目的。该术式适用于小面积的软骨损伤，目前仍在临床推广中。

（三）自体软骨移植术

自体软骨移植术是一种通过体外培养或者直接采集自体健康软骨，并将其移植到受损害区域的手术方式。自体软骨移植术经过数代发展，现多采取软骨细胞体外培养的方式，从而解决了以前只能治疗损害区小于2.5cm缺损的问题，临床效果显著。然而，由于自体软骨移植术手术费用昂贵、术后恢复时间长等问题，目前该术式适用范围小，临床应用相对较少。

（四）总结

多数情况下，临床并不推荐在无机械症状时，对骨关节炎患者进行关节镜下灌洗和清创术。此外，关节镜手术对治疗膝关节晚期骨关节炎无益。骨关节炎患者进行关节镜下清创术的详细讨论参见其他专题。

对于有单处或多处软骨缺陷的较年轻患者，可能适合行包括软骨下钻孔、微骨折术、异体骨软骨移植系统（OATS）或自体软骨细胞移植的软骨保留或修复手术。

二、膝关节截骨术

（一）胫骨高位截骨术（HTO）

HTO通过改变下肢异常力线，将膝关节受力由点负荷变为全面负荷，减轻膝关节内侧间室的承重，使内、外侧间室受力均匀，延缓了内侧间室的破坏进程，使已受损的内侧关节软骨修复重生，从而改善患者临床症状，减轻患者痛苦，推后或避免关节置换。

行胫骨高位截骨术患者应满足以下条件：①男性年龄应在65岁以下，女性应在60岁以下。近年有报道表明，HTO对70岁以上高龄者也有效，需综合术者及患者的具体情况加以考虑。②患膝病变主要在内侧间室。③患膝屈曲畸形<10°，内翻角度<20°。④患膝外侧软骨、半月板和韧带功能正常。⑤患者体质量指数<24kg/m^2。⑥可以适应术后恢复锻炼为宜。综上，HTO适合于体质量不过于肥胖，年龄相对较轻，内侧间室骨关节炎伴有一定程度胫骨内翻的患者。

传统的胫骨高位截骨手术方式为闭合式楔形截骨。这种手术方式需截取一段腓骨，从胫骨和腓骨两个平面进行截骨，截骨角度不好掌握，常需反复截骨来进行修正。其在重建下肢正常力线方面表现不好，使远期效果受到影响，且易发生钢板下骨折和潜在的血管神经损伤，还有可能使胫骨后倾角度减小，从而造成髌骨低位。闭合式楔形截骨对术者技术水准要求相对较高，因而已经慢慢被开放式楔形截骨所取代。开放式楔形截骨的截骨面自胫骨干骺端内侧面，指向胫骨近端外侧上胫腓关节上缘水平。该术式需注意保存外侧骨质的完整，不要误入关节腔内。开放式楔形截骨术经胫骨后内侧入路，然后自内侧截骨间隙逐步撑开，形成开放楔形的间隙，方便术者把控截骨角度。该法不需截断腓骨，损伤较小，一般不会造成下肢短缩畸形。开放式楔形截骨手术相对简单，对术者技术水准、手术经验和内固定材料的要求相对较低，更有利于后期行全膝关节置换术。然而，该术式需行自体骨移植，同时断钉和不愈合率较高，容易引起固定的失败。Gaasbeek等对以上两种术式进行对比，发现两者均能有效改善患者膝关节状况，临床效果无明显差异，Hoell等也得到近似结论。Hankemeier等则认为开放式楔形截骨术截骨角度更加精确，并且其在手术难度、并发症发生率和对TKA的影响等方面表现较好，更加值得推广。然而，在治疗存在复杂畸形（如冠状位合并矢状位畸形）的膝骨关节炎时，传统手术方式仍是首选。

（二）腓骨近端截骨术

张英泽教授认为胫骨较腓骨而言更容易发生软骨下骨沉降，不沉降的腓骨发挥支撑作用是膝骨关节炎病理机制的一环。他根据此原理，首先采用腓骨近端截骨术治疗KOA，临床效果斐然，但其治疗机制目前仍处在争论中。部分学者认为，行腓骨截骨术后，肌力再平衡是其缓解疼痛的主要机制；也有部分学者认为，骨内压降低才是其缓解疼痛的主要机制。腓骨截骨术目前的主要方式为通过腓骨后外侧入路，经腓骨长短肌与比目鱼肌间隙，钝性分离组织并截取部分腓骨。目前，该手术难度主要在截取腓骨位置的把控上，过高则损伤腓神经的可能性增大，过低则容易损伤腓动、静脉。目前认为，在腓骨头下4～7cm处截取1.5～2cm的腓骨可同时兼顾手术风险和治疗效果。

1.腓骨截骨术适应证

腓骨截骨术的适用范围主要包括：①内科保守治疗无效；②局限在膝关节内侧间室的骨关节炎；③内翻畸形＜15°，屈曲挛缩＜15°；④膝关节活动度＞90°。同时需排除：①合并其他间室损害或以其他间室损害为主；②膝关节交锁症状明显；③风湿、类风湿等系统性疾病导致的关节炎；④年龄＞75周岁。

2.腓骨截骨术并发症

腓骨截骨术主要并发症为下肢无力和腓神经短暂性麻痹、损伤。即使在可视下保护，仍有可能发生腓神经短暂性麻痹或者损伤，故在术后应严密观察患者下肢活动状况，如有损伤应及时处理。对于腓骨截骨术对其他术式的影响，目前并无相关实例可供参考。但是对比腓骨截骨术和闭合式胫骨高位截骨术，许多学者认为腓骨截骨术并不影响终末期行TKA。至于其对UKA的影响，目前暂无相关实用性研究可供参考。

三、膝关节置换术

（一）膝关节单髁置换术（UKA）

1.单髁置换术的发展历程

现代单髁置换术于1964年，首先由Macinto提出，当时被称为"胫骨半关节成型植入假体"。当时术中只置换病变间室的胫骨关节面，且假体的设计是一整块钴铬合金，其上表面是一个平滑的凹面，下表面呈锯齿状，这种假体对缓解疼痛能起到一定效果，但术后膝关节功能较差，对膝关节的畸形也没有矫正作用。1973年，Marmor提出了真正意义上的人工单髁膝关节置换假体。该假体的设计分为两部分，包括股骨假体和胫骨假体。其中，股骨假体有一个很窄的滑槽，包含一个固定桩；胫骨假体是嵌入式设计。1978年，Goodfellow和O'Connor等根据全膝关节置换的经验设计了Oxford活动衬垫承载系统。该系统由弧形的股骨假体、聚乙烯衬垫和平的胫骨假体组成。其中，股骨假体与聚乙烯衬垫表面吻合度高（最大接触面积大概$6cm^2$），能够减少接触应力，降低聚乙烯的磨损，但这种活动衬垫植入后，早期的脱位率很高，而且假体设计也有缺陷，容易出现早期松动，临床疗效不满意。之后30多年，假体的总体设计没有太大变化。到20世纪90年代后期，随着手术技术的不断提高、假体设计和手术器械方面的不断完善、患者选择标准的严格把控，UKA术后成功率达87%～95%，随访结果令人满意。

2.内侧单髁置换术

（1）内侧UKA适应证

Kozinn和Scott在1989年提出膝关节内侧UKA适应证，后被广泛使用，主要包括：①非炎症性关节炎（骨性关节炎、创伤性关节炎、骨坏死等）；②膝关节病变局限于内侧（负重位相内侧关节间隙明显变窄），没有外侧间室和髌股关节软骨损伤；③膝关节没有严重畸形，膝内翻＜15°，屈曲挛缩＜5°；④膝关节周围韧带完整。当时对患者体重有严格要求，不能大于82kg，后这个指征逐渐被放宽。随着外科手术技术、假体设计、衬垫表面技术的进步，膝关节内侧UKA的适应证被逐步扩大，其中体重更大和有前交叉韧带（ACL）缺陷膝关节也可进行UKA，且取得了不错的效果。近年来，亦有学者提出UKA的最佳适应证为：①前内侧关节炎（关节内畸形）；②外侧软骨良好；③活动能力中等；④内侧软骨全层磨损（关节内磨损越大、关节外内翻越小越好），可供临床医生参考。

（2）内侧UKA手术技术

目前，UKA的手术方式主要包括微创小切口技术（MIS）及计算机辅助微创手术。Repicci及Eberle提出微创UKA，其有切口小、不外翻髌骨、不干扰髌上囊及伸膝装置等优点，是目前内侧UKA最常用的术式。微创术式采用内侧髌旁微创切口，首先切开关节囊并对软组织进行适当松解，之后切除内侧半月板，将髌骨向外侧牵开，不外翻髌骨，安放胫骨截骨器，行胫骨截骨，过程中要注意保护ACL。然后用试模测试胫骨假体大小，主要以截骨后胫骨的内外径为标准。假体过大会对内侧副韧带造成慢性损伤，使患者术后产生不适感；过小则容易造成假体下沉，继而出现松动。最后再行股骨截骨，且在试模测试完成后，顺序安放胫骨、股骨假体，同时植入胫骨聚乙烯衬垫，其与股骨假体间保持2mm的空隙最为合适。手术结束后，应检查膝关节屈伸活动是否正常。术中的内翻畸形不可过度矫正，应保持力线0°或轻度内翻，否则术后会加速外侧关节炎的进展。

计算机辅助导航系统是将空间立体导航技术、计算机图像分析处理与临床手术结合起来，利用计算机计算出所需的各种曲线和角度，使虚拟的人体参数转变成直接的动画图像，从而能够对假体放置的位置、角度、力线、截骨量做出精确计算，可控制误差在距离1mm和角度1°的范围内，使假体间精确匹配，减小松动、磨损和骨溶解发生的机会，延长人工关节的使用寿命，令关节功能更好。但是，导航系统会带来手术时间延长、高医疗费和医生培训等大部分患者无法接受的问题。

（3）内侧UKA临床疗效

早期UKA失败率较高。近年来，随着单髁假体和器械在设计上的不断改进、医生在手术技术上的不断提高，以及对手术适应证的严格把握，UKA的远期效果越来越好。在20世纪90年代，Scott等回顾分析了100例UKA患者，其中假体10年生存率为85%，87%的患者没有明显的疼痛。Romanow ski和Repicci对采用微创UKA的患者随访8年，结果表明86%患者的疗效是令人满意的，但有10例患者进行了翻修，其中5例是因为其余间室关节炎的进展，3例是因为手术的失误，1例是因为仍然存在疼痛，还有1例是因为假体周围骨折。Swienckow ski等报道了年龄小于60岁的UKA患者，11年的假体在位率达92%。Berger等使用kaplan-meier分析62例行UKA的患者，结果表明10年的假体在位率达98%，13年的假体在位率达95.7%，且在最后随访结束时，没有患者在影像学上出现骨溶解或假体松动的情况。Foran等报道了140例骨水泥UKA术后15年和20年的假体在位率分别为93%和90%，且同样没有假体松动或骨溶解的情况。Squire等报道了随访18年的单髁置换患者的假体翻修率为10%。

只要适应证选择得当、手术操作正确、假体位置良好，UKA的临床效果大多会令人满意。大部分手术失败的原因可归咎于材料、技术及患者选择不当。

（4）内侧UKA并发症

UKA和TKA相比，并发症的发生率相对较低，包括感染、深静脉血栓（DVT）、肺栓塞（pulmonary embolism，PE）、骨缺失、其余间室关节炎的进展、聚乙烯的磨损、衬垫的脱位、无菌性松动、力学失败、假体周围骨折。

衬垫脱位主要针对使用活动衬垫的单髁假体。虽然这种设计更符合膝关节正常力学，但因UKA导致屈曲间隙和伸直间隙的不平衡，故在过度屈曲时，会出现聚乙烯衬垫的滑脱。其中，和手术医师相关的最普遍的并发症是对侧间室关节炎进展加速，其原因主要是对内翻畸形的过度矫正。

3.外侧单髁置换术

膝关节单间室骨性关节炎内侧发病率明显高于外侧，在所有单间室骨关节炎的病例中，涉及外侧间室的只占5%～10%。关于外侧UKA的长期随访结果国内外均鲜有报道，相关的一些报道也是既包括内侧间室UKA，又包括外侧UKA。但内、外侧间室的解剖、生物力学特点都不同，所以内、外侧间室UKA的结果是不一样的。外侧间室UKA的假体选择和手术原则不能简单套用内侧间室UKA的方法。

（1）外侧UKA适应证

外侧UKA的适应证和禁忌证与内侧基本类似，适应证包括：①外侧骨关节炎、骨坏死和创伤性关节炎；②内侧间室和髌股间室的软骨正常；③关节周围韧带完整，包括内、外侧副韧带和前、后交叉韧带等；④术前膝关节的屈曲活动度＞90°，屈曲畸形＜10°；⑤外翻角应该＜15°，且无关节半脱位。

（2）外侧UKA禁忌证

外侧单髁置换术的绝对禁忌证是炎症性关节炎。炎症性关节炎患者一旦行

UKA，可能存在加速其余间室退变的风险。有些学者认为肥胖也是外侧单髁置换术的禁忌，故推荐此类患者使用全膝置换。但Pennington等认为肥胖并不是外侧单髁置换术的禁忌。

（3）外侧UKA手术技术

行外侧单髁置换术术前，需进行详细查体，包括检查关节屈伸活动度、有无髌前痛和内侧间隙的疼痛、关节的稳定性（以评估交叉韧带和侧副韧带的功能）等，同时完善下肢应力位X线检查、下肢全长片及MRI检查，通过影像检查可较为直观地评估其余关节间室的软骨损伤情况，并方便测量力线和外翻角，最后做好术前准备并详细制定术前计划。若对关节评估不充分，可先行关节镜检查，再决定行UKA或TKA。

外侧UKA手术技术的要求比内侧要高很多。外侧UKA手术切口多在髌骨外侧（从髌骨上极向下延伸到胫骨结节外侧）采用外侧小切口，此操作的优势在于创伤小且视野清楚、操作方便。这个切口对股外侧肌进行部分劈裂，使髌骨向内牵开，且不需对髌骨进行脱位或者翻转。髌骨的外侧可以根据需要决定是否进行部分切除。在股骨外侧髁发育不良的病例中，可保留股骨外侧部分骨赘，这样有利于股骨内植物附着。打开关节切除外侧脂肪垫，能够清楚看到股骨外侧髁、前交叉韧带和外侧胫骨平台，此时不应对外侧副韧带进行松解，应屈膝检查前交叉韧带的松紧度及内侧间室和髌股间室的软骨损伤情况，同时切除髁间窝的骨赘以防出现ACL的撞击，股骨外侧髁骨赘也应酌情切除。

胫骨截骨有3个要点：①胫骨平台截骨一般在关节线下7~9mm进行，这样可更多的保留胫骨骨皮质，增大近端接触面积。②外侧胫骨平台后倾角依据假体设计不同而有所差异，一般推荐7°。③外侧胫骨平台截骨的内界应该尽量靠近内侧，紧贴ACL但不可伤及ACL，注意保护髌腱。胫骨假体大小选择要适中，尽量最大程度覆盖胫骨平台，同时在前后位和内外侧不能过大。股骨截骨采用髓内定位，截骨要充分，以免截骨不足出现假体和髌骨撞击。因为存在"旋返机制（screw-home mechanism）——膝关节站起时稳定膝关节的关键因素"，故放置股骨假体时要有一定的旋转，使假体外缘顺着股骨外侧髁外侧缘放置，这样可以避免膝关节伸直时出现股骨假体和髁间嵴的撞击。股骨假体大小选择要适中，尽量位于股骨外侧髁解剖中心，而且要通过已截胫骨平台的中心轴线，不能凸出股骨外侧髁。截骨完成后，清除后方骨赘，有利于增大屈膝范围，避免高度屈膝时聚乙烯衬垫和骨赘的后方撞击。

在股骨、胫骨截骨完成后，准备试模测试，确定屈伸间隙。膝关节伸直间隙的平衡是很关键的，而屈曲间隙有适当的松弛是可以接受的。之后检查膝关节伸直时，股骨对胫骨髁间嵴是否有撞击。在膝关节屈和伸的时候，股骨假体的内侧均应该在胫骨假体的中央。外翻畸形不可过度矫正，以免导致术后内侧关节炎的进展。随后装入骨水泥的胫骨、股骨假体，并安装聚乙烯衬垫。

（4）外侧UKA临床疗效

外侧UKA的手术率是内侧的1/10，因此外侧UKA疗效回顾性研究缺乏，可参考的结果有限。Marmor在1984年第一次报道了一份关于14例外侧UKA患者的小样本研究，平均随访89个月，其中仅1例失败。Argenson等报道了40个外侧UKA病例，平均随访12.6年（3～23年），其中10年在位率为92%，16年在位率为84%。Ashraf等报道了88例行外侧UKA的患者，平均随访9年（2～21年），其中10年在位率为83%，15年在位率为74%。Pennington等对29例行外侧UKA的患者进行实验，平均随访12.4年，在随访期间无一例进行翻修，他还对所有患者的膝关节进行了HSS评分，结果均为良好。

4.总结

自从McKeever在20世纪50年代引入假体，人们开始运用单髁关节置换术治疗KOA。至今，已出现了各种不同的手术设计及不同的结局。因此，单髁关节置换术治疗膝骨关节炎的作用一直是一个有争议的话题。反对者声称，只进行一个间室的表面置换通常会导致疼痛缓解不完全和较早期的假体故障，并且会让翻修术更困难；支持者声称，单髁膝关节置换术能够使正常的韧带解剖学结构不受破坏，使膝关节更自然地运动，并保留髌股关节和其他间室（为将来的翻修术保留了更多的骨组织）。支持者把单髁膝关节置换术相比于全膝关节成形术生存率更低的原因归结为早期单间室假体设计缺陷。

对于单侧间室病变的非炎性关节炎患者，将单髁膝关节置换术作为全膝关节置换术和截骨术的替代方案再度引起学者们的兴趣。被广泛认可的单髁膝关节置换术的禁忌证包括炎症性关节炎、15°＜屈曲角度＜90°的屈曲挛缩畸形，或是目前的单髁假体设计不能矫正的较大畸形。

对于恰当选择手术方式的患者，单髁膝关节置换术可能成功。如一项对28例单髁膝关节置换术（患者平均年龄为52岁）的研究发现，其早期结局（2～6年）优于截骨术的结局；一项为期5年的回顾性研究在102例患者中比较了单髁膝关节置换术和全膝关节置换术，相比接受全膝关节置换术的患者，进行单髁膝关节置换术的患者关节活动度增加、疼痛更少且恢复更快；一项对单间室的单纯性病变患者使用Lubinus髌股假体的结局回顾性研究显示，在34例患者的45个关节成形中，有64%的关节结局为良好至极好，17%的关节结局不令人满意。

单髁膝关节成形术的耐用度可能和全膝关节置换术相似。例如，一项纳入60例行单髁膝关节置换患者的回顾性研究发现，在平均随访12年时，假体的存活率达到了93%。另一项对63例单髁膝关节置换术患者进行长期随访的研究显示，10年时的假体存活率为84%，而15年时的假体存活率为79%。关于单髁膝关节置换术后改行全膝关节置换术的结局是与初次即行全膝关节置换术的结局更相近还是与翻修术结局更相近的报道不一致。单髁膝关节置换术后的并发症和全膝关节置换术后的并发症相似。

（二）全膝关节置换术（TKA）

全膝关节置换术是目前最常进行的骨科手术之一。截至2010年，美国每年有超过60万例患者行全膝关节置换术，且该手术正越来越普遍。1991—2010年，在美国老年患者中，进行初次全膝关节置换术的人均数量翻了一番（年人均手术例数从31例/10000增至62例/10000）。据预测，到2030年，美国每年进行全膝关节置换术的总人数将增长67.3%，达到348万例。各种影响膝关节的疾病都可以采用全膝关节置换术进行治疗，从而达到缓解疼痛、恢复功能和活动的作用。

正常膝关节像一个复杂的铰链一样发挥功能，主要是做屈和伸的运动，同时也可以旋转和滑动。膝关节由3个间室组成，包括外侧间室、内侧间室和髌股关节间室。骨关节炎（特发性的或创伤后的）、炎症性关节炎（类风湿关节炎、银屑病性关节炎等）、缺血性骨坏死、肿瘤或者先天性畸形等疾病都可能导致一个或者多个间室的软骨受损。在美国，超过95%的行全膝关节置换术的原因是骨关节炎。

由Insall及其同事在1972年引入的"全髁型膝关节假体"被认为是进入"现代"全膝关节置换术时代的标志。这种假体是最早用于替换膝关节所有3个间室的假体。现在的假体在初始设计的基础上有了很多的改变，并且人们对膝关节部分置换（单髁置换）日益关注。

现代全膝关节成形术多为切除膝关节表面的病变部分，然后用金属和聚乙烯假体进行关节表面置换。对于经适当选择的患者，该操作可显著缓解疼痛并改善功能和生活质量。

尽管全膝关节成形术有潜在的好处，但这是一种择期手术，只有在广泛讨论其风险、获益和备选方案后才考虑进行。本专题总结了全膝关节成形术的各个方面，包括术前、术中和术后的注意事项。

与任何重大的外科操作一样，全膝关节成形术的术中或术后均可能发生并发症。全膝关节成形术的并发症将单独讨论。

1.TKA适应证

TKA的临床适应证较为广泛，主要包括关节已产生明显畸形、关节间隙狭窄或接近消失、经治疗后症状持续不减并且疼痛严重或发生功能障碍而影响日常生活者。也就是说，经正规保守治疗仍有无法缓解的剧烈疼痛且严重影响膝关节稳定性及活动功能的老年KOA患者，可采用TKA手术治疗。

全膝关节成形术的主要适应证是缓解非手术治疗无效患者的膝骨关节炎相关疼痛。对于膝骨关节炎患者的非手术治疗包括改变活动方式、减轻体重（对于肥胖者）、使用手杖、使用镇痛药和/或使用非甾体抗炎药（non-steroidal anti-inflammatory drugs，NSAIDs）。对于骨坏死的患者，可能也有必要行全膝关节成形术，但是此类患者的结局可能比骨关节炎或炎症性关节炎患者差。患者行全膝关节成形术前，应该具有放射学检查证实的晚期关节炎改变，如果膝关节的疼痛和放射学检查表现不相称，则在术前应排除其他原因。畸形的矫正或功能的恢复应被视作TKA的次要结局，而不应被视为主要目标。从某种程度上讲，各年龄组患者都可进行全膝关节成形术（除了骨骼未发育成熟者）。

假体关节的使用期是有限的，假体的耐用度取决于患者和关节成形术相关的因素，其中包括①患者年龄：在1978—2000年完成的11,606例初次（非翻修）全膝关节成形术中，55岁及以下患者假体的10年生存率低于70岁以上的患者（分别为83%和90%）。②基础疾病：骨关节炎患者的假体耐用度比类风湿关节炎（rheumatoid arthritis，RA）患者低（10年假体生存率分别是90%和95%）。③肥胖：肥胖对全膝关节置换术后患者的结局有负面影响。一项2012年的Meta分析显示，相比于不肥胖的患者，肥胖患者（BMI ≥ 30kg/m^2）感染的发生率（OR = 1.90，95%CI：1.47～2.47）和翻修率（OR = 1.30，95%CI：1.02～1.67）有所增加。

2.TKA禁忌证

（1）绝对禁忌证

膝关节或身体的任何部位有活动性感染；伸膝系统失去功能；肢体循环或血

供差。

（2）相对禁忌证

影响肢体的神经系统疾病是全膝关节置换术的相对禁忌证，其取决于神经系统疾病对成功恢复和改善疼痛及功能可能性的影响。

（3）死亡率

全膝关节成形术和全髋关节成形术的总体死亡率相近，每年为0.5%~1%。

3.TKA术前评估

患者行TKA前，必须进行仔细的术前评估以确定正确的诊断，鉴定是否需要手术，帮助制定手术计划并预防围手术期的并发症。全面的术前评估包括病史，体格检查，影像学检查，实验室检查，对治疗替代方案的审查，对手术风险及收益、手术时机及替代治疗方案进行讨论，考虑是否采取自体供血。（术前评估相关的一般问题见其他专题）

（1）症状

术前应记录患者的症状。记录并检查任何伴发的背部疼痛（患者经常表述为髋部的疼痛）、髋部疼痛（患者经常描述为腹股沟痛）或者是腿部的麻木、感觉异常或疼痛的病史，这些都是非常重要的。背部或髋部症状的存在可能提示膝关节的疼痛来自这些部位，而神经系统的主诉可能来自周围神经、神经根或中枢神经系统的疾病。病史采集时，也必须询问患者关于小腿疼痛或跛行的问题，这些可能提示周围血管疾病或者椎管狭窄。

（2）发病时间

如果患者有膝关节疼痛，记录发病日期则非常重要。应记录疼痛是否是逐渐发作的或者发生疼痛时是否存在特定的创伤性事件。

（3）疼痛位置

应让患者描述疼痛的部位（如内侧疼痛、外侧疼痛或髌股处的疼痛）。通常，患者会描述这些疼痛分别在膝关节内、膝关节外，或是膝盖骨后面。同时，也应记录疼痛是单侧的还是双侧的，如果是双侧的，则需要询问患者哪一侧更重。

（4）疼痛的严重程度和对功能的影响

应记录疼痛的严重程度，以及疼痛对患者日常生活活动和生活质量的影响。同时，应询问出引起疼痛的活动（例如爬楼梯，特别是下楼时的疼痛往往提示髌股疼痛）。

（5）关节交锁、卡锁、弹响

也应记录其他症状，如关节交锁或卡锁，因为这些症状可能提示疼痛来自半月板病变。膝关节的不稳定或者患者自己听到弹响的病史，可能提示韧带的损伤或断裂。

（6）既往治疗

应记录患者既往因膝关节痛而进行的所有治疗，以及这些治疗的疗效（如NSAIDs、糖皮质激素注射剂、透明质酸注射剂、物理疗法、替代治疗及外科操作）。

（7）内科共病/系统回顾

进行全膝关节成形术的患者必须能耐受麻醉，以及包括骨髓成分进入血液循环的手术应激和围手术期失血等。因为，适合进行全膝关节置换术的患者大部分年龄较大，所以应该特别注意患者的内科共病和对症状的回顾。针对内科问题，患者的初级医疗保健人员和外科医生或麻醉医生之间的交流是至关重要的。应详细询问患者的任何心血管疾病（如心绞痛、心肌梗死、高血压、充血性心力衰竭、心律失常）或肺部疾病（如慢性阻塞性肺疾病、限制性肺疾病、呼吸系统感染、肺栓塞、睡眠呼吸暂停、哮喘）病史。另外，系统回顾其他特别重要的部分包括：提示可能存在脑血管疾病（短暂性脑缺血发作、脑卒中、颈动脉狭窄）、周围血管疾病（跛行、静息痛、未愈合的溃疡、深静脉血栓形成）、血液系统疾病（贫血、凝血障碍、血液异常改变）、内分泌系统疾病（糖尿病、甲状腺疾病、使用类固醇或糖皮质激素）、泌尿系统疾病（良性前列腺肥大、梗阻性尿路疾病、前列腺癌、泌尿道感染）和感染性疾病（HIV、肝炎、骨髓炎）的表现。还应筛查患者有无营养不良。根据需要，术前应进行适当的内科和外科会诊。

（8）药物

应记录患者目前的用药，包括所有药物的剂量。对于全膝关节成形术或全髋关节成形术的患者，应特别注意阿司匹林和NSAIDs的使用，考虑到这些药物和围手术期出血的相关性，推荐在术前至少1周停用这些药物。

1）昔布类药物

不同文献中，对于选择性环氧化酶2抑制剂（昔布类）是否对凝血系统具有临床意义影响的意见不一致。一项对100例被随机分配至接受罗非昔布或安慰剂的进行全膝关节成形术患者的前瞻性研究显示，两组间的围手术期出血或国际标准化比值（international normalized ratio, INR）的差异无统计学意义。随后，罗非昔布因为严重心血管不良事件风险增加而撤出全球市场。其他研究表明，昔布类与华法林存在相互作用。虽然，因具体药物不同，它们的相互作用程度可不相同，但最终的决定应由手术医生定夺。一些外科医生在术前处方昔布类药物帮助管理患者术后的疼痛，因此应该会有关于此专题的更多信息。

2）抗凝药

在进行全膝关节成形术前，患者应该有正常的凝血酶原时间（PT）和INR。这通常需要患者在术前至少3～5日时停用华法林。高危患者（如有机械心脏瓣膜的患者）应该使用低分子量肝素作为过渡或术前应被收入院并进行肝素化治疗。术前6小时应停用肝素，并检查部分凝血活酶时间。

3）抗生素

如前所述，活动性的脓毒性关节炎是全膝关节成形术的禁忌证。感染消退的患者应该在术前至少48小时停用抗生素。

4）胰岛素或口服降糖药

应根据手术时间的安排减少胰岛素的用量，口服降糖药应该在手术当日停用。

5）糖皮质激素

为了减少对免疫系统的抑制和最小化干扰伤口愈合的风险，理想的情况是将糖皮质激素逐渐减至可能的最低剂量。根据患者的正常剂量，为了避免可能的肾上腺功能不全的影响，有时候需要在围手术期给患者"应激剂量"的糖皮质激素。

6）甲氨蝶呤

对于疾病被药物控制的肾功能正常并且没有活动性感染的患者，在围手术期可继续使用甲氨蝶呤（methotrexate，MTX）。MTX和其他改变病情的抗风湿药物（DMARDs）在围手术期的使用将单独详细总结。

7）生物制剂

在使用肿瘤坏死因子（tumor necrosis factor，TNF）抑制剂（如依那西普、英夫利西单抗、阿达木单抗）和其他用于治疗RA及其他炎症性风湿性疾病的生物疗法后，典型或非典型感染风险均增加。因此，在围术期通常避免使用抗TNF药物和其他生物类DMARDs。围术期中这些药物的使用将单独进行详细总结。

（9）过敏史

应明确地记录患者既往对抗生素的过敏史和反应类型（如皮疹、呼吸急促、全身性过敏反应），同时也应弄清患者对阿片类镇痛药的使用和耐受（或不耐受）情况。恰当且重点突出的记录能防止围手术期的错误处理。

（10）体格检查

对于可能适合行全膝关节置换术的患者，需要进行全面的肌肉骨骼检查。对关节炎膝关节的适当检查包括视诊、触诊和使用特定的手法检查评估。

1）视诊

视诊主要在于观察患者的步态和皮肤，是体格检查的重要部分。在膝关节疼痛的患者中，可能观察到的异常步态，包括①减痛步态：膝骨关节炎患者通常表现出减痛步态，减痛步态的发生是因为疼痛受累侧承重的时间较短。②膝关节外摆：在行走（外摆）时，膝关节的异常内侧或外侧运动可能表明韧带不稳定。③特伦德伦伯格步态：出现特伦德伦伯格步态的患者，是因其将躯干移向患侧髋关节，从而减少为稳定骨盆而施加在髋关节的负重，以减少疼痛。这种步态提示存在髋关节疾病和/或臀中肌无力。

视诊时，应该彻底检查整个双侧下肢的皮肤是否有任何擦伤、溃疡、肿胀、发红、血管变化或感染。其中，活动性感染的存在是假体手术植入的禁忌证。同时，应记录下任何既往的膝关节瘢痕。膝关节周围的皮肤愈合问题很常见，并且在手术时需要考虑到既往的切口。还应记录所有的大体畸形（如内翻、外翻、反屈、屈曲挛缩），这些畸形应该采用放射学检查，并进行明确的评估。

2）触诊

应触诊膝关节以检查是否存在积液。触诊的具体方式为，医生将一只手放在患者髌骨上，同时让膝关节进行一定范围的被动运动，这样能使临床医生检查到患者是否有髌股关节捻发音。触诊时，内侧和外侧关节接缝的压痛通常见于关节炎，但也可能提示半月板病变。还应评估远端动脉的搏动，包括足背动脉和胫后动脉。

3）其他手法检查评估

多种手法可用于帮助术前评估，如①关节的活动度：为了评估伸膝系统和记录术前的关节活动度，应记录膝关节最大角度的主动和被动屈伸运动，还应该记录是否有关节挛缩。其中，重要的是评估受累膝关节侧的髋关节被动运动时的疼痛，特别是髋关节内旋时的疼痛。这一手法可以鉴定膝关节感知的疼痛是否实际上来源于髋关节。②肌力检查：应该对整个下肢的肌运动力量和紧张度进行评估，特别要注意股四头肌和伸膝系统。③神经检查：除了检查肌运动力量外，也应进行感觉和深部腱反射（膝反射和踝反射）检查。④韧带检查：外侧副韧带和（特别是）内侧副韧带是在全膝关节置换术期间需要保护的非常重要的结构。术前需要对这些韧带的稳定性或挛缩程度进行评估。在屈膝30°的情况下，分别通过内翻和外翻应力来检查LCL和MCL。在膝内翻时，LCL通常是松弛的，而MCL则是挛缩的；在膝外翻时，LCL通常是挛缩的，而MCL则是松弛的。MCL功能不全的证据可能提示需要一个更为限制性的假体。前交叉韧带在大部分全膝关节置换术设计中是被切除的，所以对它的评估不是很重要。后交叉韧带在手术时可能会被保留或切除。可在屈膝90°时，向胫骨上施加一个向后的力，进行后抽屉试验来评估PCL。⑤半月板检查：如果患者主要是有一个机械性症状，比如膝关节交锁或卡锁，则可能是半月板撕裂引起的，此类患者可能获益于侵入性更小的关节镜检查。但对于存在中度至重度骨关节炎的患者，关节镜下半月板部分切除术似乎并不比非手术治疗具有任何更好的效果。半月板的检查采用McMurray试验和Apley压缩试验进行。⑥脊柱和髋关节检查：重要的是排除脊柱或者髋关节来源的膝关节牵涉痛。直腿抬高或者髋关节运动（特别是内旋）时引出的膝关节痛应引起怀疑，并需要进行进一步的检查，包括对腰椎、髋关节或者两者都进行的影像学检查。

（11）影像学检查

很多可用于帮助处理膝关节疼痛的可用的成像模式，如下。

1）X线检查

X线检查是关节炎的诊断、全膝关节成形术术前规划和术后评估的主要依据。至少应该进行3种位置的检查，临床主要选用站立前后位、侧位和髌骨切线位。有时也进行其他位置的检查，例如有时可能需要X线站立后前位45°，以更准确地测定关节间隙内外侧缩窄。全长及3个关节的站立位X线片可以确定下肢的解剖和机械力线（如内翻、外翻），这对于术前计划很有帮助。

对于所有患者，都应进行以下3种基本位置的检查，包括①站立前后位：拍前后位片时，应该让患者处于站立位以使关节正常负重。同时，应评估内侧关节间隙和外侧关节间隙是否存在狭窄。②侧位片：侧位片用于评估髌股关节和髌骨的位置（如低位髌骨、高位髌骨）。③髌骨切线位片：应在髌骨切线位评估髌股关节间隙的情况，如"日出位（sunrise）""天线位（skyline）"或"Merchant位"。

2）磁共振成像（magnetic resonance imaging，MRI）检查

对于大多数准备进行全膝关节置换术评估的患者而言，并不需要进行MRI

检查。虽然对于早期骨关节炎改变的探测，MRI检查比X线检查更敏感，但适用全膝关节置换术的患者通常为更晚期的、X线检查表现明显的疾病。对于有膝关节疼痛且在X线平片上有轻度骨关节炎改变的患者，MRI检查可能有助于鉴别其不适的其他根源，如半月板撕裂或骨坏死。MRI检查可观察到几乎普遍存在于晚期骨关节炎患者中且可能并不会引起症状的半月板撕裂。

（12）实验室检查

术前实验室检查需求根据患者的健康状态和机构的政策的不同而有所不同，但是通常均包括全血细胞计数、基本的生化检查和凝血功能检查（PT、INR和部分凝血活酶时间）。根据患者的年龄和麻醉策略，通常还要求进行心电图和胸片检查，同时也应该进行尿常规和尿培养。

（13）对替代治疗方案的评估

对替代治疗方案的评估重点是，将患者病史、体格检查结果和放射学检查结果考虑在内，以确定患者是否可从侵入性较小的替代治疗方案中获益。

（14）对风险和获益的讨论

患者必须充分了解手术相关的所有风险和结局。患者必须知道全膝关节置换术后的康复过程。为考虑行此手术患者提供的手术相关信息的总结参见其他专题。

1）风险

双侧同时进行膝关节成形术会增加并发症发生的风险。2007年的一项Meta分析显示，相比于分期进行双侧手术或者单侧手术，双侧同时进行全膝关节置换术会增加严重的心脏和肺脏并发症风险，甚至增加患者死亡率。但分期进行操作的最佳时段尚未明确。全膝关节成形术并发症详细的内容参见其他专题。以下是对手术潜在风险的简要总结。

① 麻醉和术中事件：和其他重大手术一样，全膝关节置换术存在麻醉给药和术中意外相关的风险。

② 血栓栓塞：深静脉血栓形成（deep vein thrombosis，DVT）和静脉血栓栓塞的风险是潜在的，且有时是TKA致命的并发症。膝关节手术后的近端静脉血栓形成风险可通过使用抗凝药而降低，但是在使用预防性调整剂量的华法林、普通肝素或低分子量肝素的过程中仍可能发生。尽管使用了药物预防抗凝，但在多达3%的全膝关节置换术后的患者中仍发生了症状性的近端深静脉血栓形成。其中，肺栓塞的发生风险大约为1%。

③ 感染：感染性并发症并不常见，但是有可能很严重。假体关节感染可能导致患者住院时间延长，被感染的假体也需要被取出，同时需延长抗生素的使用时间，待感染好转后再植入假体。多达1%的全膝关节置换术接受者，在术后1年内会出现假体感染。

④ 髌股关节疾病：各种髌股关节假体疾病和伸膝系统疾病都可能发生，包括髌骨半脱位、髌骨脱位、假体部件松动、骨折、髌骨活动受阻（"碰击声"现象）和伸膝系统的断裂（股四头肌或髌骨韧带的断裂）。

⑤ 神经损伤：可能发生术中或术后腓神经损伤，导致胫前肌肌无力（足下垂）和感觉丧失。

⑥ 动脉损伤：腘动脉或其他动脉的损伤可能导致失血量增加，并需要进行动脉修补。同时，可能发生动脉血栓形成和/或周围栓塞。

⑦ 假体周围骨折：可能发生股骨髁上骨折或胫骨假体远端骨折。

⑧ 伤口问题：伤口裂开会增加关节假体感染的风险，且可能需要额外的整形操作以充分覆盖切口并获得功能性的膝关节活动度。

⑨ 假体磨损和失败：聚乙烯磨损可引起有时导致假体松动的炎症反应。如果因此导致假体膝关节功能障碍，则可能需要进行关节成形翻修术。

2）获益

如前文所提到的，全膝关节成形术的预期获益包括疼痛缓解、功能和活动恢复、内翻或外翻畸形可能得到轻度改善，具体获益如下。

① 疼痛缓解：系统评价表明，大约20%的全膝关节置换术接受者和10%的全髋关节置换术（THR）接受者在术后1年左右仍有持续性的或反复性的疼痛。尽管一些患者对手术总体上是满意的，但对于他们来说，重要的是要记住TKA不能完全缓解疼痛的风险。

② 功能改善：术后患者通常在日常活动和团体活动能力上有显著的改善。术前功能状态较差的患者在术后增加的功能往往较多，而术前功能较好的患者在术后往往能获得更高水平的术后功能状态。虽然患者在行全膝关节成形术后，因为疼痛缓解，日常生活活动较之术前更容易进行，但是膝关节功能（如关节活动度）的客观测量指标通常改善较少。研究表明，在初次手术后，平均随访17年时，仅23%的膝关节被评定为具有极好的功能。另一项研究表明，可预计的术后活动度取决于术前的活动度。

③ 纠正畸形：外科技术能够使膝外翻恢复正常或者接近正常。通过选择合

适的部件和软组织松解可减轻大部分病例中的膝关节屈曲挛缩。例如，一项纳入542例因膝关节屈曲挛缩进行膝关节成形术的患者的回顾性研究显示，95%的患者有3°或者3°以下的残余屈曲畸形。同时，严重的畸形在全膝关节成形术期间可能不能得到纠正。

④ 控制失血：进行全膝关节成形术的患者在围手术期有大量失血的危险。全膝关节成形术的控制失血技术参见其他专题。

4.TKA手术技术

（1）TKA手术过程

TKA手术过程复杂。患者以仰卧位躺在手术台上，可能使用全身麻醉或椎管内麻醉。皮肤切开前，应预防性应用抗生素；术中要使用止血带（但并不总是要使用）。通常通过皮肤正中切口入路膝关节，如果存在旧瘢痕，则尽可能利用原有的皮肤切口。有多个瘢痕时，因为皮瓣血供的问题，通常选最外侧的切口，同时术前应请整形外科会诊。大部分外科医生使用内侧髌骨旁入路膝关节，这种方法是在上方的股四头肌腱处作切口，切口沿着髌骨内侧缘向下走，直到胫骨结节内侧面。偶尔，医生也使用外侧髌骨旁入路。目前，与"微创"技术结合使用的股内侧肌下入路和经股内侧肌中间入路正再次兴起。软组织的平衡对于全膝关节成形术是一个关键部分，其通常是通过松解紧张侧的侧副韧带来达到的。内翻膝往往内侧紧张，而外侧松弛；外翻膝通常外侧紧张，而内侧松弛。一般首先行关节囊松解。在大部分全膝关节置换术中，应尽力保护LCL和（特别是）MCL的完整性，而ACL几乎总是被切除，PCL则可能被保留或被切除。诸如微创膝关节置换术和手术计算机辅助导航等技术的作用仍有待明确。（图2-5和图2-6）

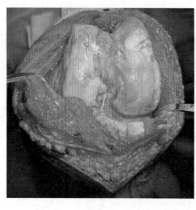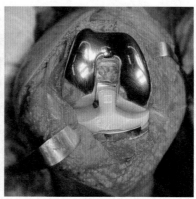

图2-5 全膝关节置换术（TKA）术前术后对比

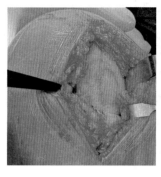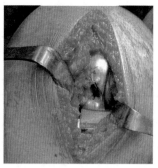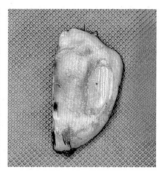

图2-6　全膝关节置换术（TKA）手术技术

（2）假体的选择和固定技术

植入体的选择取决于外科医生。所有的全膝关节成形术都由股骨部件、胫骨部件和髌骨部件组成。现在有很多膝关节假体生产商和很多种假体设计。其中，大多数可用的假体系统是带聚乙烯衬垫的模块化金属胫骨托盘，该假体设计上既可以保留PCL（如PCL保留型），也可以移除PCL（如PCL切除型）。PCL切除型也被叫作后交叉韧带替代型，因为胫骨部件需要一个额外的支柱来提供正常情况下由PCL提供的稳定性。固定技术包括骨水泥固定（股骨和胫骨假体都用骨水泥固定）、非骨水泥固定或混合固定（一般股骨假体不用骨水泥固定，而胫骨假体用骨水泥固定）。

不同的国家和地区在假体选择上没有一致的意见，且存在很大的差异。这种在设计和技术上的差异，使得分析和概括报道特别困难。行全膝关节成形术的患者在随访10年时的存活率预计为90%～95%。

（3）PCL保留型与PCL切除型

PCL保留型与PCL切除型均有强有力的理论依据支持。PCL保留型的理论优点包括因其能再现股骨后旋而获得较大的关节活动度、减少作用在移植体上的应力而减少失败率、改善爬楼梯时的本体感受，以及保留骨组织。PCL切除型的理论优点包括其能够更可靠地纠正畸形、更容易平衡膝关节、消除股骨过度后旋，这些优势可能使植入体更灵活地活动并增加假体的顺应性，从而导致接触应力降低和聚乙烯磨损的减少。

然而，两种方式的大部分推测优点尚未在临床研究中实现，且两种设计都可能获得极好的结局。一项纳入了17项随机试验（共计1810例患者）的系统评价评估了对骨关节炎患者进行全膝关节成形术中PCL保留型相比于PCL切除型的优点和缺点。结果发现，在关节活动度、疼痛、临床结局和放射学结局方面，两者没有临床相关差异。

（4）固定技术

大部分的全膝关节成形术采用骨水泥来固定部件，并且可用的长期随访研究也是采用骨水泥固定植入体。总的来说，全膝关节成形术中非骨水泥植入体因胫骨松动、聚乙烯衬垫磨损和骨溶解的发生率较高而被认为效果不太令人满意。然而，一些外科医生在随访10年或10年以上时，发现采用非骨水泥植入体的患者获得了极好的结局（初次关节成形术的存活率＞90%）。

（5）髌骨表面置换

髌骨表面置换（通常采用聚乙烯材料）在全膝关节成形术中依然是一个有争议的话题。进行髌骨表面置换的主要原因是认为其能减轻膝前疼痛，因此能够减少髌骨表面置换二次手术的需要。但该法可能被不行髌骨表面置换的优势所抵消。这些优势包括保留骨组织，以及减少诸如骨折和松动这样的髌股关节并发症。

（6）其他设计

还有许多其他的假体设计可被应用，包括半月板负重假体和旋转平台假体，这些都是为减少聚乙烯的磨损和减少假体松动而研制的。也有更限制性的设计（如铰链植入物）可被用于包括严重的膝关节不稳定和翻修手术在内的情况。一般来说，更限制性的植入物可将更多的力量转移至假体部件，进而会导致较高的失败率。

（7）新兴技术

现已发明一些旨在使外科医生能够更准确地植入装置的技术。这些技术包括机器人辅助和个体化截骨导板（基于患者自身解剖结构，需术前行MRI或CT检查）。但当前证据仍不足以确定此类技术较现有技术更有用。

5.TKA术后管理

术后管理包括预防感染和静脉血栓栓塞，以及进行适当的物理治疗以获得可能的最佳膝关节活动度和可行的安全康复。临床上，医生大多在术前给予患者预防性抗生素，同时在术后继续使用一小段时间。

我们推荐术后应常规使用药物，预防静脉血栓栓塞。对于有较高出血风险的患者，使用间歇性充气加压（intermittent pneumatic compression，IPC）是预防性抗凝药物的一种替代选择，IPC也可联合其他预防血栓的方法使用。外科手术患者中血栓栓塞性疾病预防的详细讨论参见其他专题，这里将详细介绍中医药预防膝关节置换术后发生深静脉栓塞的相关内容。

下肢深静脉血栓形成（deep vein thrombosis，DVT）是指在下肢深静脉管腔内不正常血块的形成，其能够引起静脉回流障碍，是骨科行髋、膝人工关节置换术后主要的、严重的并发症之一。在我国，关节置换手术近年来发展迅速，年手术量持续增长，在不采取任何有效预防措施的情况下，DVT发生率将大大增加。

中医"治未病"理论的精髓与早期预防减少血栓的发生相吻合。广东省中医院骨关节科团队研究发现，防治髋、膝关节置换术后深静脉血栓使用频率较高的中药有当归、红花、川芎、赤芍、牛膝、桃仁、黄芪、甘草、丹参、白芍、三七、水蛭、生地黄、地龙等。药物的归类分布主要为伞形科、菊科、毛茛科；药物的四气分布主要为温、平、凉；五味分布主要为苦、甘、辛；归经分布主要为肝、心、脾经。中药防治髋、膝关节置换术后深静脉血栓以益气活血为主要治法，常用处方为补阳还五汤，药物组合具有相须、相使的作用功效。如当归与红花，当归既可活血疏络又能补血，活血而不滞，行血中补血，而红花活血散瘀、通经止痛。两药合用能活血祛瘀，疏络养新血，加上常用药黄芪等补气药，共同起到"活血通络防瘀滞，益气养血防脉损"的作用。

越来越多的患者采用神经阻滞和/或关节周围注射对TKA术后进行处理，以便减少全身麻醉和留置硬膜外导管引起的并发症和康复延迟。患者自控镇痛（patient-controlled analgesia，PCA）对患者关节成形术后很有帮助，随后可能使用口服阿片类镇痛药。随着越来越频繁地使用多模式镇痛策略，全膝关节置换术后的疼痛控制已得到了相当大的改善。这通常包括"预先"使用对乙酰氨基酚、选择性COX-2、NSAIDs、股神经阻滞、区域麻醉和关节周围注射。加巴喷丁或普瑞巴林越来越多地被用于控制围手术期间的疼痛。止吐药通常预先给予，而胃肠外麻醉药和PCA泵的使用正在逐渐减少。

对于实现全膝关节成形术后的成功结局，需要患者配合进行术后康复计划。康复计划包括：①试图保护膝关节活动度的干预，包括使用膝关节固定器和卧床时在手术侧足下垫一枕头来保持膝关节的伸直及防止屈曲挛缩。②应尽可能快地在理疗师的监督下开始进行关节活动度的锻炼。术后康复目标应该符合现实。虽然屈曲畸形可能通过全膝关节成形术达到部分或完全矫正，但是膝关节的最大活动度可能并不会改善很多，而且术后的活动度主要是由术前活动度决定。

一个组织良好的物理治疗计划应该包括关节活动度的训练、步态训练、股四头肌力量训练，且日常生活活动的训练是康复过程中的一个重要组成部分。2007年一项纳入5项随机试验的Meta分析总结表明，相比于常规治疗，出院后参与物理治疗师监督下的功能训练计划的患者能在短期内改善膝关节功能并扩大活动范围。针对单纯性全膝关节成形术患者的研究表明，住院康复获得的活动度改善并不优于在家接受物理治疗。

使用持续被动活动（continuous passive motion，CPM）装置来改善膝关节活动度并防止静脉血栓栓塞，这是许多机构实施术后康复治疗的常见做法。然而，CPM的获益与它使用起来的不便利性及费用不成比例。2014年发表的两项Meta分析显示，在标准治疗基础上，加用CPM并未给关节活动度、疼痛、功能、生存质量或防止静脉血栓栓塞事件的发生带来有临床意义的影响。

从长期愈后来看，可以鼓励患者进行低到中等强度的、低冲击力的训练，因为更多的活动似乎并不会增加其需要行翻修成形术的风险。可用的有限证据提示，保持一定的活动量实际上可能会减少膝关节手术之后行置换术的需要。

6.TKA并发症

全膝关节置换术术中及术后的并发症并不常见，甚至很少见，常可通过细致的手术操作和用心的术后处置对其进行预防。和其他大手术一样，全膝关节置换术也可能导致并发症，包括麻醉相关风险、共存疾病恶化，以及药物反应和变态反应的发生。全膝关节置换术所独有的并发症虽不常见，但从极轻微的问题到危及生命的毁灭性事件都囊括在内。如果手术是由做过大量手术的医院和做过大量手术的外科医生实施，则并发症的发病率可能会降低。本专题将讨论全膝关节置换术的并发症。全膝关节置换术的适应证、替代治疗及手术技术参见其他专题。

（1）血栓栓塞

全膝关节置换术最可怕的并发症是深静脉血栓形成，其有可能蔓延成具有致命潜力的肺栓塞。据报道，在无预防性治疗的情况下，全膝关节置换术后的DVT发生率为40%～88%，无症状PE的发病率、有症状PE的发病率和死亡率分别为10%～20%、0.5%～3%，以及不超过2%。而一项Meta分析的估计发现，在全膝或部分膝关节置换术后接受预防性治疗的住院患者中，静脉血栓栓塞症（venous thromboembolism，VTE）和PE的发病率都要低得多，该分析包括26项随机试验和观察性研究，涉及23,475例患者。其中，VTE事件、有症状DVT和PE的发病率分别为：1.09%（95%CI：0.85～1.33）、0.63%（95%CI：0.47～0.78）和0.27%（95%CI：0.16～0.38）。

（2）感染

感染也是全膝关节置换术的严重并发症，但其发病率较低。例如，一项关于4171例膝关节置换术的大型研究发现，预防性应用抗生素后的感染率为1.6%。与非糖尿病患者相比，糖尿病患者术后的浅表和深部感染风险均有增加。

（3）髌股疾患

从整体上来讲，髌股关节并发症是最常导致全膝关节置换术后再次手术的原因。髌股关节并发症包括髌骨关节不稳定、髌骨假体松动、髌骨假体失效、髌骨骨折、髌骨弹响综合征和伸膝装置断裂。

1）髌股关节不稳定

髌股关节不稳定可能表现为髌骨半脱位或脱位，其发病率为1%～20%。诊断该并发症方法为X线检查，包括髌骨切线位（如日出位或Merchant位）。有时需进行CT扫描以确定假体位置（股骨假体需要外旋几度才能得到适当的髌股轨迹）。治疗取决于问题本身，可能包括外科手术松解侧面紧缩的软组织、髌股关节重排术或者错位假体翻修术。

2）髌骨假体松动

髌骨假体的松动可能伴有骨质溶解或假体移位，常继发于其他病况。相关疾病包括髌骨关节不稳定、骨折、假体错位、骨质疏松、缺血性骨坏死及骨水泥技术差。该并发症诊断方法为X线检查。无症状的患者进行观察，有症状的患者可能需要翻修。

3）髌骨假体失效

髌骨假体失效通常与金属底座髌骨假体有关。医生在大多数情况下都不会采用这种易失效的设计，而是使用完全由聚乙烯制造的髌骨假体。

4）髌骨骨折

据一项纳入2887个膝关节的研究报道，髌骨骨折的发生率为0.3%。骨折可能与假体的设计和位置、手术技术、髌骨缺血性坏死、膝关节过度屈曲或创伤有关。该并发症的诊断依据是X线检查，为检测出前后位（antero-posterior，AP）和侧位片可能无法清晰显示的矢状位（垂直）骨折，推荐除这两种位片外再拍髌骨切线位片。治疗取决于骨折的严重程度、髌骨假体的状态（松动或是固定良好），以及伸膝装置的状态（能够完成直腿抬高表明伸膝装置完好）。髌骨骨折的治疗从非手术治疗（假体固定良好、骨折移位极小、伸膝装置完整）到手术治疗（切开复位并内固定、联合或不联合髌骨假体翻修）均有可能。

5）髌骨弹响综合征

髌骨弹响综合征是膝关节由60°主动伸展到30°时感觉有弹响，原因是股四头肌腱上有纤维组织形成。该综合征主要见于使用后交叉韧带替代型假体早期设计的患者。随着假体设计的改变，该综合征的发病率也已降低。

6）伸膝装置断裂

伸膝装置（股四头肌腱或髌腱）断裂属于TKA的严重并发症，所幸其发生率极低。该并发症主要表现是不能主动伸膝。该病首选外科治疗，但常见不良结局。髌腱断裂是膝关节置换的一种罕见并发症，其可能需要使用自体、同种异体或人工肌腱移植，行外科手术修复。推荐在等待再次手术期间进行物理治疗，以维持膝关节的伸展能力，从而最大限度降低膝关节发生不可逆性屈曲挛缩的风险。

（4）腓神经麻痹

全膝关节置换术后最常见的神经系统并发症是腓神经麻痹，其临床表现包括感觉异常、麻木和伸肌无力（足下垂）。严重外翻并伴有屈曲畸形的患者发生腓神经麻痹的风险最大。如果术后出现上述临床表现，则应立即松开手术敷料并且屈曲膝关节以减轻对腓神经的压迫。神经恢复情况存在个体差异，例如一项研究发现，50%的腓神经麻痹发作都可以完全恢复，且与神经完全麻痹的患者相比，神经功能部分残留的患者更容易得到恢复。

（5）动脉损伤

血管损伤在全膝关节置换术中极其罕见。一项对147名TKA术后患者展开的调查发现，仅有14例出现动脉并发症，其中多数是由于血栓形成所导致。

（6）假体周围骨折

骨折可能发生于股骨假体周围、胫骨假体周围或者髌骨假体周围。假体周围骨折更常发生于存在骨质疏松症（原发性或继发于糖皮质激素、其他疾病等）、类风湿关节炎或膝关节僵硬的患者，并且可能在关节翻修成形术后发生。

1）股骨骨折

股骨髁上骨折可能与手术时股骨前部开槽有关。轻度移位、对位对线良好且假体固定牢靠的骨折用石膏固定或支具等非手术方法治疗；移位性骨折需复位，并用钢板和螺钉或者用髓内针固定。松动的假体需要翻修。

2）胫骨骨折

全膝关节置换后的膝关节周围胫骨骨折较为罕见。与股骨髁上骨折一样，胫骨骨折是采用手术治疗还是非手术治疗取决于骨折移位程度、对位对线情况和植入物情况。

（7）伤口问题

膝关节有较薄的软组织包绕，因此可能会出现伤口愈合问题，这需要尽快发现并处理，以避免严重并发症，包括感染和可能出现的植入物失效。术前计划和危险因素（类风湿关节炎、糖尿病、肥胖）评估极其重要，尤其是对于既往有膝关节切口的患者。伤口持续存在排泌物时，应该通过抽吸进而培养来排除感染，并通过外科冲洗法和清创术来治疗。同时，应根据需要请整形外科会诊，以确保软组织覆盖假体。

（8）聚乙烯磨损

股骨假体与胫骨和髌骨假体的聚乙烯之间有摩擦，因此磨损属于正常现象。然而，患者相关因素（如活动水平、体重）、手术技术（尤其是术后机械力线），以及假体设计和质量控制问题，都可能加速磨损。患者可能无症状，也可能有症状，即膝关节疼痛、肿胀及畸形加重。该并发症的诊断方法为X线检查，其可能会显示关节间隙变窄。聚乙烯磨损的治疗可能需要持续观察、更换聚乙烯衬垫或在有假体松动时行全膝关节翻修成形术。

（9）无菌性失效

全膝关节置换术的无菌性失效也时有发生，其发生机制可能包括聚乙烯磨损诱发的骨质溶解和假体松动（可能是因为骨质溶解、假体所受应力过大、固定不牢、假体设计缺陷及其他原因）。该并发症的诊断依据是连续X线检查显示进行性射线透射证据，骨扫描或许也能在诊断中起一定作用。最关键的一点是排除感染，一般来说需要做关节液抽吸行细胞计数、革兰染色和培养，其他实验室检查包括红细胞沉降率（ESR）和C反应蛋白（CRP）。排除感染后，有症状的无菌性假体失效患者可能需要行全膝关节翻修成形术。

（10）膝关节不稳定

全膝关节置换术术后不稳定是可导致翻修术的重要因素之一。膝关节不稳定可在膝关节屈曲和/或伸直时发生。

（11）持续性疼痛和不满

尽管全膝关节置换术后的结局通常很好，但许多患者仍会报告有临床意义的疼痛和/或不满。一项病例系列研究在1703例初次进行全膝关节置换术的患者中发现，19%的患者对术后结局不满意。同样，一项系统评价分析了多项高质量前瞻性研究后发现，约20%的患者报告术后存在中至重度膝关节疼痛，这些研究的对象为接受全膝关节置换术的骨关节炎患者。此类次优疼痛结局的原因目前是研究热点。患者出现持续性疼痛的现象，可能是由于其对手术效果存在过高期望、手术技术失败、患者有其他来源的疼痛、患者的疼痛应对能力较差及其他原因导致的。

（12）关节僵硬

关节僵硬也称为关节纤维化，是指术后关节活动范围受限，其可能导致关节功能受损。虽然没有公认的关节僵硬诊断标准，但研究表明患者需要拥有下列膝关节屈曲度来完成不同的活动：以67°完成步态的摆动期、以83°上楼梯、以100°下楼梯、以93°从一个标准的椅子上起身，以及最多以105°从一个较低的椅子上起身。僵硬的原因可能包括患者相关因素（术前）、手术技术因素（术中），以及诸多术后因素（患者对治疗方案的依从性、异位骨、感染、疼痛综合征）。术后僵硬最有力的预测因素是术前的关节活动范围。该并发症的治疗方法包括麻醉下手法操作、关节镜下粘连松解及膝关节翻修术。若在术后3个月内实施治疗，那么麻醉下手法操作最安全也最有效。持续被动运动能否预防关节僵硬目前仍有争议。

7. 医护一体化"无惧、无痛、无血、无栓快速康复"方案

广东省中医院骨关节科在膝关节置换中采用医护一体化"无惧、无痛、无血、无栓快速康复"方案，取得了较好的临床效果。

（1）全程出血管理

1）术前评估

评估患者血红蛋白水平。血红蛋白 < 90g/L，术前1周起隔日皮下注射重组人促红细胞生成素150U/kg。1周后若血红蛋白仍未 > 100g/L，予以输注同型浓缩红细胞至血红蛋白 > 100g/L，并记录输血量。

2）优化TKA手术流程

① 手术入路采用"一刀切"，即用手术刀将皮肤、皮下、筋膜一次性切开，节省暴露时间。

② 切口保证有限暴露。在屈膝位，以髌骨定位决定切口长度，一般为髌上7cm，髌下4cm，切口能暴露股骨前髁即可，总长度约14cm。体型较胖者，切口可根据需要向上延长2～4cm。

③ 采用髌旁内侧入路。对于BMI < 22kg/m²，偏瘦的患者，可以采用保留

股四头肌入路显露膝关节。

④ 优化截骨顺序，缩短手术时间。在暴露膝关节后，从前后交叉韧带中点离断，使胫骨脱位，轻轻剥离鹅足，切除内侧半月板；屈膝90°，于股骨髓内定位避免过多破坏髓腔，然后进行股骨5个面的截骨，再屈膝120°，截胫骨后也同时去除了外侧半月板；往后推胫骨近端，暴露股骨后髁，清除后方骨赘，再进行髁间截骨，此时一并清除前后交叉韧带在股骨侧的止点；胫骨采用目测徒手截骨。

⑤ 减少有创操作，直视下随时充分止血。在切除半月板、截骨的同时，对常见的出血点应立即进行电凝止血，如后内、后外侧关节囊常有膝下外、膝下内动脉的分支，后关节囊-后交叉韧带胫骨止点处有胫后动脉分支。固定截骨板时尽可能少用钉，截骨时用骨膜剥离子加压，避免截骨板晃动，从而减少术后骨面钉孔渗血。安装假体时，以骨水泥封闭截骨面，包括股骨截骨面、胫骨截骨面、髁间截骨面，从而减少骨面渗血。

⑥ 在髌上囊、膝关节两侧、鹅足注入改良七彩虹"鸡尾酒"（氨甲环酸40mL + 罗哌卡因300mg + 氟比洛芬酯50mg + 吗啡3～5mg + 倍他米松1mL + 肾上腺素0.25～0.5mg + 庆大霉素16万U）。

⑦ 充分利用骨水泥硬化时间。安装好假体后，等待骨水泥硬化的同时，修整髌骨并进行髌骨去神经化，对明显的出血点进行电凝止血，同时避免切除过多的脂肪垫和滑膜。

⑧ 在膝关节两侧、髌上囊及胫骨结节处喷洒可吸收多聚糖止血粉。

⑨ 根据手术切口渗血情况，决定是否放置床边自体血回输装置。

⑩ 缝合浅筋膜后，往关节腔灌注氨甲环酸60mL。

⑪ 选择合适的麻醉方式，术中以剂量为0.5μg/（kg·min）的硝酸甘油进行控制性降压。

3）术后权衡抗凝与止血的关系

① 根据术中创面渗血的程度，直视下判断患者是否为高凝人群或易出血人群。于术后第1、3、7天查血常规、凝血四项和D-二聚体的水平。若患者为高凝人群，术后D-二聚体 > 8000μg/L，且在排除进行性失血、贫血状态的情况下，则应使用利伐沙班10mg，每日1次，口服抗凝。

② 术前1小时、术后1小时、术后2～4天于隐白、大敦、三阴交、血海、太溪行麦粒灸法，每穴各灸3壮。术后2～4天，同时配合电针刺激，选用疏密

波，疏波为4Hz，密波为20Hz，刺激量以患者能耐受为度，留针30分钟。

③ 术后第2天，开始予患者八珍汤（当归10g，川芎10g，白芍10g，熟地黄15g，党参10g，炒白术10g，茯苓10g，炙甘草5g）口服，日1剂，每日2次，至术后2周。

④ 术后第1天，开始予患膝以冰袋降温，每天2次。同时以弹力绷带加压包扎术区至术后1周。

4）康复锻炼

术后麻醉未完全消失时，嘱患者进行踝泵和直腿抬高锻炼，10次/组，手术当天进行10组，共100次；术后第2天则改为20次/组，25组/天，共500次。

5）其他

① 自体血回输：放置引流管的患者均采用术后自体血回输系统。手术后，伤口引流管连接自体血回输器，术后5.5小时打开1档负压档位，至血液不能吸出。将引流血经过滤网回输，超过6小时的引流血计量后丢弃，引流管于术后48小时内拔除。

② 异体血输注标准：有进展性贫血症状（眩晕、头昏眼花、胸闷等），血红蛋白 < 80g/L，输注同型浓缩红细胞悬液，至血红蛋白 > 100g/L，并记录输血量。

6）观察指标

① 术前、术后即刻及术后第1、3、7、14天的血红蛋白水平。

② 术中出血量、手术时间、术中使用止血带时间。

③ 术后每天引流量、自体血回输量、隐形失血量、总出血量。

④ 输血并发症情况。

⑤ 术前及术后第1、3、7、14天患侧膝关节VAS评分，疼痛部位，膝上、膝下10cm处直径，膝关节瘀斑分布范围、术区皮温的变化。

⑥ 手术前后以SF-36量表对患者术前、术后1周、术后2周进行健康状况调查。

⑦ 手术前后以HSS量表对患者术前及术后3天、1周、2周进行膝关节功能情况调查。

（2）疼痛管理

1）术中于关节囊、鹅足、髌下脂肪垫注射"鸡尾酒"配方（倍他米松、氨甲环酸、罗哌卡因、庆大霉素、氟比洛芬酯、吗啡、肾上腺素）。

2）镇痛泵（麻醉科手术室执行，维持至术后2天）。

3）术后予患者凯纷（氟比洛芬酯注射液）2～3天，每日2次，每次2支，静脉滴注或予帕瑞昔布注射液每日2次，每次40mg，静脉滴注。同时予患者双氯芬酸钠缓释片、依托考昔、塞来昔布（磺胺类药物过敏者禁用）等药物，持续口服6～8周。若镇痛效果不佳，可临时加服氨酚曲马多。

4）术后可使用局部冰敷（每天3次，持续3个月）、吲哚美辛巴布膏、丁丙诺非透皮贴、双氯芬酸钠乳膏等外治法。

（3）围手术期康复

1）术前

① 康复医师对患者进行康复评定，包括膝关节HSS评分、平衡测试等。

② 术前，医师于床边指导患者做深呼吸、咳嗽排痰等练习和股四头肌等长收缩、腘绳肌等长收缩、踝泵运动等功能锻炼。术前指导能够让患者了解康复过程，争取术后配合，缓解患者心理压力，增强康复信心。

2）术后

① 麻醉过后指导患者进行患侧股四头肌及腘绳肌等长收缩、踝泵运动（踝背伸/跖屈交替），以及患膝以外各关节的活动（双上肢、足趾等）。经肌力评估，肌力感觉恢复者，可于术后2～4小时，在医护人员陪同下，下地行走。患者于术后当天进行压力抗血栓治疗（踝泵仪），至少持续6小时。

② 术后1天以后，让患者进行功能锻炼，继续行股四头肌及腘绳肌等长收缩、踝泵运动。患者在对下地负重练习、站立位（金鸡独立）、原地踏步及助行器行走适应后，开始练习本体感觉、步态等。

8.患者教育

（1）什么是膝关节置换术

膝关节置换术是一种用人造部件来替换患者部分膝关节的手术。膝关节由大腿骨（股骨）下端、膝盖骨（髌骨）和胫骨上端构成。当膝关节出现问题时，膝部可出现疼痛、肿胀、僵硬或难以正常活动。多种不同的疾病均可引起膝关节问题，最常见的病因之一是骨关节炎，这是一种常随年龄增长而出现的关节炎。膝关节置换术能减轻膝部疼痛并改善膝关节工作方式。

（2）何时需要通过膝关节置换术来治疗膝关节问题

膝部问题可以（但有时也不可以）立即通过膝关节置换术来治疗。但医生往往会建议先尝试其他疗法，包括减轻体重、药物治疗、安置膝关节支具或物理治疗。如果这些疗法帮助不大，医生则会建议进行膝关节置换术。医生建议先尝试其他疗法（尤其是对于较年轻患者）的一个原因是，替换的膝关节可随时间推移而磨损。置换的人工膝关节使用寿命通常为10~15年，有的可使用更久，具体使用时间取决于多种因素，比如患者的活动水平。

（3）行膝关节置换术期间会发生什么

膝关节置换术需在医院的手术室中进行。医生会给予药物以使患者入睡并进入麻醉状态。随后，医生将沿膝部前方的中央做一切口。他们将使用人工膝关节组成部分（由金属、陶瓷或塑料制成）来替换患者的部分或全部膝关节。

（4）手术后会发生什么

手术后，大多数患者需住院2~4日。患者在住院期间将获得治疗疼痛的药物、预防感染的抗生素、预防腿内血凝块的药物、预防腿内血凝块的特殊靴子或袜子，以及物理治疗。大多数患者能够在手术后1日内站起和行走（在有帮助的情况下）。理疗师将教患者锻炼，以使其腿部的肌肉更加强健。他们也会协助患者弯曲关节、行走和爬楼梯，让其能够正常活动。

（5）膝关节置换术可能引起什么问题

在膝关节置换术后不久，患者可能出现不同的问题，但严重问题并不多见。膝关节置换术引起的问题可能包括①腿内血凝块：这可导致腿部疼痛和肿胀。②感染：感染的症状包括发热、寒战、膝部疼痛逐渐加重或膝部肿胀。如果患者出现任何上述症状，应及时告知医生或护士。接受膝关节置换术的患者有时会发现新的膝关节较僵硬，弯曲情况不如自己曾经的膝关节，这可导致患者难以爬楼梯或难以从较矮的椅子上站起。

（6）患者出院后会去哪里

许多患者可回到家中，但部分患者在回家之前需要短时间入住疗养院或康复中心，以使身体更加强健。无论患者去哪儿，他们都需要进行锻炼并接受物理治疗。

（7）术后患者何时才能重新开始平常的活动

大多数患者可在膝关节置换术后4~6周内恢复平常的活动。医生或护士将告知患者应该避免的活动。

9.总结

现代全膝关节成形术是指切除膝关节表面的病变部分，然后采用金属和聚乙烯假体部件进行表面置换。对于经适当选择的患者，该操作可显著缓解疼痛，并改善功能和生活质量。尽管全膝关节成形术有潜在的益处，但这仍然是一个择期手术，只有在广泛讨论其风险、获益和备选方案后才考虑进行。

全膝关节成形术的主要目的是为非手术治疗无效患者缓解膝关节疼痛。畸形的纠正和功能的恢复应被视作TKA的次要结局，而不是主要目的。假体关节的使用寿命有限，影响假体耐用性的因素包括患者的年龄、基础疾病、肥胖，以及假体本身和手术因素。

全膝关节置换的禁忌证包括膝关节或者身体其他部位的活动性感染、伸膝系统无功能和肢体循环或血供差。影响肢体的神经系统疾病是TKA的相对禁忌证。全膝关节成形术和全髋关节成形术的30日总体死亡率相近。

全膝关节置换术前必须进行仔细的评估，以确定正确的诊断、确定是否需要手术、帮助制定手术计划，以及防止围手术期的并发症。全面的评估包括病史的某些部分、体格检查、影像学检查、实验室检查、替代治疗方案的审查、讨论其手术的风险和收益，以及讨论自体供血。

全膝关节成形术以外其他适当手术方法取决于若干因素，包括疾病的严重程度、受累间室的数量和引起关节病变的疾病过程。替代方案包括非手术治疗、关节镜术、截骨术、单髁膝关节置换术和膝关节固定术。

行全膝关节成形术时，患者以仰卧位躺在手术台上，可能使用区域阻滞麻醉、全身麻醉或椎管内麻醉。皮肤切开前，应预防性应用抗生素；术中常用止血带。植入物的选择取决于外科医生。

全膝关节成形术术后管理包括预防感染和静脉血栓栓塞。术后应进行适当的物理疗法，以获得最佳的关节活动度及可行的安全康复。多模式疼痛控制技术已改善了患者在全膝关节成形术后的体验。

第四节 名医名家经验选粹

一、岭南骨伤名家治疗膝骨关节炎经验

（一）黄宪章教授治疗膝骨关节炎经验

黄宪章是广州中医药大学教授、主任医师、国家级名老中医药专家学术经验继承工作指导老师。他继承了我国南北两派正骨经验，在中西医结合治疗骨伤科疾病方面取得了一定成就，以擅长正骨手法、精理骨伤疾患而著称。黄老从

医60余年，对膝骨关节炎的病因病机及中医辨证论治进行了深入而细致的研究，从祛风除湿、活血化瘀、补益肝肾、健脾化痰入手，运用中医中药的方法诊治膝骨关节炎，取得了显著的疗效，积累了大量的临床经验，形成了鲜明独特的学术思想。

1.黄老对膝骨关节炎病因病机的认识

黄老认为，岭南地区膝骨关节炎的发病特点有其独特的病因病机。岭南地区地处中国南方，前临南海，背靠南岭，属东亚季风气候，其风向随季节交替变更，具有热带、亚热带季风海洋性气候特点。加之岭南地区人们喜饮凉茶或冷饮，久而久之，寒凉之品损伤脾阳，导致脾虚湿盛。随着经济发展，目前人们的居住及工作环境空调使用频繁，常年处于空调环境会导致腠理打开，寒邪入侵，寒湿体质人群日益增加。故而岭南地区膝骨关节炎发病主要有两方面原因。一方面为外因，包括风寒湿邪、风热湿邪外袭，滞留于关节、肌肉、筋骨，导致筋脉痹阻。另一方面为内因，包括饮食不节，耗伤脾胃，寒湿内生，滞留关节肌肉，不通则病；或是年老体衰，肝脾肾功能失调，不荣则病。该病病机主要为风、寒、湿、热邪滞留关节肌肉，痹阻经脉。

2.黄老治疗膝骨关节炎的用药规律

黄老治疗膝骨关节炎多从祛风除湿、通络止痛、行气活血、理气化瘀、清热除湿、补肾益气养血等方面着手。祛风湿药中，防风、桑枝、桑寄生、木瓜、独活、丝瓜络、宽筋藤为黄老治疗KOA的常用药。防风性味芳香，辛温而不燥，气味辛散，被称为"风药之润剂"，性温而润，可祛风湿而止痛，用于治疗风湿痹痛诸证效佳。桑枝行走四肢关节，可祛风除湿、消肿止痛，以通为主，用于治疗膝痹病风湿为患，经气闭阻而致腰膝酸痛、关节屈伸不利、腰腿麻木者。丝瓜络、宽筋藤都可祛风除湿、通络止痛。木瓜味酸，主走肝经，能化湿和胃、舒筋活络，可用于治疗膝痹病虚寒证见腰膝酸软、小腿转筋抽痛者。桑寄生能祛风湿、强筋骨、养血通脉、补益肝肾。独活入膀胱经和肾经，能祛风胜湿、宣痹止痛，其升中有降，行下焦而理下，长于疏导腰膝腿足等。补阳药中，使用频率最高的为杜仲，续断、巴戟天等也较常用。杜仲、续断、巴戟天均入肝、肾，均有补肝肾、强筋骨、壮腰膝、通血脉之功，可用于治疗膝痹病腰膝酸痛、肢寒怕冷、筋骨乏力之肝肾亏虚表现者。活血药中，牛膝、郁金、丹参、牡丹皮等较常用。牛膝苦平降泄，可活血通经、祛瘀止痛，能引药下行，使药力下行到达下半身，可用于治疗各种原因所致的腰膝疼痛。丹参以活血为主，牡丹皮以凉血为主。化痰药中，陈皮与芥子使用最多。陈皮辛散走窜，可理气健脾、燥湿化痰；芥子辛温开散，可散寒祛痰、止痹痛，能消"皮里膜外之痰瘀"，用于治疗寒湿阻滞经络而致肢体关节疼痛、麻木者。黄老用药时善于使用对药，两药配合使用或可起到协同作用，或可抵消不良反应，或可产生特殊效果，起到事半功倍之效。

黄老在60多年的临床实践过程中，积累了大量中医药治疗膝骨关节炎的经验。他主张个体化治疗，在疾病的医治过程中注意加强健康教育知识宣教，让患者认识到任何疾病都是三分治七分养，自身的日常预防与调护比就医更重要、更有效。他认为膝痹发病因素虽然复杂多样，但病机离不开风、寒、湿、热外邪入侵，留滞关节，久而耗伤气血，累及脏腑。因此，针对此病机，他提出了"温""消""补"3大方法。

（二）邓晋丰教授治疗膝骨关节炎经验

邓晋丰是广州中医药大学第二临床医学院骨伤科教授、博士研究生导师、博士后指导老师、广东省名中医、全国第二批师带徒指导老师，享受政府特殊津贴。邓教授现任广东省中医药学会骨伤科专业委员会主任委员、中华中医药学会骨伤科专业委员会理事。他从事中医骨伤科临床工作40余年，学贯中西，诊疗经验丰富，尤擅长治疗骨伤科疑难杂症，对骨与关节退行性疾病有着丰富的临床诊疗经验。

1.邓教授对膝骨关节炎病因病机的认识

邓教授在40多年的临床实践中发现，痹证的含义深厚而宽广。自《黄帝内经》以来，所论痹证包括诸多方面，其文献浩瀚如烟海，范围之广、所论之杂常易令人混淆。但就总体而言，其可分为两大类，即广义之痹和狭义之痹。前者包括机体被病邪闭阻，气血运行不利，或脏气不宣所发生的各种病证，故全身各处，举凡不通者皆可称痹，如食痹、喉痹、胸痹等。后者则是指因风、寒、湿等邪杂合，侵袭人体，闭阻气血，所发生的肢体关节肌肉疼痛、重着、麻木、屈伸不利，甚至导致关节变形，累及脏腑的一类病证，包括五因痹、五体痹、五脏痹等。五因痹系根据获病原因而被分为行痹、痛痹、湿痹、热痹、顽痹；五体痹根据患病深浅被分为皮痹、肉痹、筋痹、脉痹、骨痹；五脏痹则根据部位被分为心痹、肝痹、肺痹、脾痹和肾痹。在临床中，膝骨关节炎最主要的症状为疼痛，其次为屈伸不利、肿胀、畸形，这符合中医关于痹证的定义，故KOA属于痹证范畴。根据膝骨关节炎的特殊表现，邓师认为，从五因上分析，该病和痛痹、湿痹、顽痹关系最为密切；从患病深浅而言，膝骨关节炎由轻到重和肉痹、筋痹、骨痹关系最为相合；从五脏所属来分析，KOA 则与肝痹、脾痹、肾痹有直接联系。因此，在治疗思想和处方遣药上，邓师强调要着重考虑这些因素，做到有的放矢。

2.邓教授辨治膝骨关节炎经验

膝骨关节炎的发生发展经历了早期、中期、晚期或由表入里的病理变化过程。在这个过程中，如果无适当的干预，病情则逐渐由轻到重，最终导致膝关节功能的丧失，给患者带来严重的经济、心理、身体上的负担，影响生活质量。

（1）治未病的原则

邓师认为，凡病皆有征兆，因此治疗疾病的最好方法即是将疾病扼杀在萌芽之中，或是在疾病尚未发生时，杜绝容易引起疾病的一些不良因素，这就是中医学治疗未病的思想。如《素问》指出："是故圣人不治已病治未病，不治已乱治未乱，此之谓也。夫病已成而后药之，乱已成而后治之，譬犹渴而穿井，斗而铸锥，不亦晚乎。"因此随着社会的进步，人们生活水平的提高，应当普及膝关节卫生保健方面的知识，促使民众能做到自我保护，防病于未然。如肥胖之人应注意适当减轻体重，有助于减少膝关节压力。"春夏养阳，秋冬养阴"，人们应遵守四季气候的变化，不要反季节而行之。春夏不过食肥甘厚腻或寒凉生湿之品，以免聚湿伤阳；秋冬注意时时固守阴津和肾气，不可过度攻伐、肆意妄为，应经常锻炼身体，提高身体抵抗力，调和营卫之气。但在运动时，要注意保护膝关节，避免不必要的伤损。以上这些虽都是日常生活中的细节，但却能够对膝关节退变产生重要的影响。

（2）辨证论治、扶正祛邪的原则

邓师认为，如果疾病已经发生，则要"既病防变"，即根据疾病的分期和症状、体征的严重程度，予以患者动态的观察和治疗，做到早预防、早治疗，避免疾病加重。通过中医的辨证思想，分清疾病的阴阳、表里、虚实、寒热，并予以分别处理。同时，以扶正祛邪为原则，凡属虚者予以扶正，以扶助正气、增强生理功能、提高抗病能力。"扶正"包括补气、温阳、养阴、养血、填精、补益肺脾肝肾等。凡属实者予以祛邪，使邪去而不伤正。"祛邪"包括散寒、祛湿、渗湿、发汗、祛风、清热、活血、化癥、化痰、化积等。邓教授指出，疾病的发生发展是处于动态变化之中的，而不是静止和孤立的。临床上，固然有单纯的实证或虚证，但膝骨关节炎在其发展过程中，多表现为虚实夹杂的证候。因此，运用扶正祛邪治疗疾病之时，需要分清主次、先后，避免犯虚虚实实之戒。应分别采用以扶正为主兼顾祛邪，或是以祛邪为主兼顾扶正，或是先扶正后祛邪，或是先祛邪后扶正，或是扶正祛邪同用等方法治疗KOA，切忌一成不变、治法僵化。

（3）标本同治的原则

邓师指出，膝骨关节炎在中西医治疗上的最大不同点在于，西医素来以消炎止痛、缓解症状为主，待疾病发展至中后期，则以手术治疗为主，其始终围绕着膝部局部进行治疗；而中医学理论在对待疾病观的指导思想上则明显先进许多，中医学认为疾病的发生不仅仅在局部，而是全身的病理在局部的反映，因此在对膝骨关节炎的治疗上遵循整体和局部原则，以及治标和治本原则，充分体现了中医学理论的辨证特性。整体与局部的原则主要反映在治疗膝部的同时，还注重整体脏腑的功能，或者通过调理脏腑的功能来治疗膝部的症状。在这个过程中，最直接反映出的即是标与本的关系，通常治理脏腑属于治本的范畴，而局部的治疗属于治标的范畴。中医学认为"有诸内，必形诸外"，膝骨关节炎是由全身气血阴阳、脏腑组织的功能失常所导致，则局部的标证必是整体本证的异常反映。如膝骨关节炎患者出现关节屈伸不利，从中医学角度考虑，因"筋主束骨而利关节""筋司运动"，故关节屈伸活动依赖于筋。然肝之合为筋，肝藏血，为罢极之本，筋的濡养依赖于肝藏血功能的正常，肝有所不足，则表现在膝部筋的异常，导致关节屈伸不利。因此，膝的屈伸不利是标象，而肝的不足是本象。在治疗上，要根据KOA的具体情况，决定急则治其标，缓则治其本，或标本兼治。因而，中医对膝骨关节炎的论治层次非常丰富，有先有后、有缓有急、有标有本、有局部有整体，充分体现了中医药治疗KOA的优越性和科学性。

（4）三因制宜的原则

邓师在膝骨关节炎的治疗上，特别注重气候、地理环境和性别之间的差异。岭南特殊的地域和气候环境决定了岭南地区膝骨关节炎的治疗有所区别于北方。北方天气寒冷，人多腠理致密，阳气容易固护，所感寒邪以实寒为主；而南方天气炎热多湿，人多腠理疏松，阳气易于耗散，故感寒以虚寒多见。并且，岭南人内有脾胃虚寒生湿，外有六淫之湿，内外湿邪交困，阳气不足，因此湿邪难以轻易祛除，往往导致病情缠绵难愈。而即使同在岭南，男性和女性的膝骨关节炎又有所不同。两者虽都由退变引起，但男子以气为主，女子却以血为用，且女性还有经、孕、胎、产等因素影响，因此男、女患者相比较，男性患者病情比较简单、发病率低，女性则病情复杂、发病率高。同时，女子七七天癸绝，男子八八天癸始绝，故男性膝骨关节炎的发病年龄亦明显较女性晚。这些特点说明，虽同为膝骨关节炎，但南方和北方不同、男性与女性不同，因此治疗上不能同病同治，多数时候需要同病异治才更符合规律。

（5）综合治疗的原则

膝骨关节炎是一种复杂的疾病。该疾病包括不同的致病病因和中医证型，且不同的时期有不同的表现，往往单纯一种治疗方法难以达到良好的效果，这就需要多管齐下，从多个方面对KOA进行论治，以达到最佳的治疗效果。邓教授从不囿于某一家之学说，而是提出要善于思辨，举百家之长，灵活应用，凡可以有所用者，皆拿来应用。正如《类经》云："杂合五方之治而随机应变，则各得其宜矣。"他善于应用多种方法对膝骨关节炎进行论治，包括汤剂内服、外洗，膏药外敷，局部物理治疗，手法整复，针灸治疗，功能锻炼，心理调节等。对于一些膝骨关节炎晚期，出现关节畸形、功能丧失的患者，邓教授并不排斥手术疗法，他认为正确的、适当的手术治疗收效迅速，不仅可以缓解痛苦，而且可以明显地提高患者的生存质量。

3.邓教授对膝骨关节炎预防和调护经验的整理

邓师指出，膝骨关节炎是一种缓慢而渐进性的复杂疾病。其发展过程隐匿，相当多的膝骨关节炎早期并无明显的临床症状，因此往往得不到人们的重视，而一旦出现症状，又极大危害人们的健康。KOA已经成为影响老年人运动及导致慢性残疾的首要原因，不仅给患者本人带来灾难，降低其生活质量，而且给患者家属也带来了严重的影响，同时给社会带来沉重的负担。因此，对于膝骨关节炎的认识和治疗，首先应从积极预防开始。社会、政府和医疗卫生机构应该清醒地意识到，有义务和必要在人群中、社区里进行有关膝骨关节炎知识的宣传和教育，推广治未病的思想，让每一个人都清楚地认识到在日常生活中通过积极的预防，可以极大程度地避免膝骨关节炎的发生，或减轻其严重程度。正如《素问·上古天真论》说："上古之人，其知道者，法于阴阳，和于术数，食饮有节，起居有常，不妄作劳，故能形与神俱，而尽终其天年，度百岁乃去。"如果等到"渴而穿井，斗而铸锥"，则病已成，悔之晚矣。邓师指出，预防KOA很简单，就是必须将整体协调贯穿于日常生活之中，贯穿在衣、食、住、行、坐、卧之间，事事处处都有讲究，如情绪保持稳定舒缓、不过度劳累或安逸、坚持规范的体育锻炼、注意防范风寒和潮湿、合理调配饮食、保持适当的体重、定期参加医疗体检等。其中一个突出特点就是和谐适度，使体内阴阳平衡，守其中正，保其冲和，则邪无从侵入。而对于骨性关节炎患者，则要早发现、早诊断、早治疗，做到正确的调护。

目前，有相当大一部分人群对膝骨关节炎的认识仍然存在误区，如盲目地按风湿病对KOA进行治疗。在没有确诊之前，很多人主观认为只要有关节痛就是风湿病，他们按风湿病到处求医，盲目地服用软化骨刺药物、补充微量元素（如钙、锌等），并长期盲目地使用消炎止痛类药物，导致过多的不良反应出现。还有很多人不积极控制过重的体重，导致膝关节过度承受压力；或只注重药物治疗，忽略或轻视综合治疗的重要性和实际效果；或只重视治疗而忽视保护已损伤的关节，如患病后仍经常上、下楼梯，长时间下蹲、站立、跪位、爬山及远途跋涉等，从而走入歧途；或是认为患有关节炎就应该彻底休息，结果导致关节加速病变。岭南多热多湿，所以当地很多人认为膝骨关节炎是因"湿重""上火"导致，从而盲目地"祛湿""去火"，自行服用清热寒凉之品或清热利湿之品，结果容易犯虚虚实实之戒，使寒者更寒。邓师指出，这些一知半解的或完全错误的认识，往往会对膝关节造成更大的伤害。因此，他建议患者要经常咨询专业医师，坚持按医师的医嘱和意见进行相应的治疗。

（三）陈基长教授治疗膝骨关节炎经验

陈基长是广州中医药大学第一附属医院骨伤科教授、主任医师、博士研究生导师、全国名老中医药专家、广东省名老中医，享受国务院特殊津贴。临床上，陈教授擅长综合运用各种中医医疗技术治疗膝骨关节炎，且疗效显著。

1.陈教授对膝骨关节炎病因病机的认识

膝骨关节炎是以膝关节疼痛、肿胀、功能活动受限为主要特征的膝关节软骨退变。陈教授认为，骨性关节炎主要病变为关节软骨退行性变性。但是关节疼痛、肿胀和功能障碍的直接原因是膝关节周围软组织如滑膜、关节囊、半月板、韧带的损伤，炎症的渗出，滑液的分泌增加等。这些病变加重了膝关节内的循环障碍，使骨内压增高，导致骨质缺氧、缺血，同时又加剧了关节软骨的退变。中医学认为，膝为"筋之府"，筋附着于骨关节之上。人到中年之后，肝肾不足，肝血不能养筋、柔筋，肾精不能支持骨质健康，遂致筋骨失养，局部瘀血、痰湿蕴着，加之长期劳作，导致筋骨受损、骨质增生、关节面不平整。另有风、寒、湿三邪侵袭，内外合邪，致使筋肌失养，出现肌肉萎缩。关节血运不畅，为痰瘀蕴结所致，从而筋挛不伸，致关节疼痛，影响功能活动。

2.陈教授辨治膝骨关节炎经验

陈教授认为，保守疗法治疗骨性关节炎以轻、中度者为佳。他临证常以骨炎定方为基础方，同时又能做到灵活加减，辨证治疗。对于病变严重者，因其骨坏筋痿，膝关节运动功能丧失，故应及时行手术置换膝关节，恢复关节活动功能，术后仍可使用补肾养肝活血中药进行治疗，从而减少各种术后临床症状。骨炎定方是陈教授自拟经验方，临床应用多年，疗效显著。该方以补肝肾、益气活血为法，方药组成：骨碎补15g，川牛膝15g，木瓜20g，补骨脂15g，黄芪30g，红花5g，制川乌6g，水煎服。方中红花、牛膝可活血化瘀止痛，但是红花活血行血力强，故用量不宜过大；补骨脂、骨碎补为补肝肾、强筋骨之对药；木瓜舒筋活络，为治疗下肢关节疼痛之要药；黄芪补气以推动气血运行，使筋骨得养；制川乌辛温大热，能温通经络、止痛，但由于该病病程长，川乌又有毒性，故适合少量久服，但可不必先煎。临床运用该方治疗KOA时，应灵活加减，不可死板。如果膝关节积液较多，可以进行抽液处理，少量积液则可在基础方上加用泽泻、车前子、薏苡仁以利水逐湿邪；如果患者伴有下肢静脉曲张，可在基础方上加用桃仁以活血、威灵仙以通行经络，或是加用芍药甘草汤以改善下肢血液循环。骨炎定方基础方经动物实验研究证实，其能促进软骨细胞增殖，抑制iNOS的表达，减少NO的合成，从而发挥保护软骨的作用，还可促进血管内皮细胞的增殖，清除体内过剩自由基，降低血清丙二醛含量，减轻氧自由基对患病关节的损伤。

陈教授认为，除了应用中药补肾活血通络治疗KOA外，还应综合传统中医医疗技术包括针灸、推拿和外用药熏洗等。针灸治疗：常规针刺足三里、内膝眼、外膝眼、梁丘、血海、阴陵泉，同时可以配合温针灸。如果内、外侧副韧带有压痛者，可在阿是穴处围刺；如果髌韧带上、下缘有压痛者，可局部围刺；如果膝眼处髌下脂肪垫较为突出者，可以局部运用火针。根据膝关节、小腿部位静脉迂曲情况，选用膝关节周围血络，即皮肤静脉观察到如红紫细线者，用三棱针或粗注射针头放血，以减轻小腿及膝关节周围软组织及静脉内压力，从而减轻骨内压。推拿治疗：推拿治疗应尽可能应用介质，多选择跌打万花油或双氯芬酸乳胶剂等外用药进行局部膏摩。手法以推法、擦法、揉法为主，促进药物吸收。并嘱患者常自行拍打下肢，促进气血运行，减轻疼痛症状。外用药熏洗治疗：陈教授认为，中药熏洗治疗是骨关节炎重要治法之一。因其操作比较复杂，故常被弃之不用，殊为可惜。陈教授治疗骨关节炎熏洗常用方为：桑寄生15g，牛膝

15g，当归12g，半枫荷20g，独活12g，秦艽12g，艾叶10g，海桐皮20g，木瓜10g，伸筋草30g，透骨草30g，宽筋藤30g，食盐1匙。上述药物经武火煮沸后，文火再煮20分钟，然后将药液倒入盆中，加200mL食用醋，先熏蒸后热敷外洗患膝20～30分钟。每剂中药可用1～2天，早晚各1次。

陈教授十分重视对膝骨关节炎患者的健康教育。每逢患者来诊，陈师常嘱其平时起居要注意防寒保暖、防潮湿，下蹲时间不要过长，如厕不宜蹲厕，宜座厕，最好使用马桶。如果出现关节弹响或摩擦音者，不宜参加剧烈运动或登山等，可进行不负重运动，但要注意保护好膝关节，避免扭伤。有条件的患者可以进行自我按摩，以促进血液循环，减轻疼痛。医疗练功可以较好地巩固治疗效果。陈教授建议患者进行膝关节周围肌肉（包括股四头肌、腘绳肌腱、小腿三头肌、内收肌）的伸展练习，特别是增加股四头肌肌肉力量锻炼。如坐立时，在不负重的条件下屈伸膝关节；脚踩圆棍做膝关节的屈伸运动；踩健身自行车或以单车代步等。

（四）刘军教授治疗膝骨关节炎经验

刘军，主任医师、教授、博士研究生导师、博士后合作导师、全国老中医药专家学术经验继承工作指导老师、广东省名中医、中国中医科学院"中青年名中医"；现任广东省中医药科学院（广东省中医院）骨与关节退变及损伤研究团队负责人（PI）、广东省第二中医院（广东省中医药工程技术研究院）院长、国家卫健委"手术机器人临床应用管理"专家委员会委员、国家骨科手术机器人应用中心技术指导委员会副主任委员、国家标准化管理委员会（SAC）TC478技术委员会委员、世界中医药学会联合会骨伤科专业委员会副会长、中华中医药学会骨伤科分会副主任委员等职；曾获"首届广东省医学领军人才""羊城好医生"等荣誉。

刘军教授在治疗骨伤科疾病，尤其是在骨关节退行性疾病方面有着独到的见解，并积累了丰富的临床经验。他从多年行医经验中，根据骨伤科疾病的病因病机及治法治则，首次提出"瘀肾合治"这一学术思想。刘军教授认为，众多骨伤科疾病致病原因在于肾虚及外伤六淫继发的血瘀。肾虚为众多骨伤科疾病发病的根本所在，而各种因素所致的瘀血为致病的关键。刘军教授认为，六淫邪气单一或组合侵袭人体后，长时间邪无出路，久则于体内成瘀，进而成为体内致病因素，慢性虚耗性疾病及退变性疾病尤具此特点。刘军教授在临床实践中，综合应用补肾活血类中药方剂及颇具特色的推拿操作手法等手段对骨伤科疾病进行诊治，在补益肾气治疗本虚的同时，辅助推拿手法以活血散瘀。

1. 刘军教授对膝骨关节炎病因病机的认识

中医学将KOA纳入"痹证""鹤膝风""历节"等范畴。刘军教授认为其发病多以肝肾不足、筋骨失荣为本，以外伤、瘀血或外邪侵入、经络阻塞为标。KOA的主要病机是"虚"与"阻"。"虚"主要是肝肾虚、血虚；"阻"主要是血瘀、气滞、寒凝等。该病为本虚标实之证，治疗宜以补益肝肾、活血化瘀为原则，即"瘀肾合治"。

2. 刘军教授辨治膝骨关节炎用药经验

刘军教授治疗KOA常用的药物主要有活血化瘀药（牛膝、川芎、鸡血藤、骨碎补）、补血药（当归、熟地黄、白芍）、补气药（甘草、黄芪、党参、五指毛桃）、补阳药（杜仲、续断、狗脊、巴戟天）、健脾利湿药（薏苡仁、茯苓、白术）、祛风湿药（独活、徐长卿、苍术、秦艽、威灵仙）等；常用的药物组合有牛膝、甘草；牛膝、独活；甘草、独活；牛膝、甘草、独活；牛膝、杜仲等；常用的药对有薏苡仁、牡丹皮；狗脊、土鳖虫；薏苡仁、川芎；苍术、千斤拔等。药物组合的功效与药对相似，均具有相须、相使的作用。

（1）扶正益气用五指毛桃

五指毛桃，又名五爪龙，味甘，性微温，可健脾化湿、行气化痰、舒筋活络，常被称为"南芪"。刘教授认为，五指毛桃与黄芪相比，黄芪补气多燥，易生热，而五指毛桃可益气健脾，又无温燥之性，对膝骨关节炎伴双下肢乏力，或伴精神疲乏、脾气虚而纳差的患者针对性更强。现代药理学研究表明，五指毛桃具有调节免疫、促进消化、抗炎、抗氧化等作用。西医发现，膝骨关节炎的发生与机体的氧化－抗氧化系统失衡所导致的软骨基质构成成分的改变密切相关。刘教授认为，元气不足导致卫气与外邪抗争无力，邪气滞于筋络的中医病理过程与软骨的抗氧化失衡类似。

刘教授在临床治疗膝骨关节炎相关的气虚乏力患者时，在辨证论治的基础上，结合岭南地区湿热的气候条件，常以补益元气、舒筋活络而不温燥的五指毛桃为君药，活血而不伤血之当归尾为臣药，佐以红花、赤芍、桃仁等活血药，取得了较好的临床治疗效果。注重"补益元气、活血行血"体现了刘教授"气血先行"的学术思想。

（2）散瘀通络用黑老虎

黑老虎为五味子科南五味子属的植物，别名冷饭团。该药味辛、微苦，性温，可行气止痛、散瘀通络。现代药理学研究表明，黑老虎具有抗炎、抗氧化、抗肿瘤、抗病毒等作用，具有巨大的医药开发价值。刘教授认为，肝主筋，肾主骨，大部分膝骨关节炎患者往往会出现关节痹痛、行动不便等症状，舌质多暗淡有瘀斑，脉多弦细，辨证多为肝肾不足证，此外还有瘀血阻于筋骨。气血不行，则经络不通，筋骨无以濡养，不通则痛。刘教授在补益肝肾的基础上，辨证配以黑老虎为佐药，行气散瘀通络，蠲痹止痛，对于治疗老年肝肾不足、血瘀阻络的膝骨关节炎患者具有良好疗效。而在治疗风湿性关节炎、痛风性关节炎时，刘教授常配伍苍术、关黄柏，以增益祛风湿、止痹痛之功。

（3）祛湿用布渣叶

布渣叶，别名破布叶，味淡、微酸，性平，可清热消滞、利湿退黄、化痰。现代药理研究表明，布渣叶具有抗炎、镇痛、促消化、解热、抗衰老、降血脂、杀虫等作用。刘教授认为，岭南地区的气候特点为阴雨潮湿、炎热，因此岭南地区的人群体质亦多偏湿热。膝骨关节炎的发病机制主要为肝肾不足、筋骨不荣，治疗应"注重整体、筋骨并重"，以补益肝肾、强筋健骨为治则。岭南地区膝骨关节炎患者往往有关节沉重和发热感，且不少伴有口干口苦、舌红苔黄腻、纳差、便溏等湿热阻于中焦之症状。中焦湿阻则运化不力，所以纳差、便溏；湿性黏滞，湿热阻于膝关节则有关节发热、沉重感。刘教授在辨证的基础上，针对长期生活于岭南地区的患者，在方中加入布渣叶为臣药以清利湿热；加入陈皮、麦芽、砂仁为佐药，既能化食消滞，又能健脾祛湿。

（4）补血通络用鸡血藤

鸡血藤，味苦、微甘，性温，功效为活血补血、舒筋活络。现代药理学研究证明，鸡血藤还具有抗肿瘤、抗病毒、免疫调节、对酪氨酸酶双向调节、抗炎、抗氧化、镇静催眠等作用。刘教授认为，膝骨关节炎以下肢麻木为主诉，伴面色无华、舌淡、脉细者，多为血虚所致。膝骨关节炎普遍病程较长，久病多导致阴血耗损，加之患者本身有瘀血积于关节，脉络不通的现象，故新血之生化亦必然受阻。根据"气血为先"的学术思想，刘教授在补益肝肾、活血化瘀的同时，加用岭南药材鸡血藤，使之既有补血之功，又能活血通络，令机体气血运行通畅，气血通则使补肝肾药物濡养筋络的作用得到最大程度的发挥，从而更好地改善患者麻木及面色无华的症状。鸡血藤对经期疼痛、经色瘀暗或夹血块者，亦可起到调经活血祛瘀的作用，从而改善症状。

（5）祛风湿、利关节用豨莶草、威灵仙

豨莶草，味苦，性寒，归肝、肾经，有祛风湿、通经络、清热解毒等功效。

而该药经酒蒸制后则味甘，性温，又兼有补益肝肾、强筋壮骨之效。豨莶草临床运用广泛，如风湿痹证、痿病、中风等，运用得当，多收良效。刘教授认为，湿邪性质重浊而黏腻，往往趋下而行。岭南地区气候多湿多热，故该地区的膝骨关节炎患者往往有湿邪阻于关节之证，常表现为膝关节屈伸不利、下肢沉重感，舌苔多呈黄厚腻之象。同时，膝骨关节炎患者多有软骨磨损、退变，故屈伸关节时骨与骨之间的摩擦增大，更易引起无菌性炎症，炎症累及神经而产生疼痛。有研究证实，豨莶草能通过下调炎性介质（IL-1、PGE2、NO）及基质金属蛋白酶和蛋白聚糖酶水平，上调TIMP-1水平，进而对软骨的保护起到一定作用。

威灵仙，味辛、咸，性温，有毒，可祛风除湿、通络止痛。威灵仙作为重要的祛风湿药，具有"祛众风，通十二经脉"的功效，长期以来被广泛地应用于治疗风湿性关节炎、骨关节炎等痹证的各种方剂中。有临床试验证明，其单剂提取液——威灵仙注射液，可以通过抑制白细胞介素-1的水平对骨关节炎起防治作用。威灵仙提取物不仅能有效提高人膝关节软骨细胞的活力，也能对软骨细胞的凋亡起到抑制作用。威灵仙温通之力较强，性猛善走，对于肢体麻木、筋脉拘挛等症状皆可起效，尤宜治风邪偏盛、拘挛掣痛且痛无定处者。

刘教授认为，对于湿热偏盛患者，治疗原则在于祛湿化浊，兼以清热。豨莶草配伍威灵仙作为佐药，既可以祛湿、清热，又能补肾、强筋骨，令邪去而下肢经络通畅，有利于关节屈伸。

（6）祛风湿、止痹痛用徐长卿、伸筋草

徐长卿，味辛，性温，具有行气止痛、祛风湿、止痹痛的功效，亦可用于治疗风湿性关节炎、荨麻疹、湿疹、牛皮癣、跌打损伤、寒气腹痛、中暑等疾病。伸筋草，味苦、辛，性温，具有祛风散寒、除湿消肿、舒筋活络的功效，常用于治疗风寒湿痹、筋脉拘挛疼痛，外用可治跌打扭伤肿痛。刘教授认为，膝骨关节炎伴双膝发冷，且平素畏寒者，多为阳虚所致，同时又因风寒湿邪侵犯机体，积于关节，导致身体畏寒、关节发冷。刘教授在处理此类以阳虚为主要表现的膝骨关节炎时，常以补阳还五汤为基础方，辨证加上徐长卿、伸筋草为佐药，协助君药黄芪共奏行气祛寒之效，在祛除内侵机体之寒邪的同时，达到祛风湿、止痹痛之功。刘教授认为，对于平素畏寒、疼痛症状突出者，徐长卿具有较好的止痛作用，走散之力较强，同时佐以川乌等药物，温阳之力显著。此外，刘教授认为伸筋草归肝经，肝主筋，因此其具有较好的解痉作用。

（7）补肝肾、强筋骨用杜仲

杜仲，味甘，性温，有补益肝肾、强筋壮骨、调理冲任、固经安胎的功效，对腰脊疼痛、阴下湿痒、小便余沥等症状有较好的治疗作用。研究表明，杜仲具有增强生殖能力的药效作用，因此对改善肾阳虚证之性欲减退、腰膝酸软等症状具有独特的疗效。同时，杜仲的补肝肾作用与其能影响性激素水平，对下丘脑－垂体－性腺轴功能的紊乱起调整作用相关。刘军教授认为，膝骨关节炎患者多为肝肾不足，筋骨失荣。慢性膝骨关节炎的年老患者，因膝关节疼痛而活动减少，阳气不运，多夹杂脾肾阳虚如腰膝酸软无力、纳呆、畏寒等症状，脾肾阳虚，则水谷精微无以化生，进而导致筋骨失荣。刘教授在临床上，常以大量黄芪为君，大补脾胃之气，以杜仲为臣，牛膝、川芎合而为佐，起到补益肝肾的协同作用，可更好地改善腰背痛症状，亦能增强针对下肢的活血化瘀之力。

（五）林定坤教授治疗膝骨关节炎经验

林定坤教授是岐黄学者、广东省名中医、岭南名医、全国名老中医学术经验继承人、广州中医药大学博士研究生导师；现任广东省中医院大骨科主任，中国中医科学院广东分院脊柱创新团队负责人；于2015年被评为"羊城好医生"，2016年被评为"广东省中医院名医""中国中医科学院医德标兵先进个人"，2016年11月被中央保健委员会特聘为第五届中央保健会诊专家，2017年6月被评为"广东好医生"。林教授从事中医骨科临床工作30余年，主攻老年脊柱和关节疾病，先后师从全国名老中医药专家邓晋丰教授、国医大师石仰山教授，并多次与国内脊柱泰斗党耕町教授探讨脊柱疾病的医学进展。林定坤教授主张中西医融会贯通，博采国内外各流派之长，在脊柱专科领域有很高的造诣。他擅长使用中医传统疗法，创立了中医治疗慢性筋骨病的理论体系，临证多采用以手法为主，针灸、药物为辅的综合治疗方案。

1.林定坤教授对膝骨关节炎病因病机的认识

肝主筋，肾主骨。骨的生长、发育乃至损伤后修复，都要依靠肾脏的滋养。同时，若肝血充盈，即可使筋得到充分的濡养，筋强方可"束骨而利关节"。林定坤教授认为，KOA的发病是一个慢性的、积累的并逐渐加重的过程。除了患者自身年龄增大导致膝关节退变外，过度疲劳、损伤等因素导致的肌肉异常收缩若得不到及时的恢复，发展为慢性的肌肉异常挛缩、瘢痕等，由此造成的力学环境失衡也是导致出现早期症状的关键因素。膝关节病变早期往往不具有影像学上的改变，若未能确诊并及时给予治疗，长久积累可发展成为KOA。

2.林定坤教授辨治膝骨关节炎经验

林教授认为，在KOA早期，临床症状出现的时间要早于影像学发生改变的时间。膝部周围的骨骼、肌肉、韧带等结构是一个不可分割的整体。对于出现早期症状但无法诊断的潜在患者来说，其压痛点多为髌骨周围、鹅足腱、髂胫束止点等骨骼-肌腱移行部，即病变尚处于"骨骼肌腱病"层次，不涉及关节软骨面、半月板等结构的病理改变。其症状的出现主要是由于受到创伤或过量运动等急、慢性的损伤，使肌肉、肌腱、韧带等长时间维持在收缩状态而导致局部痉挛、血供减少，引起局部组织的无菌性炎症和坏死，从而出现水肿、炎症渗出、组胺的释放等刺激机体产生疼痛等症状，而这一病理变化集中体现在骨骼-肌腱的移行部。如果炎症无法得到及时地缓解，或者致病因素无法避免（如运动员在运动过程中胫骨对髂胫束的反复摩擦等），则会造成局部的无菌性炎症渗出，从而不断地反复、持续刺激周围组织，引起局部的纤维化，最终形成瘢痕组织，进一步导致局部软组织结构持续处于高张力状态，出现缺血、坏死，进入恶性循环。退变性骨关节炎患者除软骨退变外，大多还有肌筋膜损伤、神经末梢功能损害，以及不同程度的韧带损伤和肌肉萎缩。所以，强筋的目的在于修复并强化以上组织的功能，使其与骨关节的运动协调，这样可以减少骨关节的进一步损伤，使关节的功能得到恢复。

林教授认为，强筋、利骨、束关节的"膝部理筋强筋手法"应贯穿KOA的治疗全程。他强调，KOA发病的起点应定位到出现力学失衡的那一刻，即症状的出现先于临床确诊。这一阶段的病变仍处于"筋伤"范畴，尚未发展为通常所理解的KOA，即未形成局部的瘢痕挛缩，属于可逆性的病理改变。在此阶段，通过积极的干预可有效地缓解症状，甚至逆转病程。然而，目前人们对于早期膝关节症状的出现并没有给予足够的重视，同时也缺乏相应的治疗干预手段。林定坤教授强调要重视"筋伤"的重要性，他认为在针对早期膝关节症状的治疗上，应综合中西医之长处，在对病因病理深入了解的基础上，立足于中医学的理论，采用手法治疗以缓解局部的肌肉痉挛，恢复并维持膝关节内、外力学环境的稳定，并将此治疗手法延续贯穿于整个膝骨关节炎的治疗过程中。经总结其多年临床经验发现，"膝部理筋强筋手法"确有放松膝关节周边肌肉、韧带而改善功能的效果，同时配合膝部练功，做到动静结合、筋骨并重，进而能够对退变性膝骨关节炎起到较好的疗效。

林教授亦强调功能锻炼的重要性。通过功能锻炼，强化骨盆和肌肉的支撑能力，从而能够改善KOA症状并延缓病程发展。林教授在此基础上，对功能锻炼提出两个观点：①在患者自身肌肉存在的异常状态得不到改善的前提下，进行功能锻炼可能并不能够改善其膝关节所处的力学环境。②老年人普遍存在肌肉萎缩，其原因与神经、血管的退变均存在一定的关系，如果直接进行强化锻炼，肌肉可能并不会得到足够的营养供应，因而无法得到较好效果，且容易产生疲劳和损伤。基于这两个观点，林教授提出："锻炼前应给予下肢适当的手法干预，调动下肢的气血运行。"通过一系列的手法，调动下肢的气血运行，改善下肢肌肉的紧张与痉挛情况，从而恢复正常力学环境。在此基础上，应指导患者在手法之后及时进行康复锻炼，以求在最佳的条件下给予下肢肌肉最有效的强化。KOA的发病是一个慢性的、长期的退变积累过程。退变不仅存在于软骨和骨质，还存在于肌肉、韧带、血管、神经等所有属于"筋"的部分。

（六）许学猛教授治疗膝骨关节炎经验

许学猛教授为广东省名中医、国务院特殊津贴专家；现任广东省中西医结合学会骨科特色疗法专业委员会主任委员、广东省中西医结合学会脊柱医学专业委员会副主任委员、广东省中医药学会脊柱病专业委员会副主任委员、广东省中医药学会骨伤科专业委员会副主任委员；曾获首届百名中华中医药学会科技之星的奖项。许学猛教授的科研课题曾获广东省科技进步二等奖1项、三等奖4项。他还拥有发明及实用新型专利7项，曾出版专著2部。许学猛教授的主攻方向为中医药防治退行性骨关节病的科学研究。他擅长诊治颈椎病、腰腿痛、四肢骨关节病、骨质增生、骨质疏松症及风湿性关节炎、类风湿关节炎、痛风性关节炎等疾病，并提出了"骨筋肉并重特色诊疗"的专科学术思想。他还运用此学术思想，在临床治疗中形成了6大特色治疗方法。

1.许学猛教授对膝骨关节炎病因病机的认识

许学猛教授认为，KOA是由多种原因造成的软骨的慢性损伤。以骨内静脉瘀滞为特征的骨内血流动力异常及由此引起的骨内压升高，可能是该病发生、发展的重要原因之一。中医学认为"肾主骨、肝主筋"，人到中年以后，肝肾始亏，筋骨失养，不荣则痛，加之骨脉瘀滞，不通则痛。肝肾亏虚是KOA的发病基础，血瘀为疾病之标，故治疗本病，关键在于抓住"肾虚血瘀"的特点，从补益肝肾入手，兼以活血化瘀。

2.膝骨关节炎"骨筋肉并重学说"

许学猛教授提出了"骨筋肉并重学说"。他认为人体生理上，筋骨肉相互依存。"筋为刚"，具有坚劲刚强，能够约束骨骼的作用；"骨为干"，能够发挥其杠杆作用；"肉为墙"，能够防御外邪及外力的伤害，为人体的动力来源。随着年龄的增长，筋骨、关节、肌肉等组织逐渐发生退变，这些组织必将互相影响。筋肉病变与筋骨病变互为因果，形成恶性循环，导致退行性骨关节病的发生与发展。因此在治疗上，许学猛教授强调延缓肌肉组织的退变应贯穿于疾病治疗全过程。从就诊伊始，即要求患者积极配合治疗，指导患者进行合理、科学、适量、循序渐进的运动，实现退变肌力的提升，并且有针对性进行相反运动，达到关节周围的肌力平衡，切实有效地逆转筋骨退变，从而遏止退行性骨关节病的退变进程，扭转病势。

筋骨病变与筋肉病变同等重要，且互为因果。由于退行性骨关节病往往病程日久，多数患者就诊时经检查才会发现其骨骼或关节已经发生了形态学改变，而且退行性骨关节病通常被简单理解为是骨骼或关节的单一部位发生病变，而不去分析周边的筋膜、肌肉等组织是否受累或更早发病。实际上，不管是筋骨或关节首先起病，还是筋肉组织更早发病，由于退行性骨关节病发病时间日久且缠绵难治，必将导致骨骼、关节、筋肉等组织互相影响，形成恶性循环，从而导致疾病的发生与发展。因而，在诊断退行性骨关节病时，一定要对患部周边的筋肉组织进行机能评估。如果患部周边肌肉组织结实发达、肌力好，即便检查发现骨骼、关节"异常"很严重，也应被判断为在发病早期，只要得到及时正确的治疗，预后一般较好。相反，即便是患部的骨骼、关节"异常"较轻，但周边的筋肉退变、肌肉萎缩严重，肌力差，也应被判断为在疾病中后期，预后疗效较差。也就是说，在判断退行性骨关节病的病情时，不能单一或过分依靠影像学或理化检查结果，还应该同时对周边筋肉组织的退变程度进行综合评估。

许学猛教授强调，在注重治疗骨筋关节病变的同时，还应注重治疗筋肉组织的病变，即"骨筋肉"并重同步治疗。许教授在治疗上不断探索，创新性总结出一套较完善的治疗方案，形成两大特色治疗原则，即患部的直接治疗与全身用药并重及筋肉组织退变防治贯穿于疾病治疗的全过程。

3.许学猛教授辨治膝骨关节炎经验

许学猛教授认为，治疗膝骨关节炎应将内治与外治相结合、药物治疗和自身功能锻炼相结合。许教授治疗KOA时，多通过关节腔直接给药，这样有助于药物直接到达病变部位，发挥作用。如将参麦注射液配合利多卡因（局部麻醉止痛）5mL，准确定位于内、外侧膝眼，在常规皮肤消毒后，将药物注射到关节腔内，发挥益气养阴作用，延缓关节软骨细胞的老化及坏死。他还对病变部位直接进行中药温热外治，如"五子散"药熨（隔药饼灸）治疗、中药药浴（中药熏蒸、熏洗）治疗和患部中药的外敷治疗（医院专科制剂）；对患部及其周边的筋肉同时予温热理疗，如温热式低周波、微波透热照射、温热式中频治疗等。许教授建议退行性膝关节病变患者开始进行运动时，可在坐位或仰卧位进行不负重锻炼，如不负重下肢抬高。患者可自行掌握时间，每天坚持锻炼，每次比上次多锻炼20秒，坚持锻炼半年，争取达到伸直抬腿坚持5分钟，这样能够增强膝关节周围韧带、肌肉的力量。许教授认为，在运动锻炼中，重点是抓好一个"度"字，即运动的幅度和适度，这个"度"以患者自我承受能力为准，而且随着治疗进展而发生动态变化。

二、上海石氏伤科治疗膝骨关节炎经验

上海石氏伤科创始于1880年，距今已有百余年历史，是我国传统骨伤科的一大重要流派。石氏伤科历经石兰亭、石晓山、石筱山、石幼山、石仰山、石印玉等几代大师的长期临床实践与理论创新，积累了丰富的临床经验。石氏伤科临证善于审因察病、内外同治，在膝骨关节炎理论与辨治方面独具特色。

（一）石氏对膝骨关节炎病因病机的认识

石氏伤科石印玉先生认为，膝骨关节炎当属"本痿标痹"之证，其病机特点是"先痹后痿，痹痿并存，并相互转化"。"标痹"是因膝骨关节炎具有痹证"痛"的基本临床表现。"痹"的基本病机既有六淫外感邪气（风、寒、湿等），又涉及气血相关要素（气滞、气虚、血虚、血瘀）及痰浊等内生之邪。石先生认为，凡能引起气血、经脉痹阻不通的因素，皆可引起骨关节炎的发生。"本痿"的观点主要包括以下几个方面：膝骨关节炎的发病符合痿病的特点；从疾病发展各阶段观察，膝骨关节炎从早期至后期均存在"痿弱不用"的临床表现；在临床治疗上，从痿论治骨关节炎多能取效。石印玉先生还提出KOA具有"痹痿并存，并相互转化"的特点，该病由"筋痹肝气衰，筋不能动"逐渐发展至"肾藏衰，形体皆极，气血亏虚"。KOA在体则筋骨失养，而见"弱而不用，骨枯而髓虚"，发为筋骨之痿；又因痿病气血虚衰、血滞经涩，易受风、寒、湿邪侵袭或痰瘀留滞经络，气血运行更失其畅，从而越发加重筋骨之痹。

（二）石氏辨治膝骨关节炎经验

石氏伤科在对膝骨关节疾病的诊治中，主张"筋骨并重""以筋为主"的观

点，同时认为"筋"的范畴不仅包含关节周围的筋组织，还含有关节功能之意，为两重含义。石氏伤科倡导"十三科一理贯之"的整体观念，并创立了"三十二字治病思想"，即以气为主，以血为先；筋骨并重，内合肝肾；调治兼邪，独重痰湿；勘审虚实，施以补泻。石氏伤科结合自身特色，主张"逐瘀为要，气血兼顾；调治兼邪，独重祛痰"的治疗思想，此外还主张使用"治痿独取阳明"之法。施杞教授临床多以补肝肾、祛湿热作为治疗本病的主要治法。石印玉先生针对KOA"本痿标痹""以筋为主"的特点，创新性提出了养血软坚、养筋柔肝的治法。

在KOA的临证用药方面，石印玉、石关桐擅用石氏伤科验方——"牛蒡子汤"。方中牛蒡子祛痰除风、疏风通络；僵蚕祛风通络、化痰解痉；秦艽、独活舒筋和络；白芷、川芎芳香通窍、活血破瘀；法半夏燥湿化痰、消痞散结；蒺藜行气血、化瘀结；牛膝、威灵仙祛风湿、利关节。石仰山临证重视从"痛痹"着手治疗本病，多采用活血化瘀、祛湿化痰之品。同时，在治疗下肢疾患时，他擅长采用引经药物，如牛膝，取其味甘苦酸，入肝肾之经，走而能补，性善下行，具有强筋骨、利腰膝、通经络之效。施杞教授治疗本病重点强调从肝肾论治，在遣方用药方面常以益肾通痹方（炙黄芪、白芍、熟地黄、山茱萸、秦艽、牛膝等）为基本方辨证加减。如兼痰瘀互结者，加胆南星、土鳖虫、僵蚕；兼痰湿阻滞者，加萆薢、薏苡仁；兼瘀血较重者，加桃仁、红花、炮穿山甲（代）等。

三、名老中医李同生治疗膝骨关节炎经验

李同生教授为李氏正骨第四代传人，中国骨伤名师，湖北中医大师，全国第一、二批老中医药专家学术经验继承工作指导老师，是首批获国务院特殊津贴的专家。李教授从医执教60余年，善治各种疑难杂症，尤其对骨伤科常见难治性、顽固性疾病有独到见解。

（一）李教授运用中药治疗膝骨关节炎经验

1.中药内服

健骨汤系李同生教授在祖传治疗骨痹验方的基础上，结合自己数十年的临床经验，以辨证与辨病互参，据证增损与专病专药相结合为原则组建而成。该方是由补骨脂、猴骨、鹿角片、骨碎补、当归、黄芪、丹参、三七、油松节、延胡索、鸡内金、炮山甲等药物组成，具有补肾健骨、化瘀止痛、通络活血的功效。

其中，补骨脂、猴骨、鹿角片、骨碎补补肾健骨、温肾通经；当归、黄芪、丹参、三七益气活血，气行则血行；鸡内金、炮山甲消瘀滞、通经络；松节通利关节。上述药物相互配伍，使该方具有治疗寒热骨痹、治虚治实、治气治血等多种双向作用。

研究发现，补肾活血中药能改善膝关节退变过程中软骨的组成及代谢，改善骨内微循环障碍，抑制滑膜炎症，抑制氧自由基损伤，抑制一氧化氮产生，调节异常的细胞因子水平，调节性激素水平，提高抗氧化酶活性，抑制软骨细胞凋亡，延缓关节软骨退变，促进关节软骨修复。

2. 中药外敷

李老祖传外用秘方——弃杖膏（当归尾、细辛、姜黄、紫荆皮、伸筋草、丁香、白芷、红花、肉桂、皂角、生川乌、大黄等）气味芳香，价廉，功效显著。外敷该药治疗KOA的具体用法为，取适量弃杖膏均匀涂抹于纱块之上贴于患膝，用普通绷带固定，每3天更换1次纱块，3次为1个疗程。外敷弃杖膏对骨性关节炎急性期关节肿胀者、浮髌试验阳性者治疗效果更佳。此疗法是在中医外治法"内病外治、由表入里"的原则指导下，通过外用药物达到活血消肿、通经活络的作用，其还能降低肌肉和关节韧带的紧张度，加速局部微循环，减轻静脉瘀滞，降低骨内压力，促进关节积液吸收，缓解疼痛和肿胀，从而达到改善膝关节的功能活动的目的。动物实验表明，弃杖膏能够对骨关节软骨退变、软骨下骨反应性增生、半月板退变、骨质疏松等病理改变明显改善，且实验组关节间隙较对照组明显增宽。

3. 中药熏蒸

李老经验方熏洗汤（当归、川椒、透骨草、海桐皮、寻骨风、伸筋草、续断等）能够对KOA起到一定的治疗作用。熏洗汤熏蒸患膝的具体用法是将装满上述药物的布包置入已加水3000mL的容器中，药物浸泡30小时后进行煎煮，煎沸20分钟后离火，将药液倒入盆内备用。嘱患者裸露膝关节，将患肢至于盆之上，盖一大浴巾，趁热用蒸汽熏蒸患部，注意防止烫伤。待药液冷却到45℃左右（患肢耐受为度），用毛巾蘸取药液敷于患膝，直至药液完全冷却。每天1次，每次熏蒸至水温变凉。现代研究表明，中药熏蒸法用热能助药力、用热能疏松腠理，该法可增加和加快药物的吸收，使舒筋活络、缓急止痛的药物作用直接作用于膝关节局部，渗透肌肤，直达病所，促进气血流通，改善局部血液循环，从而改善骨内微循环，降低骨内压，促进炎症吸收，缓解或消除症状。

（二）李教授运用推拿治疗膝骨关节炎经验

李老自幼练习武当内功，少年练习少林外功，常讲"以手代刀，以指代针"。他重视推拿手法的应用，尤其对于惧针者。推拿手法有疏通筋络、缓解肌肉痉挛及挛缩、松解组织粘连的作用，能够消除疼痛、改善和恢复膝关节的活动功能。

松凝分筋手法是李老临床长期应用的一套推拿手法，该手法曾获得湖北省政府科技进步三等奖。松凝分筋手法具体如下，①放松手法：患者取仰卧位，术者用掌揉法轻柔地作用于患肢，放松患肢肌肉。②膝部松解手法：第一步，持续对抗牵引股骨近端及踝关节；第二步，牵引下内收、外展和旋转膝关节；第三步，牵引下屈伸膝关节，每次屈伸时让患者尽量放松，勿做对抗，并逐渐加大到最大幅度，整个过程以患者耐受为度。③收功手法：重复放松手法，以掌推法、搓法作用于患肢进行收尾。松凝分筋手法治疗每次约30分钟，隔日治疗1次，每10次为1个疗程。

（三）李教授运用针灸治疗膝骨关节炎经验

李老认为痛之不通，痛之不荣也。他经常使用针灸调节经络，打通络脉，以达到止痛、改善患者患肢功能活动的目的。李老常结合围刺法、近部选穴法及辨经选穴法治疗KOA，选用穴位包括内外膝眼、梁丘、血海、阴陵泉、阳陵泉、足三里，以及补益肝肾之穴——太溪、三阴交。针具为一次性银针，直径规格为0.4～0.45mm。行针手法为平补平泻，一般留针15分钟，10次为1个疗程。阳陵泉为八脉交会穴之筋会；血海、阴陵泉为足太阴脾经所属，血海具有助脾统血之效，能养血活血，疏通局部瘀滞，阴陵泉具有健脾利水之效；足三里为足阳明胃经所属，是益气补虚之要穴，具有增强后天脾胃受纳运化之功能；内、外膝眼直刺病灶，可祛外邪、利关节、止痹痛。诸穴相配，与病因病机丝丝相扣，将病邪祛之于无形之中。

（四）李教授通过运动疗法治疗膝骨关节炎经验

运动疗法是指以轻微肌肉活动为主的方法。李老认为当患者关节发炎、肿胀时，为了避免关节挛缩，可以采用主动及被动运动方式，但应避免一些不恰当的运动方式如爬山等，以减缓膝关节退变速度。

1.肌力训练

肌力训练包括①踝泵：踝关节用力，做缓慢、全范围的跖屈、背伸活动，此法可促进血液循环，消除肿胀。每日2次，每次1～2组，每组25个。②等长训练：使股四头肌等长收缩，即患者取仰卧位，保持膝关节不动，尽最大力量使股四头肌强烈收缩，1分钟后放松，再反复进行。每次10分钟，一共做5次。等长肌力训练是一种静力性肌肉收缩训练，其通过刺激膝关节周围肌肉感受器的作用，提高肌力，具有防止肌肉萎缩，促进局部渗出液的吸收，促进局部微循环，消除关节肿胀，改善膝关节软骨及软骨下骨的营养供给的作用，从而促进膝关节各个组织的修复。

2.关节活动度训练

多采用仰卧位闭链屈膝对患膝关节活动度进行训练。要求患者在屈膝过程中，足跟不离开床面，只在床面上活动，这种锻炼方式被称为"闭链"。也可以采用足跟沿着墙壁下滑锻炼来代替"闭链"。每日锻炼5次，每次约20分钟。

四、名老中医魏福良教授治疗膝骨关节炎经验

魏福良，主任医师、博士研究生导师、国家级名老中医、全国老中医药专家学术经验继承工作指导老师；曾任安徽省中医药学会临床针灸分会副主任、安徽省中医药现代化研究会针推分会副会长。魏福良教授从事中医针灸临床工作40余载，躬行实践，勤学古籍，学识渊博，紧跟学术发展，形成了具有独特风格的治学思想。他主张以经络辨证为针灸治疗的核心，倡导全面切诊、首重诊脉，重视针刺手法，擅用捻转、提插等补泻手法，在针灸科常见病、疑难病的诊治上积累了丰富的临床经验，如针刺治疗顽固性失眠、三叉神经痛、面肌痉挛、面瘫、偏头痛、神经性耳聋、支气管哮喘、颈椎病、腰椎间盘突出症、骨性关节炎、进行性肌营养不良、脑瘫、寻常性痤疮、湿疹、白塞氏综合征、黄褐斑、习惯性便秘等。他还亲自指导编著《魏福良针灸临床治验》，同时发表学术论文9篇。

（一）魏福良教授对膝骨关节炎病因病机的认识

魏教授认为KOA属本虚标实之证，脏腑经络同病、正虚邪盛并存。他结合自己多年临床体会，按照辨经、辨病与辨证相结合的原则，发现了一些治疗KOA的取穴组方规律，形成了具有独特风格的针灸临床治疗思路。

（二）魏福良教授辨治膝骨关节炎经验

1.注重辨病定位

膝骨关节炎病程日久，临床特点为膝关节疼痛、活动受限、晨僵、有重着

感；病理表现为膝关节软骨变性、破坏及关节边缘和关节软骨下骨反应性增生。膝关节本身结构复杂，运动姿势多样，负重较大。其病因及发病机制至今尚未完全明了；其发病部位主要涉及膝关节的骨骼、关节囊及韧带。但在疾病的发生过程中，发病的部位却不尽相同，有时发生在膝关节内侧，有时发生在膝关节外侧，有时发生在膝关节前面，有时发生在膝关节后面。即使病位在相同一侧，也有细微的差别，如内侧疼痛多伴有内侧副韧带损伤、内侧关节囊损伤、内侧支持韧带损伤及大腿内侧肌群附着处损伤或筋膜损伤；前侧疼痛多伴有股四头肌腱损伤、髌韧带损伤等。临证时，常需依据局部触诊，仔细分辨。

2. 强调辨位归经

机体的一切功能活动都离不开脏腑、经络。由于机体各个脏腑的功能和每条经脉的分布各有不同，所以它们所反映出来的疾病变化、证候表现也有所不同。只要我们能够掌握脏腑病证的发病规律和经络病证的表现形式，就容易辨明疾病的病因病机、病位病性，从而对疾病做出正确的诊断及治疗。魏教授认为在针灸临床中，首先应观察病证的发生部位，判断其是何经的病证。因为，足六经在下肢的分布有明确的部位所在，所以根据膝部不同部位的疼痛来判断是何经的病证是KOA经络辨证的重要环节。根据经脉在膝部的分区，膝关节前外侧为足阳明之位，故前外侧疼痛属足阳明经，治在胃；膝关节外侧为足少阳之位，故外侧疼痛属足少阳经，治在胆；膝关节后侧为足太阳之位，故后侧疼痛属足太阳经，治在膀胱；膝关节前内侧为足太阴之位，故前内侧疼痛属足太阴经，治在脾；膝关节内侧为足厥阴之位，故内侧疼痛属足厥阴经，治在肝；膝关节后内侧为足少阴之位，故后内侧疼痛属足少阴经，治在肾。

3. 重视脏腑辨证

辨病定位和辨经定位可确定病证发生在经或在脏，但还不能确定疾病的证候。魏教授认为，除辨病和辨经定位外，还要结合脏腑辨证、气血辨证等方法，才能确定疾病的证候，指导立法处方。其中，脏腑辨证尤为重要，需运用中医理论，将四诊所搜集到的有关疾病的各种症状和体征加以分析，综合判断为某种性质的"证候"。魏教授认为，根据临床表现，四诊合参，辨证分析，膝骨关节炎常有风寒湿痹证、风湿热痹证、瘀血闭阻证、肝肾亏虚证等证型，其中以肝肾亏虚证最为多见。该病以脏腑亏虚为主，外邪侵袭、瘀血阻滞为辅。

4. 方随法立，取穴精当

魏教授认为，KOA病程日久、病情复杂，患者活动受限，长期受到煎熬，若盲目选穴势必会加重患者疾苦，因此注重精当取穴显得尤为重要。膝关节是足三阴经、足三阳经所过部位，六经均可发病，发病部位以膝关节为主，也可累及大腿、小腿部位肌肉，影响膝关节肌力平衡。从中医理论来看，中医"痹证"多由风、寒、湿等邪侵袭所致，或由肝肾不足、气血亏虚、脾失健运、筋骨失养引起。因病因不同，临床表现各异，所以针灸治疗KOA常根据辨病、辨经、辨证分析的具体特点选穴组方。取穴以病痛局部穴位为主，结合循经及辨证选穴。辨病取穴常取膝关节局部穴位，如犊鼻、鹤顶、内膝眼、阴陵泉、阳陵泉等。辨经取穴常按病证所在经脉的不同，选取相应经脉远端或近端上有异常反应的穴位。辨证取穴常根据辨证结果选取穴位，如风邪甚者加膈俞、血海；寒邪甚者，加肾俞、关元；湿邪甚者，加阴陵泉、足三里；热邪甚者，加大椎、曲池。方中梁丘、犊鼻、阳陵泉、足三里皆为局部取穴，遵"腧穴所在，主治所在"之义。魏教授认为，梁丘具有主治膝关节肿痛和下肢不遂的作用；犊鼻能通利关节，主治膝关节肿痛、麻木、屈伸不利，为治疗膝关节疾患的主穴；阳陵泉系胆经之合穴，也是八会穴中之筋会，有疏肝利胆、清热除湿、舒筋利节的作用；足三里系胃经之合穴，有健脾化湿、疏通经络、镇静止痛的作用。临证除基础方外，还需随证加减配穴，如风邪偏盛可选取膈俞、血海以活血，遵"治风先治血，血行风自灭"之义；湿邪偏盛可选取阴陵泉、地机以健脾除湿；寒邪偏盛可选取肾俞、腰阳关及命门以益火之源、振奋阳气而祛寒邪；中老年患者因肝肾亏损严重，可选取肝俞、肾俞等穴补益肝肾。若因风寒湿邪侵犯人体，留着于经络、筋骨之间，可出现肢体筋骨酸楚疼痛、关节屈伸不利等症状，临床治疗时应祛风、散寒、化湿兼顾。

五、李盛华教授治疗膝骨关节炎经验

李盛华教授是主任医师、博士研究生导师、中华骨伤名医、甘肃省名中医。他早年毕业于甘肃中医学院（现甘肃中医药大学），受过系统的中医药教育，深受郭宪章、宋贵杰、张生禄、路焕光等近代陇原骨伤科前辈学术思想的熏陶，现已成为陇中正骨学术流派第三代代表性传承人。李盛华教授掌握陇中骨伤科的临证精髓，成为为数不多的既有正统学院派教育学习经历，又具备传统师带徒学习背景的现代骨伤科名家。李盛华教授在长期从事骨伤科临床工作中，重视理论与实践相结合，尤善于辨证治疗骨伤科疾病，诊疗手段富有陇中骨伤科特色。

（一）李盛华教授对膝骨关节炎病因病机的认识

李盛华教授认为，外感风寒湿邪是导致KOA的主要外在因素。《素问·上古天真论》曰"女子……四七，筋骨坚，发长极，身体盛壮……丈夫……四八，筋骨隆盛，肌肉满壮；五八，肾气衰，发堕齿槁……七八，肝气衰，筋不能动"，说明肾气充足、肝血旺，方能筋骨坚强；肾精不足，则骨髓失其充养，无以强壮；肝血亏损，则筋脉失其濡养，无以柔韧。所以李盛华教授认为，KOA内在病因病机多为肝肾亏虚、筋骨失养，加之劳损、外伤或风寒湿邪侵袭，流注经络关节，凝滞日久而成痹。该病临床多表现为关节肿胀、疼痛、僵硬、变形、屈伸不利并有弹响声等。KOA好发于中老年人，女性多于男性，严重影响患者的生活质量。其治疗目的是缓解关节疼痛、改善关节功能并重建受损之软骨及骨的结构，提高生活质量。

（二）李盛华教授辨治膝骨关节炎经验

膝关节疼痛是KOA患者的主要症状，也是促使患者就诊的主要原因。李盛华教授认为，"活动痛"是该病区别于其他疾病的典型症状，也是诊断的要点。若为髌股关节炎，则表现为上下台阶时膝关节疼痛加重，走平路时疼痛不甚明显；若为胫股关节炎，则表现为上下台阶及走平路时均感疼痛。李盛华教授根据患者不同的临床症状和体征，结合膝关节X线片表现，参照Kellgren-Lawrence放射学诊断标准，准确把握患者的病程。当膝关节X线片表现正常时为0级；当表现为可疑的关节间隙狭窄和唇样骨赘时为Ⅰ级；当表现为有肯定的骨赘和可疑关节间隙狭窄时为Ⅱ级；当表现为中度多发性骨赘、肯定的关节间隙狭窄及骨端轻度硬化和可疑畸形时为Ⅲ级；当表现为较大的骨赘、明显的关节间隙狭窄、骨端严重硬化及肯定的畸形时为Ⅳ级。李盛华教授根据患者不同X线片及临床表现采取不同的治疗方法。针对早中期KOA患者，关节畸形尚不甚明显，他多采用中药内服及运用陇中正骨手法等辨证治疗或采用陇中特色中药洗剂配合膝关节镜清理术治疗；对于病程较久、失治误治的晚期患者，为提高其生活质量，多采用人工全膝关节置换术，均能取得较好的疗效。

李盛华教授深得陇中正骨学术流派的精髓，对于早中期KOA采用分期分型论治和个体化治疗。他根据疾病本虚标实的特点，以祛邪、祛湿、扶正为基本大法，内治以填精、益髓、补肾治其本，软坚散结、活血止痛治其标；外治则以祛风散寒除湿、活血化瘀、消肿止痛为治则。另外，李盛华教授非常重视筋与骨之间的关系，用药紧紧遵循"筋骨并重"的原则。

　　根据KOA风寒、血瘀、肾虚、湿热等证型的不同，李盛华教授常采用祛风散寒、活血化瘀、补益肝肾、清热利湿通络等不同的方法或诸法并用，进行辨证对症治疗。他自拟补肾活血方，组方包括怀牛膝、薏苡仁、黄柏、苍术、当归、独活、桑寄生、杜仲、补骨脂、黄芪、川续断、炒枳壳、延胡索、狗脊、甘草等药物。其中，怀牛膝、桑寄生、杜仲、补骨脂、续断、狗脊补益肝肾，强健腰膝；薏苡仁、苍术、独活、黄柏清热利湿、祛风散寒；延胡索、当归、黄芪活血补气、补血行气；甘草调和诸药。诸药合用，共奏补肝益肾、活血化瘀、通络止痛之效。针对患者具体情况，李教授在此方基础上进行加减用药，如阳虚寒凝者加麻黄、制川乌、秦艽等；瘀血阻滞甚者加柴胡、川楝子、泽兰、泽泻、丹参、川芎等；筋脉挛痹者加地龙、土鳖虫、威灵仙等。

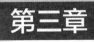

第三章

膝骨关节炎的慢病管理

第一节 大健康思维与疾病预防

《"健康中国2030"规划纲要》强调，"把健康摆在优先发展的战略地位，立足国情，将促进健康的理念融入公共政策制定实施的全过程，加快形成有利于健康的生活方式、生态环境和经济社会发展模式，实现健康与经济社会良性协调发展"。随着"健康中国战略"的提出，"大健康"产业已被提升至国家战略的高度。当前，人类健康的主要威胁已由传染性疾病转换到慢性疾病，而"窗口前移"与"健康优先"为慢性病干预更加科学的选择。

大健康主要是在基于当前数据信息化趋势及健康相关产业蓬勃发展的语境下，以社会及公众需求为导向的一种具有全局观的健康理念。鉴于现代社会，人们的自身健康概念与保健需求已陆续在深度与广度两个层面上扩展。大健康思维预期将覆盖、延伸至人们日常生活的各个方位及每一个周期，其旨在追求最优化的生活质量、心灵自由及不断提升的主观体验。

一、大健康利于健康概念深度的提升

大健康概念的深化，侧重于3个重要特性。其一，健康理念将从客观化转换至主观化。大健康思维倡议多层维的健康态势，即无弱无病、心身康健、社会适和及环境谐宜。大健康不但强调人体各项客观体征指标的健康（无偏颇），更侧重于人体心理、精神及社会多维度的健康一体化（全面性）。作为一种与时俱进的思维，大健康致力于不断改善人类自身主观的健康体征及指标（例如幸福指数、社会能力、身心自由及环境友好等），倡导科学的健康理念、合理的生活方

式及身心稳健的生活状态。其二，健康理念将从标准化转换至个性化。鉴于大健康思维主要以人为核心，故在健康测评、健康服务及健康观念方面均需体现个性化的特色。此外，当前人们对个体健康的需求日趋注重个性化，在很大程度上渴望医疗服务与健康评估过程中对此类差异性问题予以关注。例如性别、年龄、区域文化、工作职业、族群特征、生活习惯、教育程度等，这些因素均可以对个体健康评价产生影响，也是健康服务亟需纳入评估的个性化内容。其三，健康理念将从医学化转换至社会化。由于当前医疗的初衷旨在让受患人群逐渐远离医疗（而非寄托依赖于医疗），并使目标对象在社会生活语境下彰显其健康的人性尊严。上述过程亟待健康服务及健康普及的社会行为主体赋权让利于公民，让置身于社会的人群更好地明晰健康的内涵，获取基本的健康技能与信息，从而实现疾患的健康管理与个体调适。

二、大健康利于健康服务广度的延伸

相对于传统西医侧重于人体疾患的靶向治疗，大健康理念下的医疗干预将具有更为深化的服务广度，包括服务范围、治疗环节及参与人群等多方面的扩展。

（一）服务范围

大健康的健康服务干预，不仅覆盖人类的生、老、病、死等每一个阶段周期，而且将服务的广度延伸至衣、食、住、行各个方位层面。在大健康思维指引下，通过对社会人群的生活习性各要素（例如起居、饮食、运动、心理、体重、睡眠、营养、环境等）进行干预，从而可以对目标对象的个体健康进行针对性的调控。

（二）治疗环节

在大健康语境下，对人类疾患的干预将不断前移，即更加关注疾患高危因素的预防、健康日常宣教及医学保健知识的普及。此外，所开展的治疗环节也将稳健后延，即强化疾患康复照料、慢病健康管理与调控、生存质量测评及居家生活指引等。

（三）参与人群

全民参与是大健康思维主要的特性之一。大健康倡议追求稳健的生活方式，即人人享有健康生活，家家享受健康保障，并在全民携手参与下，不断提升我国国民的整体健康水平。

上述这些理念将有效地拓展大健康的健康服务广度。

三、中医整体观与大健康的相关性

作为保留最完备、人群使用范围最广的传统医学体系之一，我国中医药传统医学独具特色，并发挥着不可替代的效用。鉴于生物医学模式自身不足与局限性的存在，传统医学整体观理论的积极意义逐渐为大众所称道。其一，传统中医药干预的初衷，旨在促进人类生存及健康保健。典籍有云"方技者，皆生生之具"，传统中医并不是片面、单纯的"疾患医学"，其强调"平衡即为健康，调整乃为治疗"。传统中医的诊治方案也并非取决于对特定疾患的单一对抗，而更关注对机体本身的调整。从当代预防医学语境下考虑，此类理念更体现着健康保健方面的积极含义。其二，传统中医理论体系立足于整体，强调全面调整及整体调摄。由局部所构成的"整体"，被认为是人类生命的基本特征。从当代康复医学的语境下分析，此类思维突显出疾患诊治干预后更为完备的康复学内涵。其三，西医治疗聚焦于"人生的病"，传统中医诊治关注于"生病的人"。我国传统医学迄今为止仍恪守着"固本扶正，治病留人"的基本诊疗法则。"以人为本"，侧重于精神对个体生命的固有含义及关键效应。从当代临床医学的语境下评价，此类诊治方案反映着根本的疾患治疗学价值。其四，传统中医体系从某种程度而言，也归属于一种生态医学。在传统中医理论架构下，不少诊治观点皆闪现着中华民族传统的生态观思维，例如"天生万物，无一而非药石""法乎阴阳""凡膳皆药""食药同源、膳药同功"等，这些均是将传统中医视为生态医学并在实践中发挥效应的哲学基础。

刘德培院士（原中国医学科学院院长）在健康专家黄健始撰写的《最大的回报：健康投资》专著序言里指出，"传统中医历来重视预防，侧重养生保健；从整体、动态和辩证的角度认识健康与疾病。中医'不治已病治未病'的健康战略观念，与现代健康领域的许多新概念不谋而合"。刘院士还强调"中医多环节、多层次及多靶点整合调节的干预方式，追求人体功能平衡的状态，适应了生命过程的多样性和病变的复杂性等实际情况；其'天人合一，形神合一'的养生保健与延年益寿的理论方法，在老龄化社会及健康观念转变的现代社会里，正产生巨大的社会效益和经济效益"。上述这些论述在很大程度上与中医大健康理念相吻合。

中华民族发展至今，传统中医理论体系逐渐积淀并建立了"天人合一"的整体生态宇宙观。这种理念可以进一步细化为自强不息、刚健有为的精神内涵，尚中贵和、和谐协调的哲学思维，以及轻利重义、以人为本的道德伦理观念。传统中医保健养生理论的形成与发展，历来伴随着我国传统文化独有的气息与特性。中华民族的生存智慧与繁荣之路，与数千年来历代先贤名家所传承的文化遗产息息相关。40年前，西方医疗体系提出的"生物－心理－社会－环境"相关脉络的大健康观，与我国传统医学在中医整体健康方面的理念不谋而合。因此，采取必要措施对我国中医经典与养生保健理论进行发掘，并结合现代技术方法予以不断创新、拓展，才是弘扬传统医学的正途与必由之路。

第二节　中医经典与慢性病管理

世界卫生组织（WHO）在《维多利亚宣言》中指出人类健康的4大基石，即限酒戒烟、适当运动、心理平衡及合理膳食。上述健康生活方式和传统中医康养的核心要素（起居、运动、情志、饮食等）具有极高的相似性。中医经典理论将疾病的发病总结为6个常见因素，包括六淫致病、疠气致病、劳倦致病、七情致病、饮食致病及外伤与虫兽伤致病。这些观点均被视为传统医学治未病的重要基础。在构建中医慢性病综合管理体系过程中，必须综合考虑因时调养、运动倡议、情志疏导、饮食宣教等康养指导的相关要义。

一、从因时调摄方面阐述

"春养生，夏养长，秋养收，冬养藏"，古代医者在《素问·四气调神大论》中指出了四季养生的重点，并进一步强调气候环境和人体健康休戚相关。"逆春气，则少阳不生，肝气内变；逆夏气，则太阳不长，心气内洞；逆秋气，则太阴不收，肺气焦满；逆冬气，则少阴不藏，肾气独沉。"这些均提示所处季节、气候、环境的改变，会对人体健康状况产生很大程度的影响；不遵循或悖逆大自然节律变化的生活方式，很可能会导致人类的健康质量降低或机体发病不适。故针对人群的健康管理，也应注重因时调摄，传统经典理论涉及"冬病夏治"的临证经验，可以被视为是最显著的具体应用。在构建中医慢性病综合管理环节的过程中，应考虑建立"因时调摄"的机制，旨在对社区人群的康养方案予以规范和管控，保证疾患保健及健康维持的如实执行。

二、从运动倡议方面阐述

"春三月……夜卧早起，广步于庭……此春气之应，养生之道也"，《素问·四气调神大论》指出积极运动和人体健康之间具有高度的关联性。《黄帝内经》提出运动锻炼的基本准则为不妄作劳、因时而动，强调人体运动务必把握锻炼的"度"与"量"，合理地进行健身运动。古代名家华佗发明了养生功法五禽戏，依次模仿五禽的神韵——"虎之威猛、鹿之安舒、熊之沉稳、猿之灵巧、鸟之轻捷"，通过导引术予以运动调养。当前相关研究证据提示，适量的健身运动可以促进人体健康，然而超负荷、不合理的运动锻炼很可能对健康造成伤害或不利影响。在构建中医慢性病综合管理过程中，应该设立"运动倡议"的机制，旨在通过对不同社区人群进行初筛、设置相符合的运动范式等方面予以测评分析，并辅以健康运动的科学指引，提高社区人群抵御疾患的体质水平。

三、从情志疏导方面阐述

情志失畅、心理失衡，在临床上被视为疾患发生最常见的病因之一。中医经典理论提出"忧思伤心"（《灵枢·百病始生》）、"若有所大怒，气上而不下，积于胁下，则伤肝"（《灵枢·邪气脏腑病形》）等观点。传统医学治未病的理念强调采用未病先防的策略。故被公认为导致人体发病危险因素的情感心理障碍，应该予以综合评估，并纳入健康管理干预的流程之中。在中医慢性病综合管理体系构建过程中，亟待建立情志条畅（即心理疏导）机制。倘若遇到社会人群的负面情绪出现明显起伏或较大波动时，可以通过情志疏导机制给予迅捷反馈、有效疏泄，防止由于心理情志不畅致使相关疾患的发生，设法把潜在的发病扼杀于萌芽中。

四、从饮食宣教方面阐述

《素问·脏气法时论》指出"五谷为养，五果为助，五畜为益，五菜为充，气味合而服之，以补益精气"。此中医食养理论提示了平衡膳食和人体健康之间具有高度相关性。《益龄单》讲述"宜淡食，食淡精神爽，五味多食则损五脏"，强调人体饮食若摄取不合理、不科学，很可能会导致疾患的发生。当前，国内心血管疾患不仅频发于中老年人群，还有往低龄化发展的趋势，肥胖体型人群逐渐年轻化。经研究发现，上述情况很大程度上和膳食因素有关，不健康的饮食习惯可能导致人群体质偏颇或失衡。只有通过全面、合理的饮食调养指引，实施饮食均衡及科学化处理，才可以更好地以膳食防治疾患，保证社区人群的机体健康。在构建中医慢性病综合管理环节的过程中，应该致力于建立饮食宣教机制，旨在加强平衡饮食、科学调养，逐渐让社区人群形成健康、合理的膳食方式和生活习惯，提高健康管理的水平。

五、其他

中医经典治未病的理念聚焦于未病先防，主要设法将疾患控制甚至消除于萌芽阶段，并予以预警性干预。为了更好地在疾患早期进行风险识别和有效防治，社区人群不仅需要强化治未病的科学观念，还迫切需要疾患诊治疏导机制，且该机制应考虑社区人群慢病管理公益化的性质。在中医慢性病健康管理过程中，亟需借力融合互联网相关现代技术，建立并不断完善疾病互助渠道或交互平台，旨在更好地处理社区人群对康养管控的需求问题。基于此，倘若社区人群发现自身机体很可能存在不适，或疾患将要发生的时候，可以借助该机制平台获得及时的、有针对性的疏导和排解。在大健康的语境下，亟需采取有效方法把相关前沿技术（例如云计算技术、人工智能技术、大数据技术等）予以深度的拓展使用。传统中医名医传承经验与临床研究最新成果等相关数据资源，也亟待采取合理方式在该交互平台予以分享互用。通过上述平台，一方面可以让中医慢性病综合管理相关研究人员通过学习及继续教育，以赋能广大医护人员，使其不断提升自身临床诊疗技能；另一方面可以使社区人群通过该渠道进行早期自我检视与判断，为下一步医疗咨询和决策提供参考建议指引。

基于中医健康管理医患交互平台应包括（但不限于）以下内容：患者健康档案建立、中医体质辨识实施、情志疏导与互助、远程疾患诊断、个体化健康管理导引等。此外，为了让该交互平台的效能可以得到最优化的彰显，故应该确保此平台社区人群公益化的性质，即相关资源信息对公众应予以免费开放获取，尽可能使更广、更多的人群受益。通过公益性的学习互动，不断促进人群健康素养的提升，也是中医慢性病综合管理体系构建过程中最为关键的途径之一。

第三节　常见慢性病健康管理流程介绍

在探索中医现代疾患慢病管理创新模式的过程中，应该致力于构建临床科研信息一体化的疾患健康管理交互平台，以达到患者、临床医师、科研人员多方利益的平衡与最优化。慢病管理通常基于多学科（营养学、医学、心理学、康复学、影像学等）的交叉融合，由临床医师、护士、心理指导专家、营养师等多专业团队人员提供专业性的诊治决策，同时采用责任制照护方式，让患者本人获取到疾患健康管理的方法与技能，最大程度地改善其自体健康管控的效果，避免或减少疾患复发，提高患者日常生活自理水平，促进患者身心恢复，使其尽早重返社会。（图3-1和图3-2）

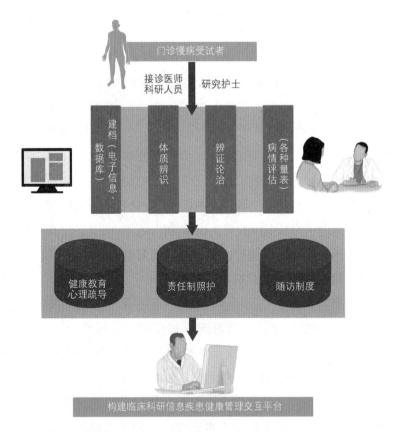

图3-1　临床科研信息一体化的中医疾患健康管理交互平台

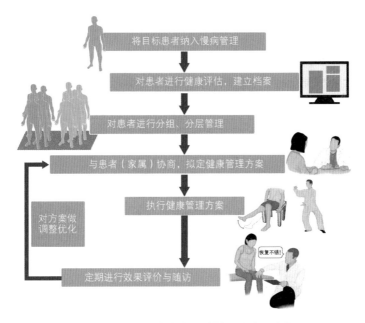

图3-2　中医现代疾患慢病管理的流程优化

一、进入慢病管理之前需获取患者的知情同意

中医现代疾患慢病管理的对象侧重于在医院门诊或病房已确诊的患者。接诊医师将对目标患者进行耐心的讲解，内容包括（但不限于）：慢病管理的目的、患者参与该项慢病管理的潜在风险、患者的受益及需履行的义务等。自主选择、自愿参与该项慢病管理的患者需签署一份知情同意书，并对其建立相应的疾患管理档案及相关资料备份。

二、资料搜集及档案构建

（一）注意事项及要点

1.知情同意问题

鉴于慢病管理的初衷是为了提高患者自我健康管理的能力，故患者的主动、积极参与是获得健康管理目标的先决条件。在患者充分知情同意的前提下被纳入慢性病管理，具有积极的意义。其一，可以有效保障医患双方的基本权利，以及承担相应的义务责任；其二，可以促进患者对慢性病健康管理项目的理解与把握，并主动参与这一过程；其三，这也是研究后期相关数据处理、论著刊发、课题申请等成果申报与转化的必备要素。

2.隐私与保密问题

在对目标人群实施慢病管理过程中，除了涉及疾患的相关数据，还牵扯到患者和亲属的联系途径、身份识别、社会角色等海量的敏感信息，故需采取可行的风险规避措施，以确保资料保存安全及患者隐私与信息保密。

3.动态搜集问题

"持续跟进，终生管理"，是中医现代疾患慢病管理的基本理念。因此，需要采取长效、稳健的监管机制，对患者的疾患评估及资料搜集进行动态的流程操作，最大化地确保所采集资料的准确性与客观化，为后续患者健康管理提供可靠的参考依据。

（二）相关资料的来源

在中医现代疾患慢病管理中，患者主要的资料来源包括：目标患者、亲属、接诊医师等医务人员、相应的检查和检验结果及既往病历材料等。鉴于慢病管理是以患者为主体的诊疗模式，故尤其需要关注患者的主诉，医务人员应悉心聆听患者所强调与关心的问题。其次，慢性病患者群体多为老年，且很可能兼存着其他疾患（例如认知障碍等），因此慢病管理也需要考虑患者亲属和照料人员的有效参与。在此背景下，患者亲属和照料人员所提供的信息显得特别重要，这是拟定慢性病管理计划方案的核心依据之一。

（三）资料搜集的核心条目

1.一般资料条目

资料采集的一般条目，包括（但不限于）：患者姓名、出生日期（年/月/日）、性别（男/女）、所从事职业情况、接受教育程度情况、联系方式（电子邮箱、手机、常住地详细地址及家庭固定电话等）、家庭人均月收入情况、医疗费用支付方式及出院后去向等信息。

2.疾患相关资料条目

资料采集的疾患相关条目，包括（但不限于）：患者的疾患诊断、既往史与家族史情况、服药或其他治疗情况、特殊诊疗及干预措施和相关检查、检验及评价资料等信息。

三、对患者实施分层及分级管理

在中医现代疾患慢病管理过程中，尤其强调分层管理，即依据目标管理对象某些易于识别且重要的特征实施分层处理，再根据分层情况拟定相应的个体化方案（包括管理计划、管控措施及预期效果），并予以后续的随访跟进及效果评价。当前在中医现代疾患慢病管理中，管理对象的分层侧重于某些主要结局指标、相关疾患的危险因素、靶器官的受损及患者依从性等。在上述每一分层环节中，也可参考某些特征要素再做亚组细分处理，以便于对目标患者实施更优化的过程管理。

在中医现代疾患慢病管理过程中，需要兼顾考虑疾患的分级管理，即不同层级的卫生管理部门对潜在的慢性疾患实施一系列系统的管理工作，例如在慢病管理体系中扮演着不同角色任务的各级卫生机构（疾患控制中心、慢病防治站、医院、社区康复服务中心等）。此外，相对狭义的分级管理则强调参考慢性病的轻重程度及分期、检查及检验指标、需做管理的条目内容等，对相应的慢病患者群实施分级管理操作。

综上，对慢性病患者群采取分层、分级管理，能够提高中医现代疾患慢病管理的效率并节约社会人力资源成本。每一类受累于不同慢性病的人群，其数量都十分庞大且在逐年飙升，故针对每一个目标患者都予以强化管理，这在我国当前医疗语境下显得不太现实。因此，通过上述分层、分级管理运作，可以有效地控制慢性病疾患的相关指标，预防及降低疾患并发症，改善疾患管控的成本／效益比，优化卫生资源配置，推动我国卫生事业科学、和谐发展。

四、管理模式的优化

（一）以患者自我管理为主

中医现代疾患慢病管理的过程涉及患者的自我管理，主要包括：对先兆及症状的识别处理、对药物等干预措施相关不良反应的观察、对主要结局指标中相应特异值的监测、患者在家功能锻炼情况及记录患者自我管理日记等。

（二）结合医务人员的指导和监督

参与慢病管理的相关医务人员所采取的系列指导、监督措施包括：拟定并分发某一特定慢性病的自我管理指南、定期组织开展患者人群的自我管理课程、与目标患者共同拟定自我管理（短、中及长期）阶段性计划及进行个案管理分享等。同时，医务人员还应采取可行的措施，以确保患者相关慢病管理方案的有效落实。

（三）借力同伴教育和互助小组

以各种教育互动模式（例如建立定期的"某慢病患友会""某慢病疾患人群联谊会"等），促进慢性病患者之间的沟通、交流与帮助，最大化地提高中医现代疾患慢病管理的效能。

五、小结

中医现代疾患慢病管理的创新模式是一个亟需构建并不断完善的医疗保健体系。其通过对慢性病患者实施全程管理，反复予以教育、沟通及引导，进而最大化地提高患者健康自我管理的能力。同时，在健康管理过程中应统筹兼顾，充分发挥并拓展传统医学的特色优势，基于整体观、辨证论治及三因制宜等中医经典传承理念，对人体及疾患发展进行系统的评估。针对不同个体的疾患状态，构建相对应的个体化诊治方案，以帮助患者逐步恢复至健康状态。

第四节　膝骨关节炎的管理模式与实践

该病的慢病管理是一个侧重于对膝骨关节炎及其危险因素进行一系列定期检测、连续监测、评估和综合干预的医学过程及行为。其主要涵括以下几个方面：高危因素的管理、常见症状的管理、常见检查的管理、常用药物的管理、生活方式的管理，以及管理效果的评价等。作为一个系统化的医疗管理，慢病管理强调疾患发生、发展各阶段的健康教育及非药物干预措施，最大化地提升患者日常生活的自我管理能力。《美国骨科医师学会膝关节骨关节炎治疗指南》表明，对患者进行的健康教育及生活方式的改变在膝骨关节炎的治疗中具有重要作用，骨科医生和其他与骨骼肌肉研究相关的医护人员须将关节炎作为一种慢病进行治疗。

膝骨关节炎是一种慢性退行性关节疾病，应遵循中西医结合阶梯治疗原则对其进行治疗。其临床分为Ⅰ期（前期）、Ⅱ期（早期）、Ⅲ期（中期）、Ⅳ期（后期）、Ⅴ期（晚期）。该临床分期强调"治未病"理念及"未病先防"思想，其通过改善生活方式、避免危险因素等措施来积极预防膝骨关节炎的发生。当膝骨关节炎发生时，则需要综合患者临床表现及影像学检查等资料进行个体化阶梯治疗，充分发挥中西医优势，阻止或延缓膝骨关节炎的进展。本病总体治疗方法是非药物与药物治疗相结合，必要时进行手术治疗。治疗应采用个体化原则，既要遵循传统辨证论治思路，灵活选用中药、针灸、推拿等疗法，也应循序进行中西医结合阶梯治疗，并严格把握适应证。同时，阶梯治疗需不断优化治疗方案，使疗效最大化。临床研究发现，中医综合治疗疗效确切，可被贯穿用于膝骨关节炎患者治疗与康复的全过程。另外，健康教育、练功是治疗和巩固疗效的重要措施。

一、高危因素的管理

（一）不可干预高危因素

1. 年龄

增龄是膝骨关节炎患病率升高的关键因素。调查显示，40岁以上人群的KOA患病率为10%～17%，60岁以上人群为50%，75岁以上人群则高达80%。可见，骨关节炎的患者数随着年龄的增长越来越多，高龄是骨关节炎最直接的危险因素，研究提示这与随年龄增长而自然发生的关节退变有关。随着人体衰老，关节软骨细胞增殖和合成能力下降，进而难以维持软骨组织的合成代谢和分解代谢之间的平衡，导致关节软骨降解和缺失，引发骨关节炎。

2. 性别

女性的骨关节炎发病率明显高于男性，尤其是绝经后的女性发病率更高。研究提示，这可能与女性在绝经后雌激素水平降低有关。雌激素可能对骨关节有一定的保护作用。待进一步循证研究的证实，补充雌激素也有望成为骨关节炎的治疗方式之一。

3. 遗传因素

骨关节炎发病具有家族遗传性，家族中多个成员同时发病的情况非常常见，这可能与某个遗传缺陷引起的软骨代谢异常有关。

4.职业

从事特殊职业的人也易患骨性关节炎，例如芭蕾舞演员的跖趾关节，纺织工的手部关节，矿工的髋、膝关节，棒球运动员的肩、肘关节，足球运动员的踝、膝关节，拳击运动员的掌指关节等。

（二）可干预高危因素及管理

1.肥胖

长期以来，肥胖和超重被认为是骨关节炎的高危因素，超重会加重膝、髋关节的负重，加速关节的磨损。研究显示，肥胖患者发生膝骨关节炎的风险比对照组增加了3倍，而减重可以使膝骨关节炎的发病风险显著降低，并且体重的减少也能明显减轻骨关节炎患者的疼痛和活动障碍。因此，对于骨关节炎患者应特别强调减肥的重要性。

运动虽然是很有效的减肥方法，但肥胖者在选择运动方式时一定要注意避免"伤膝运动"，比如走楼梯、爬山等。相较而言，游泳、快步走则是更好的选择。当然，要想控制体重，更关键的还是要管住嘴，在保持运动的同时严格控制热量的摄入。

2.过度运动

每个关节都有一定的活动范围，超过一定限度的运动，可导致多种损伤和骨关节炎。例如，乒乓球运动员更易发生膝骨关节炎，足球运动员的下肢关节骨关节炎的发病率也很高。类似很多使关节承受压力和扭转较大的运动都可以导致关节损伤而诱发骨关节炎。然而，适量的运动可以保持关节的活动度，增强关节稳定性，且不会增加骨关节炎的发生风险，更有促进软骨修复，改善已患骨关节炎患者症状的作用。

3.骨质疏松

在某些特殊部位，骨关节炎发病率与骨质疏松发病率呈负相关，其中以髋关节最具代表性。众多研究均发现，髋关节骨关节炎患者股骨头骨折发生率低于常人。

4.其他疾病

研究还发现，骨关节炎与糖尿病、高血压及高尿酸血症相关。

二、常见症状的管理

（一）疼痛

采取对症治疗，例如药物控制、物理疗法、关节内注射与灌洗、关节镜清理、软骨修复、高位截骨及关节置换等。

（二）僵硬

采取局部热敷、按摩等方式进行治疗，并可辅助外用膏药、烤灯照射，另外需要行适量锻炼。

（三）肿胀

1.冰敷

患者应坚持冰敷，每2小时1次，每次15～20分钟，一般需要冰敷3个月。冰敷的时候一定要用防水毛巾包裹冰袋，以免弄湿伤口，不利于伤口愈合。

2.消炎镇痛药物

患者应继续服用消炎镇痛药物，坚持1～3个月。

3.穿戴弹力袜

患者在床上休息时，可以暂时不穿戴弹力袜，但在下地训练及活动时，则一定要穿戴弹力袜，一般建议穿戴时间为3个月。

4.抗凝及活血化瘀药物

患者应服用抗凝及活血化瘀药物，常见的有复方丹参片、磷酸川芎嗪片等。

三、常见检查的管理

（一）常见监测及检查项目

1.望诊

步态、膝关节肿胀、膝部周围局限性肿块、股四头肌萎缩、膝关节畸形等。

2.运动检查

检查关节的屈曲、伸直、内外旋等情况。

3.触诊

骨触诊、软组织触诊等。

4.特殊检查

回旋挤压试验、研磨提拉试验、屈膝旋转试验、膝侧副韧带损伤试验、半月板重力试验、抽屉试验、浮髌试验等。

5.影像学检查

X线检查：膝骨关节炎早期，X线检查可正常，偶尔可见髌骨上下缘有骨赘增生，随着病情加重可见膝关节间隙狭窄、软骨下骨硬化。其他影像学检查：MRI检查、CT检查、关节造影、超声检查等。

6.膝关节滑液检查

骨关节炎患者的膝关节滑液检查可见白细胞增多、黏蛋白定性试验阳性。

7.实验室检查

骨关节炎患者的血常规、血沉等实验室检查结果一般均正常。

（二）监测及检查频率

膝骨关节炎是个慢性过程，需要定期的监测检查。无特殊情况，患者可每隔半年或1年到医院就诊，由医生进行相关查体，了解病情的发展变化，决定是否需要进行X线、MRI、CT等检查。如患者出现症状加重或其他不适，应立即就诊。

四、常用药物的管理

（一）透明质酸钠

常用于关节内注射，1次25mL，1周1次，连续5周，此过程必须严格遵守无菌操作原则。

（二）氨基葡萄糖

口服，1次250～500mg，1日3次，随餐服用。

（三）非甾体镇痛抗炎药

尼美舒利，口服，1次100mg，1日2次，连续4～6周。

五、生活方式的管理

（一）生活起居管理

1.生活规律，休作有时

根据个人生物钟，依据季节和气候建立规律的生活节律，保证足够的睡眠，维持精神心理平衡。

2.改善环境，注意保暖

在衣着、生活用品、待人接物和处理人际关系等方面养成良好而优雅的生活习惯。

（二）饮食营养管理

1.食物的选择

膝骨关节炎患者的饮食要合理，避免营养过剩，造成肥胖，使关节的负担加重。减肥可以减轻关节所承受的压力，并可使关节疼痛减轻。如果膝骨关节炎患者本身患有痛风，就不该吃含嘌呤高的食物，如猪、牛、羊、鸡、鸭、鹅肉及动物内脏，对含有一定量嘌呤的鱼虾类、豆类及蘑菇、花生、菠菜等也应少吃，此外要多饮水，使每日尿量保持在2000mL以上。

2.膳食食谱举例

（1）无花果瘦猪肉汤

组成：无花果150g，猪瘦肉100g。

制法：将无花果、瘦肉分别洗净切片，放入锅中，加水300mL，烧开后加入精盐，煮至熟透，下味精、淋麻油。

功效：适用于风湿疼痛。

健康指数：☆☆☆☆☆☆

（2）生姜鸡

组成：刚刚开叫的公鸡1只，生姜100~250g。

制法：将公鸡、生姜切成小块，在锅中爆炒焖熟，不放油盐，会饮酒者可放少量酒，1天内吃完，可隔1周或半月吃1次。

功效：适用于关节冷痛，喜暖怕寒者。

健康指数：☆☆☆☆☆

（3）独活黑豆汤

组成：独活12g，黑豆60g，米酒少许。

制法：将独活、黑豆放入清水中，文火煮2小时，取汁，兑入米酒，1日内分2次温服。

功效：祛风胜湿、活血止痛。适用于风湿性关节炎、类风湿关节炎属风湿痹阻者。

健康指数：☆☆☆☆☆

（三）运动管理

1.运动原则

运动时，一定要选择合理健康的运动方式，运动要循序渐进，关节出现问题后要及时就诊。

2.运动量的控制

运动量和运动方式应依据个人体力和关节功能制定，即采取安全的力量性和柔软性相结合的方式进行锻炼。运动的目的是改善关节功能，维持正常的肌肉－关节－骨骼功能，增强肌力，促进代谢，控制体重，避免肥胖，改善应激功能和提高思维能力。

3.可推荐的中医特色运动

太极拳、八段锦等。

（四）情志管理

医务人员可采取多种形式帮助患者进行有效的情志管理。

1.个体辅导

针对有特殊需求的患者，应采用个体辅导的方式进行情志管理。患者可以采取电话咨询或到医院咨询的方式，医务人员根据患者的情况，提供心理方面及疾病相关知识的指导。

2.群体辅导

医疗机构可开展心理辅导课，要求膝骨关节炎患者定期参与，督促患者主动采取措施，及时调整心理状态。

3.组织活动

医疗机构可定期召开"关节患友会""圆桌会议"等，加强关节炎患者之间的沟通交流，让生活态度积极向上的患者现身说法，介绍其调节心态的方法及健康的生活方式，鼓励患者从事生活中力所能及的事情，使自身价值得以体现。

此外，应充分利用中医情志管理法增强情志管理的效果，如行为传情法、疏导移情法、以情胜情法等。灵活运用中医"怒伤肝、悲胜怒""喜伤心、恐胜喜""思伤脾、怒胜思""忧伤肺、喜胜忧""恐伤肾、思胜恐"的情志理论对KOA患者心态进行调整。

（五）中医特色疗法

1.针灸疗法

针灸疗法具有疏通经络、调和气血、扶正祛邪等功效。治疗本病常规取穴以膝关节周围穴位为主，有血海、梁丘、膝眼、足三里、委中、阳陵泉、阴陵泉等；远取穴位有三阴交、悬钟、内关、曲池等。其中，行痹加膈俞、太冲；痛痹加肾俞、关元；着痹加足三里、商丘；热痹加大椎、曲泽。

2.中药内服

根据每个患者的具体情况，采用中药辨证施治内服，发挥个体化治疗优势，制定不同的治疗方案。例如，瘀血凝滞证采用身痛逐瘀汤加减；湿热痹阻证采用二妙散加减；肝肾亏虚证采用六味地黄丸加减；风寒湿痹证采用独活寄生汤加减。

3.针刀止痛

在使用针刀疗法前，应重点检查膝关节后缘的软组织损伤情况，其次为膝关节前缘的压痛点。通过针刀在疼痛"源点"上的切割、分离、铲拨，松解软组织粘连，从根本上消除膝关节各处高应力点，破坏可能引起复发的病灶，减轻膝关节活动的束缚，进而恢复其力学平衡，消除疼痛。

4.手法松解

手法松解包括抗阻运动、体位锻炼、按摩手法。该疗法的特点为贵在坚持、少量多次、局部活动结合全身运动、以刚刚劳累为度。其中按摩手法具体操作4步如下：点揉穴位和压痛点；按揉髌骨；拿股四头肌；擦揉膝关节。

5.其他疗法

例如中药熏蒸、中药敷贴、穴位注射等。

六、管理效果的评价

（一）常规疗效评价

常规疗效评价包括理化指标及临床症状评价。常用的理化指标有血常规、尿常规、血生化等。

（二）生活质量评估

1.膝骨关节炎WOMAC量表评分

该量表从疼痛、僵硬、关节功能3大方面来评估膝关节的结构和功能。

2.SF-36健康调查简表

SF-36量表广泛用于生活质量的评定。该量表覆盖36个问题、8个维度，包括生理功能、生理职能、躯体疼痛、总体健康、活力、社会功能、情感职能、心理健康等。

（三）心理状况评价

主要使用抑郁自评量表（SDS）、焦虑自评量表（SAS）。

七、随访管理

（一）患者建档

确诊膝骨关节炎，并接受膝骨关节炎随访管理的患者，应及时建档。首次档案应详细记录患者相关信息，包括：一般情况、病史（现病史、既往史、家族史及个人史）、体格检查、辅助检查、诊断、治疗计划（饮食、运动、药物）和随访管理计划等。

（二）不同级别随访管理要求

膝骨关节炎患者随访应根据患者危险度分层情况分别纳入不同的管理级别（例如，针对低危患者的一级管理、针对中危患者的二级管理、针对高危和很高危患者的三级管理等），按各级不同要求进行随访。

（三）管理级别的确定与调整

1.首次评估与确定管理级别

首次建档管理的膝骨关节炎患者，应根据关节疼痛程度、危险因素、局部损害及治疗情况进行临床评估，确定管理级别，进行相应级别管理。对定级有困难的患者，应请专科专家协助进行讨论，确定其管理级别。

2.年度评估与管理级别的调整

医务人员应每年对分级管理的患者进行年度评估，根据随访记录情况（全年关节疼痛记录、危险因素变化等）确定新的管理级别。重新确定的管理级别与原管理级别不同的患者，应转入新的管理级别进行管理。

3.不定期评估与调整管理级别

随访管理中，患者出现病情变化或发生膝骨关节炎相关疾病时，应及时进行临床评估，重新确定管理级别，并按照新的级别对患者进行随访管理。

第五节　慢病管理与医联体建设创新模式

医联体，也叫"区域医疗联合体"，即侧重于对同一个区域之内的医疗资源予以整合优化，一般涵括同一个区域范围之内的三级医疗单位、二级医疗单位、社区卫生服务中心及村卫生室。与传统形式的医联体相比，基于互联网技术构建医联体已逐渐成为医联体持续发展及创新建设最重要的方法之一。当前日趋先进的网络技术，一方面可以协助医疗单位破旧立新拓展医疗服务范围，不断优化新型的服务模式；另一方面可以在促进区域医联体内部各级别医疗单位彼此（例如同一级别、上下级单位之间）信息数据安全建设的同时，构建患者资料数据集成与共享交互平台，并依靠互联网技术予以衔接。上述过程的有效操作，可以为分级诊疗方案和区域医联体稳健扎根、持续运作提供可靠的保障条件，并促使医疗单位、临床医师及患者多方获益共赢。

一、国内医联体建设的现状与经验借鉴

（一）建立金字塔式的中医慢性病健康管理

既往中医慢病健康管理多侧重于以社区作为区组单元，主要由基层中医全科临床医生给予慢病患者及亲属相关服务（例如常规诊疗、健康宣教、随访评价等）。可是，中医全科临床医生专科技能相对缺乏，慢病患者在三级医疗单位（一般为三甲医院）诊治干预结束返至社区医疗服务中心之后，难以确保获取相匹配的对症护理和后续管控。而金字塔式的中医慢性病健康管理摒弃了既往陈旧

模式（即三级医疗单位和社区医疗服务中心各自分置及单独管理），考虑以特定地域（一般为区县某一具体行政管辖地区）为区组单元，并予以属地管控决策，可以对辖区之内的卫生健康资源与医疗特色优势进行充分整合，最大化地达到3个级别的医疗单位（例如三甲单位、二甲单位及社区服务中心）彼此之间上下联动互补，不断优化慢病患者的后期康复及管理质控。上述流程可以参考重庆市首家医联体"重庆医科大学附属第一医院医院集团"模式（2013年3月建立）。其主要在1个区县辖地范围之内设定区域医疗联合体1～2个（包括大足区人民医院、海扶医院、綦江区人民医院、万盛经济技术开发区人民医院、酉阳县人民医院等多所托管医疗单位），并由所在区域的卫生行政部门予以有序的协调、管控。2018年1月建立的上海"健康版"新华－崇明区域紧密型医疗联合体，主要为上海交通大学医学院附属新华医院牵头组建，并侧重于以新华医院崇明分院为主单位，覆盖3家二级综合性医院、2家二级专科医院、18家社区卫生服务中心及218家村卫生室，逐渐展开金字塔式的健康管理与质量监管。（图3-3）

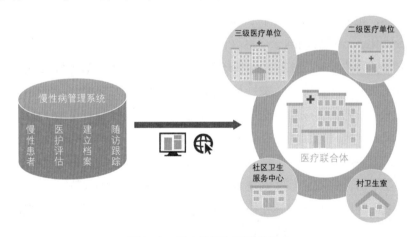

图3-3　慢病管理与医联体结合

（二）创设各层级慢病管理双向转诊的迅捷通道

　　鉴于在既往慢病管理过程中，往往会出现单位之间双向转诊渠道繁杂欠畅的问题（例如缺乏相对统一的转诊规范指引，引发"上转顺畅、下转曲折"等现象），故医联体理念指导下的中医慢性病健康管理独具优势，其可以建立各层级慢病管理双向转诊的迅捷通道。这一过程，可参考北京首个医疗联盟首都医科大学附属北京朝阳医院（首都医科大学第三临床医学院）的管理模式（2012年11月建立）。北京朝阳医院为联盟内其他各级别单位设立2个迅捷通道，一是双向转诊，即急危重症患者送到朝阳医院处理，需行慢病健康管理、康复保健等病情相对较轻的患者转送到二级单位或社区卫生服务中心继续行健康调治；二是化验检查快速处理，即若为医联体内部相关加盟单位且在基层单位未能及时进行核磁共振、CT或某些大型设备检查（需要预约排队）的患者，可以优先给予检查诊疗。湖北省武汉市汉阳区自2008年6月起，以武汉市第五医院为核心组建"直管"式医联体，设定专门职能部门"社区管理科"，对区内外7家社区卫生服务中心及43个社区卫生服务站进行统一管理，将各级别单位的患者进行转诊协调处理。

（三）实施中医慢性病健康管理远程诊治服务

中医慢性病健康管理远程诊疗服务是由医联体牵头的三级医疗单位与医联体内部其他各级别医疗单位（例如二级医疗单位、社区卫生服务中心及村卫生室等）共同构建的慢性病远程诊治网络体系，相关服务形式包括（但不限于）：中医特色远程查房网络服务、远程会诊网络服务及远程课堂网络服务等。其旨在将质量更佳的中医特色诊治服务提供给医联体内部各社区人群，同时协助社区全科医生不断提高疾患诊治的专业技术水平。上述过程，可以参考国内相关单位的建设模式，例如昆明医学院第一附属医院（云大医院）构建的云南省首家"分级诊疗＋医联体平台"（2016年4月正式上线启动），其覆盖了云南地区162个州、市、县、乡医院，并在医联体各级别单位之间展开远程会诊服务、远程查房服务等；在重庆医科大学附属第一医院医联体建设中，牵头单位构建远程教育服务中心、远程会诊服务中心，便于与医联体内部各级别单位之间进行有效互动交流；在华中科技大学同济医学院附属同济医院的医联体建设中，下级单位可以与上级医院各科室专家展开实时视频，实施远程医学影像诊断、远程病理诊断、实时手术指导等。借鉴上述模式，可以考虑推进中医慢性病健康管理远程诊治服务，进而有效地保障医疗单位、临床医师及患者三方之间的沟通联系，最大可能地为患者提供高效、有序、简捷、人性化的疾患诊疗服务。

（四）促进对中医慢性病健康管理相关下级医疗单位的技术帮扶

在构建中医慢性病的健康管理过程中，亟待不断提升基层医疗单位临床医师的诊治水平。医联体的牵头单位一般为在同一区域内，医、教、研相对拔尖的三甲单位，其可以有效地为联盟内部各级别医疗单位提供技术帮扶及指导。这一过程，可以参考国内相关单位的可行模式。例如，北京朝阳医院牵头医疗联合体在联盟内部开展重点专科对口扶持、创新一体化疾病管理的专业人才培养方案，为二级医疗单位及社区医疗单位针对性地培养专科医师；华中科技大学同济医学院附属同济医院牵头的医联体，为联盟成员单位的医疗技术和管理人员提供针对性的短期进修交流；以上海交通大学医学院附属瑞金医院为核心的医联体，通过建立培训基地，为下级医疗单位的全科医生提供培训平台，召集二级医疗单位及社区医疗服务中心相关全科临床医师前来轮训和接受继续教育。其次，医联体牵头单位也可以通过专家会诊、名医出诊、名师查房等形式，委派专科骨干前往二级医疗单位、社区医疗中心等予以技术帮扶，设法使患者在基层单位便能够获取到联盟内部三甲医疗单位的优质诊疗资源，逐渐促使名中医定点基层服务的普遍化与优质化。例如，上海交通大学医学院附属瑞金医院创建门诊疑难病会诊模式，定期组织名医团队赴联盟内部成员医疗单位，为社区人群提供多学科专家联合会诊及健康咨询服务；北京朝阳医院派遣专家团队前往联盟成员各单位进行出诊、查房、带教等技术帮扶；华中科技大学同济医学院附属同济医院通过社区义诊、学术讲座等形式，定期委派专科骨干到下级医疗单位进行技术协助指导。

（五）构建中医慢性病健康管理患者信息数据共享平台

在既往慢性病健康管理的建档过程中，通常将患者的健康信息档案以纸质版的形式予以存录，然而由于此种方式受限于物力、人力、时间等因素，故临床医师所搜寻到的材料数据相对不足或偏少，不利于涵括社区众多的患者及其家庭成员。此外，因为通过上述方式所存储的信息资料，难以和其他医疗单位共用互享，故很可能会对患者系统性诊治造成不必要的困扰。在上述语境下，构建中医慢性病健康管理可以充分借鉴医联体的优势，即通过计算机网络技术，以数据库的渠道对患者的健康数据信息进行针对性的存档，同时采用网络平台中心，在医联体牵头医疗单位与下级医疗单位之间实现患者就诊信息与健康资料的共用分享，从而提高临床医师对患者病情的把握度，便于患者的疾病诊治与康复预后。上述过程可以参考重庆医科大学附属第一医院医院集团的医联体建设模式。其通过借助覆盖医联体区域的医生工作站，构建居民健康档案平台，全面优化基层、二级、三级医院网络服务，让社区人群的就诊信息依序排为一个生命健康轴，不仅保存了患者个人基础档案，还涵括了患者的医疗服务记录（例如门诊病历、住院病历、历史医嘱等），通过终端鼠标点击就可以清晰呈现，进而推进患者诊疗信息数据的内部共用互享。此外，由上海瑞金医院牵头，携手其他8家医疗单位共同成立的上海首个学科医联体"上海瑞金血液病医联体"（2016年3月建立），旨在通过对血液肿瘤的临床资料、肿瘤样本等进行数据库管理，建立医疗健康档案，让医联体内部各成员单位之间可以实现数据资源及时更新、有效共享，促进协同发展。

二、中医辨治思路与医联体建设优化

中医经典的辨治思路，包括（但不限于）：诊病施治，先审阴阳；通调水道；因地制宜；整体观念；阴平阳秘；活血化瘀，通经活络等。这些理念对当前的医联体建设优化具有一定的指引和参考价值。（表3-1）

表3-1　中医经典辨治思路与医联体建设优化

辨治思路	医联体建设	优化方案
"诊病施治，先审阴阳"（《景岳全书》）	对政府顶层设计予以规范	从政府层面促进医联体管理与运作的相关制度建设，明确医联体的职责及利益均衡的机制，优化医疗卫生机构分级管理的措施，构建紧密型医联体建设体系，促进对基层医护骨干的培养及对全科医师的政策扶持。采用灵活的行政管理干预，加强各医院之间的医疗联系；依据相关政策支持，加强各医疗机构之间的协作，特别是在制度拟定、管理配置、资源协调等方面予以指引性的建议和支持。在医联体内部成员单位中，明确相对有序、规范的机制（包括人才、绩效考核、质量、服务、数据化等）；督导各区域卫生管理部门，协调医联体内部的可持续建设，致力于获益共享、风险均担、机制携创、业务共拓
"通调水道"（《素问·经脉别论》）	对政府职能转变予以促进	加强政策支持力度，促进医院单位之间的协作关系，优化不同单位之间的业务往来；在相关政策指引下，鼓励三级医院中青年医疗骨干到二级、社区医院等基层医院进行多点执业与技术指导；对医联体成员之间的院内制剂调配使用、购买销售等方面，予以优先的政策扶持；加强各地区卫生行政部门、医疗机构依据相关法律条文针对执业情况予以有效监督管理工作，提升医疗行业严谨自律及社会合理监督水平，保障相关医疗行为的安全、有序
"因地制宜"（《素问·异法方宜论》）	对医保支付模式予以改革，促进患者便捷就医	促进分级诊疗机制的运作，改革优化医保支付的模式；提高患者分级诊疗的意识，引导不同人群进行分流就医；参考当前所采取的医保总额预付机制，对不同地区结合当地情况予以辨证实施，进一步实施病种付费、人头付费等举措，探讨医联体成员之间打包付费、基层医院即时结算等付费方式，提高资金的高效使用；减少医联体内部各成员单位的医保支付资金差异，保障报销标准统一、有序，促进医联体协调、稳定发展
"整体观念"（《黄帝内经》）	对规划考核和激励机制予以统筹	国内区域医联体的发展尚处在起步探索阶段，其重点在于人、财、物的合理统筹。强化医院的考核、评价和激励机制，全面明晰医联体内部成员单位的诊疗水平、技术、功能、规模、人才评价等，合理整合各成员单位的职责，发挥三级医院牵头引领角色，促进内部成员单位工作的有序运作；促进相关考评结果在临床实践的应用，并把此结果作为评先评优、人事任免等主要参考依据，与个人晋升、绩效等紧密相接，强化凸显相应的激励效能；对相关利益诉求予以合理平衡，并兼顾公平、公正与效率，最大化地获得医联体各成员单位的受益
"阴平阳秘"（《素问·生气通天论》）	对内部资源共享予以强化	为处理医联体成员之间的资源发展不均衡的问题，尤其涉及医护人员质量偏差、诊疗设备欠佳等，医联体主要牵头单位（即三级医院）可根据具体情况，在成员之间提供一体化的便捷分诊渠道服务，例如构建智慧药房与配药中心、医学影像与诊疗中心等；通过建名医工作室、专家门诊等形式，下派优质的名家医帅、诊疗资源，对二级、社区医院予以技术帮扶与指导，促进诊疗资源的下沉与共享
"活血化瘀，通经活络"	对医联体信息服务大平台予以构建	加强医联体信息服务大平台的构建，促进医疗资源的彼此联通与共享，例如通过对患者诊断资料、病例等采用信息化处理，建立档案信息数据库；借助互联网开展诊疗远程指导培训，搭建医联体成员之间的信息平台；优化医联体内部的信息服务综合平台，促进三级医院的资源和信息可以分享给二级医院及社区医院，进而促进各部门、地区之间的医疗资源最大化，实现共建、共享和共荣，摒弃医疗孤岛，实现优质的诊疗服务和医疗资源最大化的下沉与共享

三、构建"三级联动"网络服务创新模式

中华医学会健康管理学分会倡议建立4CH8社区健康管理模式，其在处理我国人群老龄化及疾病谱变化等方面，具有良好的应用前景和独特优势。老年人群全方位康养服务模式（program of all-inclusive care for the elderly，PACE），是北美地区推广的一种典型的社区医养结合模式。对于需要长期看护照料或患有慢性病的高龄人群，PACE具有显著功效。在参考4CH8社区健康管理模式和北美PACE模式运作机制的基础上，刘军教授以膝骨关节炎等慢性筋骨病为例，初步探索构建"三级联动"网络服务的创新模式。（图3-4）

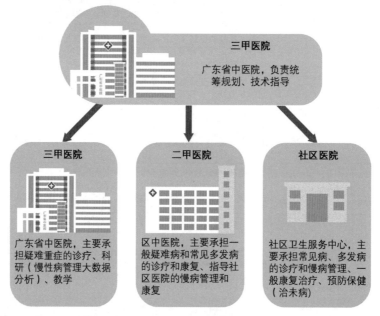

图3-4 "三级联动"网络服务的创新模式（分级诊疗、急慢分治、双向转诊）

近年来，刘军教授积极探索以膝骨关节炎作为研究对象的慢性病管理方案，并与贯彻国家分级诊疗制度、构建医联体的工作紧密结合。该方案以在二甲医院建设名医工作室为起点，共建三甲医院在二甲医院的"延伸病房"；以"膝骨关节炎"为重点优势病种进行探索，更好地实现了双向转诊、基层医院人才培养和中医药传承创新。其不断推进区域医联体建设，探索构建三级医院带领二级和社区医院"三级联动"的网络服务新模式，发挥中医"治未病"的优势和特色，建立预防、医疗、康复、护理有序衔接的服务新体系，更好地发挥三级医院专业技术优势及带头作用，发挥二级医院上下连接的枢纽作用，加强二级、社区卫生机

构能力建设，构建分级诊疗、急慢分治、双向转诊的诊疗模式，促进分工协作，充分合理利用资源，尽可能方便群众就医。该方案现已取得满意的成绩，受到广大群众的欢迎和多方媒体的报道，其以实际行动响应了党和国家建设健康中国、深化医药卫生体制改革的号召。（图3-5A～N）

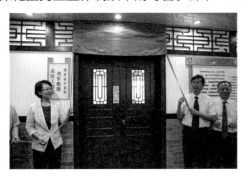

图3-5A 刘军教授名医工作室在海珠区中医医院揭牌成立1

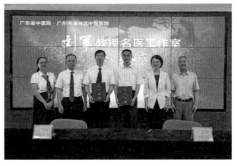

图3-5B 刘军教授名医工作室在海珠区中医医院揭牌成立2

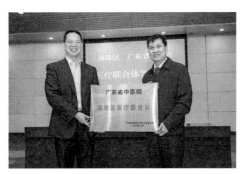

图3-5C 广东省中医院海珠区医疗联合体授牌仪式1

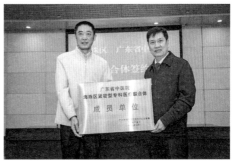

图3-5D 广东省中医院海珠区医疗联合体授牌仪式2

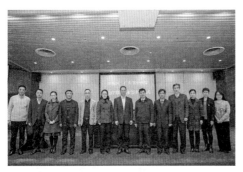

图3-5E 广东省中医院海珠区医疗联合体授牌仪式3

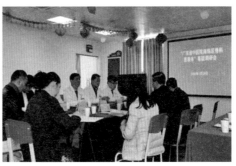

图3-5F 刘军教授团队在广东省中医院海珠区骨科医联体开展基层调研会（广州海珠区南华西街社区卫生服务中心）

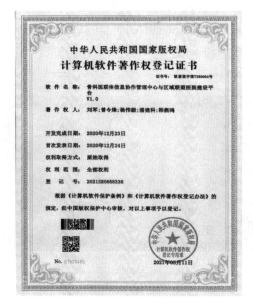

图3-5G　骨科医联体信息协作管理中心与区域联盟医院建设平台（计算机软件著作权，2020年12月）

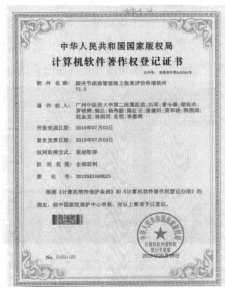

图3-5H　膝关节疾病管理线上效果评价终端软件（计算机软件著作权，2019年7月）

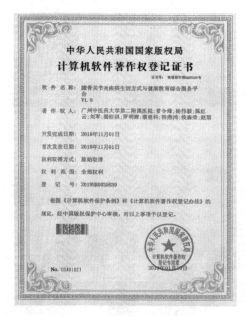

图3-5I　膝骨关节炎疾病生活方式与健康教育综合服务平台（计算机软件著作权，2018年11月）

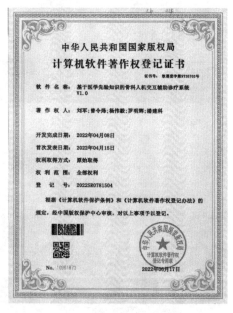

图3-5J　基于医学先验知识的骨科人机交互辅助诊疗系统（计算机软件著作权，2022年4月）

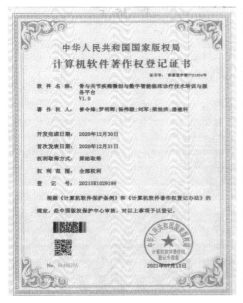

图3-5K 骨与关节疾病微创与数字智能
临床诊疗技术培训与服务平台
（计算机软件著作权，2020年12月）

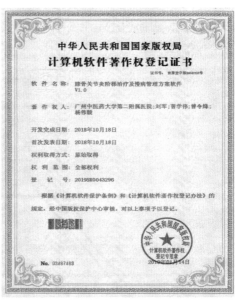

图3-5L 膝骨关节炎阶梯治疗及慢病
管理方案软件（计算机软件著作权，
2018年10月）

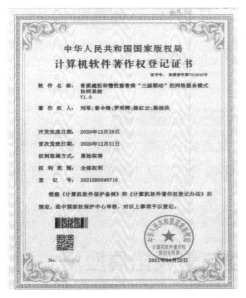

图3-5M 骨质疏松和慢性筋骨病"三级联动"
的网络服务模式协同系统（计算机软件著
作权，2020年12月）

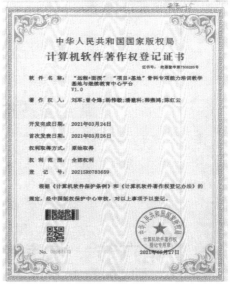

图3-5N "远程＋面授""项目＋基地"
骨科专项能力培训教学基地与继续教育中心
平台（计算机软件著作权，2021年3月）

构建"三级联动"网络服务创新模式是一个长期过程，其间还需要加强家庭关怀支持，进而构建基于多学科协作的三级医院－社区（二级和社区医院）－家庭的慢病管理模式。在此过程中，还需采用有效的措施以保障管理的持续性、风险识别及过程质控，这些尚有待做进一步探讨。（图3-6）

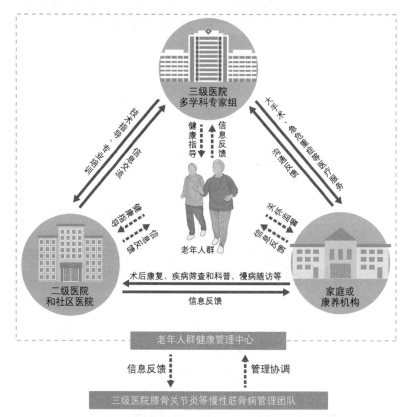

图3-6　基于多学科协作的三级医院－社区（二级和社区医院）－家庭的慢病管理模式

注：大手术、急危重症在三级医院；术后康复、疾病筛查和科普在社区（二级和社区医院）；家庭通过关怀支持等方式主动参与。

第六节　慢病管理与量表拓展应用

在膝骨关节炎慢性病患者自我管理的过程中，应用科学有效的测评工具对其进行测评，并给予针对性的健康教育，对控制疾病进一步发展、提高患者生存质量、降低卫生资源耗费有重大的意义。

在世界范围内，接受全膝关节置换（TKA）以改善症状性膝骨关节炎（KOA）患者疼痛和功能恢复的人数逐年递增。然而，尽管TKA在患者选择、手术技术及植入物设计等方面均取得了较迅猛的发展，但有相关研究表明，11%~18%的TKA患者对手术仍持不满意的态度。因此，基于患者报告结局（PRO）进行合理的评估是当前较为公认的可行措施，其旨在进一步确认患者的期望和满意程度，从而更好地指导临床诊治。当前文献证据提示，我国已有研究人员将相关膝关节评分量表先后翻译成汉化版，并已经过相对科学的验证，但仍需专门为TKA评估设计一个更合适的评分系统。在此语境下，研究人员开发了新版膝关节评估分析系统（NKSS），以更好地阐述患者的相关状况（包括症状、满意度、期望值及功能活动）。上述评分系统主要基于新的量表问卷与严谨的验证工作，其信度已通过既往相关研究予以合理的评估，并取得了较理想的结果。鉴于我国逐渐进入超老龄化社会，KOA在我国的发生率明显高于其他国家，同时对TKA及其适当评估的需求也在日趋增加。因此，将我国TKA患者的自我评价纳入国际临床测评体系，并对我国和其他国家人群的结果进行比较分析，通过标准化的跨文化调试方法开发汉化版量表，并采用接受TKA的我国患者的自我评估予以有效验证，这个过程具有极其重要的临床指导意义。在汉化版广泛使用之前，NKSS评分系统必须适应采用汉语言交流的人群，且必须经过TKA患者的验证。为了便于在全球范围内比较TKA的治疗结果，必须使用标准化的方法评估其可行性与效度。本研究的目的是建立汉化版的跨文化调试NKSS2.0评估分析系统，并对初次接受TKA的KOA患者的心理测量特性进行评价。

一、资料与方法

（一）翻译与跨文化调试

NKSS原量表翻译和跨文化适应均需根据相关国际指南规范操作。首先，与原量表开发者沟通，取得汉化版授权。第二，选择3位母语为中文的双语翻译者，包括2位课题参与人（有医学背景）及1位未知晓具体研究目的者（没有医学背景）；由上述3人分别独立将NKSS原量表翻译成第一版中文稿。第三，对第一版译文进行综合，采用相同部分的条目；对存在差异的部分内容，通过译者之间的咨询协商，达成共识意见。第四，对NKSS第一版中文稿进行逆向翻译，主要由2位以英语为母语、汉语为第二语言的人士执行，他们均需具有医学背景，但不了解本研究的目的，并最终就逆向翻译稿达成共识。第五，成立由4位翻译、3位临床医生（包括2位骨科医生、1位康复医生）、1位护士、1位统计学教授等组成的专家委员会，专家委员会将逆向翻译稿分别与第一版中文稿和NKSS原量表进行对比，同时针对原量表和目标文本（汉化版）在语义、习惯用语、经验及概念维度的等价性问题上达成共识意见。第六，采用上述初始共识稿量表，对15名准备接受TKA手术的患者和15名已经接受TKA手术的患者进行预测试。少数患者由于存在语义、习惯用语、经验及概念等方面的差异，在理解汉化版NKSS量表上存在困难，为帮助此类患者了解问卷项目，本课题组研究人员在门诊或住院部与患者会面，并记录有困难的项目，由专家委员会再次讨论，并采用更合适的中文语言代替。最后，使这些行预测试的患者均能够完成问卷填写。专家委员会就NKSS最终版本（即NKSS2.0评估分析系统）达成共识，然后对其进行进一步的特性测量测试。

（二）目标人群

收集2019年10月至2021年3月在我院骨科诊断为膝骨关节炎的患者190例。本研究的目标人数主要依据健康状况问卷质量标准拟定，超过100例患者需要进行适当的内部一致性分析，超过50例患者需要进行有效的信度、效度及上限或下限效应分析（也称为"天花板或地板效应"）。（表3-2）

表3-2　纳入病例的基本情况（$n = 190$）

项目		结果
患侧 [例数（%）]	右膝	99（52%）
	左膝	91（48%）
年龄（岁，均数 ± 标准差）		64.5 ± 7.2
身高（cm，均数 ± 标准差）		167.8 ± 7.5
体重（kg，均数 ± 标准差）		64.3 ± 9.6
性别	女	106（56%）
	男	84（44%）

招募的患者需要满足以下标准：①符合TKA手术适应证，准备接受TKA手术者；②能够独立完成问卷，没有认知障碍者（包括学习和记忆障碍、失语、失认症和阿尔茨海默病被评估为认知障碍者）；③年龄超过18岁；④膝关节疼痛时间≥6周；⑤实验室检测及影像学检查评估均符合TKA手术指征。排除标准包括：①本身具有TKA禁忌证者；②不愿意接受TKA手术者；③有下肢麻木或其他神经症状者；④有膝关节手术史、肿瘤或感染者。所有受试者均签署书面知

情同意书；本研究通过了广东省中医院伦理委员会审核批准（伦理委员会批件号为：BF2019-028-01）。

（三）评分量表

NKSS2.0评估分析系统分为术前测定量表和术后测定量表两套测评工具，见附。两套量表都涵括6个维度，包括①维度"基本信息"1个：共10个条目，不计分；②维度"客观膝关节指标"1个：由临床医师填写，包括检查项目4个，评分最高为75分；③维度"症状"1个：由患者填写，包括条目3个，评分最高为25分；④维度"满意度"1个：由患者填写，包括条目5个，评分最高为40分；⑤维度"期望值"1个：由患者填写，包括条目3个，评分最高为15分；⑥维度"功能活动"1个：由患者填写，包括亚维度4个（条目19个），评分最高为100分。上述维度主要依据计算各个条目的计分得到各个维度评分总数，每一个维度之间均为相对独立。术前测定量表和术后测定量表这两个量表最主要的区别在于维度"期望值"，即术前测定量表聚焦在患者的预期想法或要求，术后测定量表强调患者期望被满足的情况。本研究采用中文版SF-36健康调查简表、疼痛视觉模拟评分（VAS评分）、牛津膝关节功能评估量表（OKS）与NKSS2.0评估分析系统进行结构效度的比较。

OKS评分被广泛用于评估膝关节的结局状况，包含12个条目（平时膝关节疼痛程度；洗澡和擦身有无困难；上下小轿车或公共汽车有无困难；行走多长时间会感觉到膝关节疼痛严重；吃饭或由坐位站起时膝关节疼痛严重程度；行走是否有跛行；能否跪下然后站起；晚上睡觉时是否有膝关节疼痛；膝关节疼痛影响日常工作和家务的程度；是否感觉膝关节可能突然失去控制或者摔倒；独自购物的困难程度；下楼梯的困难程度）。该量表得分从0分（最差）到48分（最好）。

SF-36评分是一份综合健康评估问卷，包含生理职能（RP）、生理功能（PF）、躯体疼痛（BP）、一般健康（GH）、社会功能（SF）、活力（VT）、心理健康（MH）及情感职能（RE）共8个维度，每个维度的得分范围为0分（最差）到100分（最好）。

VAS评分被外科医生广泛用于评估患者的疼痛程度，即通过100mm长的水平线进行评估，范围从"无疼痛"（左端）到"最痛"（右端）。

汉化版NKSS2.0评估分析系统，SF-36、VAS以及OKS评分均由本院骨科住院或门诊患者完成。

（四）量表各维度分布与可接受性评价

数据可接受性主要基于以下标准：符合正态分布，即没有显著的下限或上限效应（少于15%的参与者获得最高或最低分）；记录完成问卷所需的时间；回答这些问题没有困难、没有遗漏、没有多道回答等。

（五）信度评价

从190例患者中随机选取90例患者，对NKSS2.0评估分析系统的重测信度进行评估。1周后，他们被要求在同样的条件下再次完成问卷，完成后返回。计算组内相关系数（ICC）（双向随机效应模型），量化重测信度。当ICC值 > 0.7时，表示存在较好的重复性信度；当ICC值 >0.8时，表示存在很好的重复性信度。同时，采用Cronbach's α系数评价内部一致性信度，当Cronbach's α系数 > 0.70时，提示为"满意"。

（六）效度评价

相关研究证据提示，直到现在还没有所谓的公认"黄金标准"能最佳地反映膝关节的状态。SF-36、VAS以及OKS评分在我国广泛使用，并经过了严谨的信度和效度评价。因此，本研究通过计算NKSS2.0评估分析系统与SF-36、VAS以及OKS评分的Pearson系数，来评估NKSS2.0评估分析系统的结构效度。定义相关系数分别为极好（0.81~1.0）、较好（0.61~0.80）、中等（0.41~0.60）、一般（0.21~0.40）及差（0~0.20）。相应的NKSS2.0评估分析系统的子量表预期与SF-36、VAS以及OKS评分具有较好的相关性。

二、结果

（一）跨文化调试

原文用作度量距离的"block"单位，在我国几乎不使用；用作计算长度的"Inch"及标注重量的"LBS"，也是甚少使用。因此，经专家委员会协商并一致同意，在本研究中用"100m"代替"a block"，用"cm"代替"Inch"，用"kg"代替"LBS"。其次，在"基本情况"中种族条目选择设计方面，原量表涵括了世界各个种族，包括美国地区的本土土著，而将整个亚洲人群归属为1个选项，这也导致NKSS原量表并不符合我国实际情况，故经专家会议达成一致，即在本研究中将该条目调整为"民族：□ 汉族 □ 其他"。此外，将原量表日期的记录顺序"英文[美]：月日年"调整为"中文：年月日"。

（二）量表各维度分布与可接受性评价

在纳入的目标群体中没有发现上限或下限的效应（即天花板或地板效应），表明NKSS2.0评估分析系统各维度分布良好。平均完成问卷时间为427.9±25.8秒。所有参与者都顺利完成了问卷，没有出现遗漏或多道回答的问题。

（三）信度评价

90名参与者再次完成问卷调查，复测平均得分为82.06±18.02，与第一次测量结果（78.43±16.08）相近。两组之间的ICC值为0.91（95%CI：0.85～0.94），这表明了NKSS2.0评估分析系统的重复性信度较高。我们还发现两组之间的Cronbach's α系数为0.91（每个子量表为0.708～0.856），这表明NKSS2.0评估分析系统整体具有良好的内部一致性。（表3-3）

表3-3　汉化版NKSS2.0评估分析系统各维度评分和量表总分之间的相关系数

维度	均数 ± 标准差	相关系数	若剔除该条目，相应的 Cronbach's α 系数值
症状评分	6.74 ± 2.62	0.708	0.637
满意度评分	12.09 ± 4.43	0.819	0.503
期望值评分	10.84 ± 1.89	0.778	0.664
功能活动评分	40.96 ± 12.73	0.846	0.789

（四）效度评价

NKSS2.0评估分析系统与SF-36评分的BP维度0.62（95%CI：0.45～0.75）、PF维度0.73（95%CI：0.63～0.82）及GH维度0.52（95%CI：0.27～0.66）之间的相关性为中到强；然而，NKSS2.0评估分析系统与SF-36评分的RP维度0.45（95%CI：0.31～0.58）、SF维度0.37（95%CI：0.16～0.53）、VT维度0.24（95%CI：0.04～0.42）、MH维度0.26（95%CI：0.04～0.45）及RE维度0.23（95%CI：0.02～0.43）之间呈弱相关。NKSS2.0评估分析系统和VAS评分之间的系数为－0.69（95%CI：－0.59～－0.77）；NKSS2.0评估分析系统和OKS评分之间的系数为－0.77（95%CI：－0.84～－0.68）。这些数据表明，NKSS2.0评估分析系统与OKS和VAS评分有很强的相关性。（表3-4）

表3-4　NKSS2.0评估分析系统与SF-36、VAS以及OKS评分的Pearson相关系数分析
（ n = 190 ）

类别		NKSS2.0 评估分析系统测评	OKS 评分
SF-36 评分	生理职能（RP）	0.45ª（0.31，0.58）	−0.41ª（−0.55，−0.25）
	生理功能（PF）	0.73ª（0.63，0.82）	−0.68ª（−0.78，−0.53）
	躯体疼痛（BP）	0.62ª（0.45，0.75）	−0.57ª（−0.72，−0.41）
	一般健康（GH）	0.52ª（0.27，0.66）	−0.52ª（−0.65，−0.32）
	社会功能（SF）	0.37ª（0.16，0.53）	−0.45ª（−0.59，−0.11）
	活力（VT）	0.24ª（0.04，0.42）	−0.32ª（−0.48，−0.13）
	心理健康（MH）	0.26ª（0.04，0.45）	−0.71ª（−0.61，−0.79）
	情感职能（RE）	0.23ᵇ（0.02，0.43）	−0.28ª（−0.46，−0.07）
VAS 评分		−0.69ª（−0.59，−0.77）	0.73ª（0.62，0.81）
OKS 评分		−0.77ª（−0.84，−0.68）	

注：OKS，牛津膝关节功能评估量表；VAS，疼痛视觉模拟评分；SF-36，SF-36健康调查简表；NKSS2.0评估分析系统，新版膝关节评估分析系统2.0；ª相关系数在概率为0.05（双侧）水平上具有显著性意义；ᵇ相关系数在概率为0.01（双侧）水平上具有显著性意义。

三、讨论

随着我国和其他国家TKA病例数量的飙升，对经过严谨验证的TKA专用评估工具的需求也日益迫切。当前，我国有几种评估膝关节疾病的评分系统，其中一些已经通过科学验证，例如OKS、WOMAC、膝关节损伤与骨关节炎评分（KOOS）、Lequesne指数等。然而，现在比以前更强调以患者为导向的结局评价，并且现在在评估手术结果时，多数聚焦于患者的期望和满意程度。这也是将美国开发的NKSS翻译成其他国家语言版本的主要目的。然而NKSS的条目应该参考相关规范，在不同的国家、民族和文化背景下进行测试。

既往研究者王春生等纳入52例患者进行NKSS试应用和分析（其中43例完成问卷，完成率为63.23%，样本量偏少），结果发现该量表在国内的应用性较差。在我们的研究中，通过规范的翻译、回译、预测等程序，将NKSS原量表修订为汉化版NKSS2.0评估分析系统，根据对190例全膝关节置换患者的测量结果，分析量表的可行性、效度和信度，在一定程度上保证了结果数据的有效性与真实性。本研究相关结果提示，修订的汉化版NKSS2.0评估分析系统有较好的效度和信度，适合我国TKA人群生活质量评估。其为进一步开展国内TKA相关生活质量的研究提供了基础和依据。其次，我们的研究涉及第1次和第2次测试，两次测试的间隔时间为1周，这可以评估NKSS2.0评估分析系统重测的可靠性。

因为1周的时间足够长，可以防止回忆性偏倚；但又相对较短，可以确保没有发生显性的临床变化。在本次研究中尚未发现天花板或地板效应，提示NKSS2.0评估分析系统的分布是令人满意的。所有患者均顺利完成问卷，表明NKSS2.0评估分析系统的条目具有较佳的文化可接受性。OKS评分通常应用于评估TKA术后患者疼痛和生理功能改善程度；VAS评分多用作反映患者对疼痛的主观感受。既往不少研究均表明，OKS与VAS评分量表的有效性和可靠性。因此，本研究选择OKS与VAS评分作为对照指标，结果发现NKSS2.0评估分析系统和VAS评分之间的系数为−0.69（95%CI：−0.59～−0.77）；NKSS2.0评估分析系统和OKS评分之间的系数为−0.77（95%CI：−0.84～−0.68）。以上数据表明，NKSS2.0评估分析系统与OKS和VAS评分有很强的相关性，且NKSS2.0评估分析系统具有较佳的结构效度，与英文版的原量表相当。

到目前为止，NKSS已经被陆续翻译成法语、荷兰语、比利时语等多国语种。北美讲英语的人口与欧洲国家的人口具有相似的文化背景，而我国人口在文化角度上与前者有着显著的差异。特别是在功能活动子量表中描述的体育活动项目，这些项目在接受TKA的我国老年人群中可能存在不适用的情况，这可能是本研究量表相关系数有待强化的主要原因。由于老年人在日常生活中更加活跃，更倾向于参加体育活动，因此活动领域对TKA的评估显得更加重要。在我们的研究中，NKSS2.0评估分析系统与SF-36评分中的生理功能（PF）（$r = 0.73$；$P < 0.05$）、躯体疼痛（BP）（$r = 0.62$；$P < 0.05$）和一般健康（GH）（$r = 0.52$；$P < 0.05$）等子量表显示出中到强的相关性（表3-4）。NKSS2.0评估分析系统与SF-36的社会功能（SF）（$r = 0.37$；$P < 0.05$）、活力（VT）（$r = 0.24$；$P < 0.05$）、心理健康（MH）（$r = 0.26$；$P < 0.05$）等其他维度弱相关性并不一定会降低这个评分系统的有用性，但确实表明需要进一步的研究来确定差异的原因，以及差异是否会在接下来的研究中影响NKSS2.0评估分析系统的有效性。

本研究的主要创新点在于通过参考规范的国际通用量表翻译修订方法，形成NKSS2.0评估分析系统，包括术前和术后两套评估方案，并对过去2年接受原发性TKA的患者进行相关信度、效度及可接受性等特性评价，初步得出修订的汉化版NKSS2.0评估分析系统有好的效度和信度，适合用于对我国TKA人群生活质量的评估。

本研究的局限性：第一，本研究拟定的中英翻译尚未被证实是最准确、合理的中文译文，毕竟从一种语言译评至另一种语言总是存在其固有的局限性。如果针对原量表有更佳的词或短语符合推荐要求，这些修正将亟待在后续类似的标准化方案中予以验证。其次，本研究纳入对象多数为南方患者，其可能不能作为我国人群代表，故尚需做多中心设计，纳入更多的病例数量以对NKSS2.0评估分析系统的有效性进行验证。此外，本研究纳入的多为严重KOA患者，故尚需对轻中度病例进行综合考虑，尤其亟待对各种疾病之间的异同、原发和翻修病例之间的差异做进一步研究。最后，临床医护人员的客观评价有助于更好地辅助佐证主观量表。明晰客观证据和主观量表之间的差异甚为关键，这将促进疾患诊治方法的健康发展，从而不断提升患者的满意程度。

四、小结

NKSS2.0评估分析系统的英文版已被翻译成汉化版，且被证明是可靠、有效的，并具有较好的内部一致性。修订的汉化版NKSS2.0评估分析系统易于理解且相对完整。我们的研究结果初步表明，NKSS2.0评估分析系统能够帮助骨科临床医生评估患者在TKA术前及术后的期望、满意度和功能活动，但其效度和信度尚需在后续纳入更大的人群做进一步验证。

*附：

全膝关节置换TKA评估分析系统NKSS2.0
（术前测定量表）

（共255分，包括客观指标75分，症状25分，满意度40分，期望值15分，功能活动100分）

基本信息		
患者完成部分		
填写时间	出生日期	时间格式
□□/□□/□□	□□/□□/□□	年/月/日
身高（cm）	体重（kg）	性别
＿＿＿＿cm	＿＿＿＿kg	□男　□女
请问您哪一侧膝关节有不适症状		
□左侧　　□右侧 （如果是双膝不适，拟行手术治疗，请使用两份表格分别填写）		
民族：□汉族　　□其他：＿＿＿＿＿		
请说明你将接受手术治疗的时间及手术医生姓名		
日期：□□/□□/□□ 时间格式：年/月/日		手术医生姓名：＿＿＿＿＿
请问您将接受的手术治疗，是初次膝关节置换还是翻修		
□初次　　□翻修		

续表

医生完成部分

功能受限分类（请选择）：□

A 单侧膝骨关节炎	C1 TKR，但远期关节炎影响行走
B1 一侧 TKA，对侧膝骨关节炎	C2 TKR，但身体状况影响行走
B2 双侧 TKA	C3 单侧或双侧 TKA，伴有单侧或双侧 THR

一、客观膝关节指标（75 分）（由医生完成）			
力线（25 分）			
①力线：双下肢站立位全长 X 线片（解剖力线）（25 分）			
□中立：外翻 2°～10°	（25 分）	□内翻：外翻＜ 2°	（–10 分）
□外翻：外翻＞ 10°	（–10 分）		
不稳定性（25 分）			
②内 / 外侧不稳定性：在完全伸直时进行测量（15 分）			
□无	（15 分）	□轻度或＜ 5mm	（10 分）
□中度或 5mm	（5 分）	□重度或＞ 5mm	（0 分）
③前 / 后方不稳定性：在屈曲 90° 时进行测量（10 分）			
□无	（10 分）	□中度或＜ 5mm	（5 分）
□重度或＞ 5mm	（0 分）		
关节活动度（25 分）			
④关节活动度范围：_____（每 5° 为 1 分，最多得分为 25 分）			
扣分项目			
屈曲挛缩 扣分：_____			
□ 1°～5°	（–2 分）	□ 6°～10°	（–5 分）
□ 11°～15°	（–10 分）	□＞ 15°	（–15 分）
伸直受限 扣分：_____			
□＜ 10°	（–5 分）	□ 10°～20°	（–10 分）
□＞ 20°	（–15 分）		
客观膝关节指标得分：_____			

二、症状（25 分）（由患者完成）										
①平地行走时疼痛程度									10 分【　】	
0	1	2	3	4	5	6	7	8	9	10
无痛										剧烈疼痛

②上下楼梯或爬坡时疼痛程度　　　　　　　　　　　　　　　　　　　10 分【　】

0	1	2	3	4	5	6	7	8	9	10
无痛										剧烈疼痛

③您觉得这个膝关节"正常"吗（5 分）

□一直正常	（5 分）	□有时正常	（3 分）
□从未正常	（0 分）		

症状得分：_____

续表

三、满意度（40分）（由患者完成）			
①目前，当您坐着的时候，您对膝关节的疼痛程度满意吗（8分）			
□非常满意	（8分）	□满意	（6分）
□一般	（4分）	□不满意	（2分）
□非常不满意	（0分）		
②目前，当您躺在床上的时候，您对膝关节的疼痛程度满意吗（8分）			
□非常满意	（8分）	□满意	（6分）
□一般	（4分）	□不满意	（2分）
□非常不满意	（0分）		
③目前，当您下床活动的时候，您对膝关节的功能满意吗（8分）			
□非常满意	（8分）	□满意	（6分）
□一般	（4分）	□不满意	（2分）
□非常不满意	（0分）		
④目前，当您做简单家务的时候，您对膝关节的功能满意吗（8分）			
□非常满意	（8分）	□满意	（6分）
□一般	（4分）	□不满意	（2分）
□非常不满意	（0分）		
⑤目前，当您参加休闲娱乐活动的时候，您对膝关节的功能满意吗（8分）			
□非常满意	（8分）	□满意	（6分）
□一般	（4分）	□不满意	（2分）
□非常不满意	（0分）		
满意度得分：_____			

四、期望值（15分）（由患者完成）			
做完手术后您期望可以达到的效果			
①您期望通过膝关节置换手术减轻您的膝关节疼痛吗（5分）			
□不，不期望	（1分）	□是的，少许期望	（2分）
□是的，期望（一般）	（3分）	□是的，比较期望	（4分）
□是的，非常期望	（5分）		
②您期望通过膝关节置换手术帮助您恢复正常的日常生活活动吗（5分）			
□不，不期望	（1分）	□是的，少许期望	（2分）
□是的，期望（一般）	（3分）	□是的，比较期望	（4分）
□是的，非常期望	（5分）		
③您期望通过膝关节置换手术帮助您恢复休闲、娱乐或体育活动吗（5分）			
□不，不期望	（1分）	□是的，少许期望	（2分）
□是的，期望（一般）	（3分）	□是的，比较期望	（4分）
□是的，非常期望	（5分）		
期望值得分：_____			

续表

五、功能活动（100分）（由患者完成）		
行走和站立（30分）		

①不用任何辅助工具（例如手杖、拐杖、轮椅等），您能行走吗（0分）		
□能	□不能	

②如果不能，您需要使用下列哪一种辅助工具（最多扣10分）

□轮椅	（-10分）	□助行器	（-8分）
□双拐杖	（-8分）	□双手杖	（-6分）
□单拐杖	（-4分）	□单手杖	（-4分）
□膝部护套/护膝	（-2分）	□其他 ＿＿＿＿＿	

③您使用这些辅助工具，是因为您的膝关节不适吗（0分）

□是	□不是

④由于膝关节不适，在坐下之前，您能坚持站立多久（无论是否需要辅助工具）（15分）

□不能站立	（0分）	□0~5分钟	（3分）
□6~15分钟	（6分）	□16~30分钟	（9分）
□31~60分钟	（12分）	□超过1小时	（15分）

⑤由于膝关节不适，在停止步行之前，您能行走多长时间（无论是否需要辅助工具）（15分）

□不能站立	（0分）	□0~5分钟	（3分）
□6~15分钟	（6分）	□16~30分钟	（9分）
□31~60分钟	（12分）	□超过1小时	（15分）

行走和站立得分：＿＿＿＿＿

标准活动（30分）

在下列活动中，您的膝关节对您的活动有多大影响	没有影响	轻微影响	中度影响	较重影响	重度影响	不能做该活动（因膝关节不适）	从不做这个活动
	5	4	3	2	1	0	
①在不平坦的地面行走	□	□	□	□	□	□	□
②患肢站立转身	□	□	□	□	□	□	□
③上下楼梯	□	□	□	□	□	□	□
④不需要用手辅助从矮沙发或矮椅子上站起来	□	□	□	□	□	□	□
⑤上下小轿车	□	□	□	□	□	□	□
⑥侧向移动/侧步走	□	□	□	□	□	□	□

标准活动得分：＿＿＿＿＿

续表

高级活动（25分）						
在下列活动中，您的膝关节对您的活动有多大影响	没有影响	轻微影响	中度影响	较重影响	重度影响	不能做该活动（因膝关节不适）	从不做这个活动
	5	4	3	2	1	0	
①爬梯子（台阶）	□	□	□	□	□	□	□
②提着购物袋走100m	□	□	□	□	□	□	□
③下蹲	□	□	□	□	□	□	□
④跪下	□	□	□	□	□	□	□
⑤跑	□	□	□	□	□	□	□

高级活动得分：

自由活动（15分）

请选择下列您认为对您最重要的3项活动（请不要写其他活动）

①娱乐活动

□游泳	□高尔夫球（18洞）	□骑自行车（>30分钟）	□园艺（例如种花草、种菜）
□保龄球运动	□球拍类运动（例如网球、乒乓球）		□长距离行走/竞走
□跳舞/芭蕾舞	□拉伸运动		

②健身和健身活动

□举重训练	□腿部伸直训练	□台阶踩踏训练	□健身脚踏车训练
□健身跑训练	□蹬腿训练	□椭圆练习仪训练	□有氧运动

请将您选择的3项活动填写到下面的横线处

您的膝关节对您的这3项活动有多大的影响

活动（请写出上述列表中的3种活动）	没有影响	轻微影响	中度影响	较重影响	重度影响	不能做该活动（因膝关节不适）
	5	4	3	2	1	0
①_____	□	□	□	□	□	□
②_____	□	□	□	□	□	□
③_____	□	□	□	□	□	□

自由活动得分：

功能活动总得分：

全膝关节置换TKA评估分析系统NKSS2.0
（术后测定量表）

（共255分，包括客观指标75分，症状25分，满意度40分，期望值15分，功能活动100分）

基本信息	
患者完成部分	

填写时间	出生日期	时间格式
□□/□□/□□	□□/□□/□□	年／月／日

身高（cm）	体重（kg）	性别
_____cm	_____kg	□男　　□女

请问您哪一侧做了膝关节手术治疗

□左侧　　□右侧
（如果双膝均做了手术治疗，请使用两份表格分别填写）

民族：□汉族　　□其他：_____

请说明您已完成的手术治疗时间及手术医生姓名

日期：□□/□□/□□ 时间格式：年／月／日	手术医生姓名：_____

请问您已完成的手术治疗，是初次膝关节置换还是翻修

□初次　　□翻修

医生完成部分	

功能受限分类（请选择）：□

A 单侧膝骨关节炎	C1 TKR，但远期关节炎影响行走
B1 一侧 TKA，对侧膝骨关节炎	C2 TKR，但身体状况影响行走
B2 双侧 TKA	C3 单侧或双侧 TKA，伴有单侧或双侧 THR

一、客观膝关节指标（75分）（由医生完成）	
力线（25分）	

①力线：双下肢站立位全长 X 线片（解剖力线）（25分）

□中立：外翻2°～10°　　（25分）	□内翻：外翻＜2°　　（–10分）
□外翻：外翻＞10°　　（–10分）	

不稳定性（25分）	

②内／外侧不稳定性：在完全伸直时进行测量（15分）

□无　　（15分）	□轻度或＜5mm　　（10分）
□中度或5mm　　（5分）	□重度或＞5mm　　（0分）

③前／后方不稳定性：在屈曲90°时进行测量（10分）

□无　　（10分）	□中度或＜5mm　　（5分）
□重度或＞5mm　　（0分）	

关节活动度（25分）	

④关节活动度范围：_____　（每5° 为1分，最多得分为25分）

扣分项目

屈曲挛缩 扣分：_____

续表

□ 1°～5°	（-2分）	□ 6°～10°	（-5分）
□ 11°～15°	（-10分）	□ > 15°	（-15分）

伸直受限 扣分：_____

□ < 10°	（-5分）	□ 10°～20°	（-10分）
□ > 20°	（-15分）		

客观膝关节指标得分：

二、症状（25分）（由患者完成）

①平地行走时疼痛程度　　　　　　　　　　　　　　　　　　　　　　10分【　】

0	1	2	3	4	5	6	7	8	9	10
无痛										剧烈疼痛

②上下楼梯或爬坡时疼痛程度　　　　　　　　　　　　　　　　　　　10分【　】

0	1	2	3	4	5	6	7	8	9	10
无痛										剧烈疼痛

③您觉得这个膝关节"正常"吗（5分）

□一直正常	（5分）	□有时正常	（3分）
□从未正常	（0分）		

症状得分：

三、满意度（40分）（由患者完成）

①目前，当您坐着的时候，您对膝关节的疼痛程度满意吗（8分）

□非常满意	（8分）	□满意	（6分）
□一般	（4分）	□不满意	（2分）
□非常不满意	（0分）		

②目前，当您躺在床上的时候，您对膝关节的疼痛程度满意吗（8分）

□非常满意	（8分）	□满意	（6分）
□一般	（4分）	□不满意	（2分）
□非常不满意	（0分）		

③目前，当您下床活动的时候，您对膝关节的功能满意吗（8分）

□非常满意	（8分）	□满意	（6分）
□一般	（4分）	□不满意	（2分）
□非常不满意	（0分）		

④目前，当您做简单家务的时候，您对膝关节的功能满意吗（8分）

□非常满意	（8分）	□满意	（6分）
□一般	（4分）	□不满意	（2分）
□非常不满意	（0分）		

续表

⑤目前，当您参加休闲娱乐活动的时候，您对膝关节的功能满意吗（8分）			
□非常满意	（8分）	□满意	（6分）
□一般	（4分）	□不满意	（2分）
□非常不满意	（0分）		

满意度得分： □

四、期望值（15分）（由患者完成）

请与您在手术前的预期疗效进行比较

①我对减轻疼痛疗效的期望是（5分）			
□比我预想的差太多	（1分）	□比我预想的差	（2分）
□跟我预想的差不多	（3分）	□比我预想的好	（4分）
□比我预想的好很多	（5分）		
②我对通过手术能做日常生活中的正常活动的期望是（5分）			
□比我预想的差太多	（1分）	□比我预想的差	（2分）
□跟我预想的差不多	（3分）	□比我预想的好	（4分）
□比我预想的好很多	（5分）		
③我对通过手术能恢复正常的休闲、娱乐或体育活动的期望是（5分）			
□比我预想的差太多	（1分）	□比我预想的差	（2分）
□跟我预想的差不多	（3分）	□比我预想的好	（4分）
□比我预想的好很多	（5分）		

期望值得分： □

五、功能活动（100分）（由患者完成）

行走和站立（30分）

①不用任何辅助工具（例如手杖、拐杖、轮椅等），您能行走吗（0分）			
□能		□不能	
②如果不能，您需要使用下列哪一种辅助工具（最多扣10分）			
□轮椅	（-10分）	□助行器	（-8分）
□双拐杖	（-8分）	□双手杖	（-6分）
□单拐杖	（-4分）	□单手杖	（-4分）
□护膝/膝关节支具	（-2分）	□其他 _____	
③您使用这些辅助工具，是因为您的膝关节不适吗（0分）			
□是		□不是	
④由于膝关节不适，在坐下之前，您能坚持站立多久（无论是否需要辅助工具）（15分）			
□不能站立	（0分）	□0~5分钟	（3分）
□6~15分钟	（6分）	□16~30分钟	（9分）
□31~60分钟	（12分）	□超过1小时	（15分）

续表

⑤由于膝关节不适，在停止步行之前，您能行走多长时间（无论是否需要辅助工具）（15 分）

□不能站立	（0 分）	□0～5 分钟	（3 分）
□6～15 分钟	（6 分）	□16～30 分钟	（9 分）
□31～60 分钟	（12 分）	□超过 1 小时	（15 分）

行走和站立得分：

标准活动（30 分）

在下列活动中，您的膝关节对您的活动有多大影响	没有影响	轻微影响	中度影响	较重影响	重度影响	不能做该活动（因膝关节不适）	从不做这个活动
	5	4	3	2	1	0	
①在不平坦的地面行走	□	□	□	□	□	□	□
②患肢站立转身	□	□	□	□	□	□	□
③上下楼梯	□	□	□	□	□	□	□
④不需要用手辅助从矮沙发或矮椅子上站起来	□	□	□	□	□	□	□
⑤上下小轿车	□	□	□	□	□	□	□
⑥侧向移动 / 侧步走	□	□	□	□	□	□	□

标准活动得分：

高级活动（25 分）

在下列活动中，您的膝关节对您的活动有多大影响	没有影响	轻微影响	中度影响	较重影响	重度影响	不能做该活动（因膝关节不适）	从不做这个活动
	5	4	3	2	1	0	
①爬梯子（台阶）	□	□	□	□	□	□	□
②提着购物袋走 100m	□	□	□	□	□	□	□
③下蹲	□	□	□	□	□	□	□
④跪下	□	□	□	□	□	□	□
⑤跑	□	□	□	□	□	□	□

高级活动得分：

自由活动（15 分）

请选择下列您认为对您最重要的 3 项活动（请不要写其他活动）

①娱乐活动

□游泳	□高尔夫球（18 洞）	□骑自行车（＞30 分钟）	□园艺（例如种花草、种菜）
□保龄球运动	□球拍类运动（例如网球、乒乓球）		□长距离行走 / 竞走
□跳舞 / 芭蕾舞	□拉伸运动		

续表

②健身和健身活动						
□举重训练		□腿部伸直训练		□台阶踩踏训练		□健身脚踏车训练
□健身跑训练		□蹬腿训练		□椭圆练习仪训练		□有氧运动
请将您选择的3项活动填写到下面的横线处						
您的膝关节对您的这3项活动有多大的影响						
活动（请写出上述列表中的3种活动）	没有影响	轻微影响	中度影响	较重影响	重度影响	不能做该活动（因膝关节不适）
	5	4	3	2	1	0
① _____	□	□	□	□	□	□
② _____	□	□	□	□	□	□
③ _____	□	□	□	□	□	□
自由活动得分： [ ]						

功能活动总得分： [   ]

第四章

医患健康咨询

第一节 膝骨关节炎的基本知识

一、膝骨关节炎会给人们带来什么样的健康问题

膝骨关节炎起病缓慢，早期常没有症状，呈隐性发展过程，因此KOA早期容易被大家忽略。而一旦出现明显的疼痛、僵硬和关节活动受限等问题时，膝骨关节炎则发展到较为严重且影响人们健康的状态。膝骨关节炎给人们造成的健康问题如下。

（一）膝骨关节炎是引起患者膝关节疼痛的常见原因

骨关节炎损害的组织主要为关节软骨。由于关节内高压可刺激关节囊的痛觉神经纤维，或骨内高压刺激骨膜，或刺激骨周围神经纤维，所以膝骨关节炎患者几乎都会产生膝关节疼痛。此外，膝骨关节炎患者软骨下骨微细骨折或关节结构改变、骨赘及滑膜炎等病理改变也可引起关节疼痛。膝骨关节炎的关节疼痛一般多在活动后加重。许多膝骨关节炎患者因为疼痛而影响关节运动。

（二）膝骨关节炎是引起患者慢性残疾的首要因素

膝骨关节炎发展到晚期，可出现明显的关节活动受限，甚至导致关节废用。膝骨关节炎造成的残疾目前已是人工膝关节置换的主要因素。膝骨关节炎引起的残疾与慢性心肺疾病引起的残疾相当，是造成老年人慢性残疾的首要原因。

（三）膝骨关节炎导致老年人的生活质量下降

随着社会发展，目前人均寿命已延长到了近80岁。膝骨关节炎的发病率则

会因为人口老龄化而大大增加。由于膝骨关节炎的症状表现为疼痛、活动受限，甚至残疾，故而会导致患者不得不使用手杖、拐杖、助行器和轮椅，生活质量严重下降。因此，膝骨关节炎已成为老年人需要紧快解决的健康问题。

二、膝骨关节炎有哪些种类

原发性膝骨关节炎是指以目前诊断方法不能查明发病原因的膝骨关节炎。目前，此病的病因不清，可能与年龄、性别、职业、种族、肥胖、遗传和过度运动等因素有关。大部分原发性膝骨关节炎是因患者年龄逐渐增大，关节自然退变所致。随着年龄的增长，关节软骨的水分增加，构成关节软骨的蛋白变性，同时关节软骨形成裂缝或碎片。出现问题的关节因重复运动，进一步加重关节软骨炎症，激惹膝关节产生疼痛和肿胀。若病情进一步发展，关节软骨会全部缺失。软骨"保护垫"的缺失，增加了关节间骨与骨的摩擦力，进一步导致关节疼痛和活动受限。

继发性膝骨关节炎是指有明确病因的膝骨关节炎，常由如下原因导致：①膝关节创伤，包括由于运动或职业导致的急性或慢性关节创伤。②膝关节先天性或发育性疾病。③代谢性疾病，包括褐黄病、血色素沉着病、剥脱性皮炎、家族性脾性贫血症。④内分泌疾病，包括肢端肥大症、甲状旁腺功能亢进、糖尿病、肥胖症、钙沉积性疾病等。⑤其他骨与关节疾病，包括骨折、无菌性骨坏死、类风湿关节炎等。⑥其他疾病，包括神经病性关节病、血友病性关节病等。

三、什么样的损伤最容易导致膝骨关节炎

较大的创伤、反复的应力负荷是导致膝骨关节炎的重要危险因素。损伤既可以是对关节软骨造成直接损害的原发性因素，也可以是继发性影响。

（一）骨折

在骨折复位不良的情况下，由于关节面对合不全，则会加速引发骨关节炎。

（二）关节周围软组织损伤

前交叉韧带断裂和内侧半月板撕裂是发生膝骨关节炎的危险因素。即便是患者在受伤时不存在关节软骨的损害，但只要发生关节不稳，关节软骨则会很快发生退变。故避免膝关节外伤，可明显降低膝骨关节炎的发病率。

（三）反复的负重应力导致关节负荷过度引起的损伤

关节软骨和关节其他组织需要规律的关节负荷，如果负荷变化的频率超过了关节软骨等组织所承受的范围，则十分容易造成骨关节炎。例如，反复跪、蹲及其他屈曲膝关节的活动，可使膝骨关节炎的发病率增加。有数据表明，每天蹲、跪超过30分钟，或爬10层以上楼梯的人群，其发生膝骨关节炎的风险会增加。经常负重完成屈曲膝关节活动的举重运动员，则更容易发生膝骨关节炎。

（四）关节高强度冲击负荷造成的损伤

如果关节软骨及其他关节组织的负荷强度达到或超过极限，也可增加膝骨关节炎的发病风险。高强度冲击负荷运动，如橄榄球和篮球运动则特别容易导致膝骨关节炎的发病。反复的高强度冲击性负荷可引起软骨下小梁骨微骨折，而在这种微骨折的骨痂形成和骨重建过程中，新的小梁骨较正常软骨下小梁骨硬，因此其具有的缓冲冲击性负荷的作用较低，使负重时关节面的均衡性降低，造成冲击力集中在关节软骨的某一部位，从而引起骨关节炎。

（五）损伤后的手术

研究表明，半月板切除术会增加膝骨关节炎的发病风险。

四、什么样的运动容易引发或加重骨关节炎

并非所有的运动都是有益的，对于经常进行下肢运动为主的有氧运动人群而言，潜在"牺牲膝关节，换取心肺功能"的问题。以下运动较为容易引发或加重膝骨关节炎，具有相关危险因素的人群需注意尽量减少或避免此类运动。

（一）对抗性或竞技性非常强的运动

如足球、橄榄球、赛跑等运动，容易直接引发关节损伤。因此，这些运动可潜在地增加患膝骨关节炎的风险，喜好或从事这类运动的人群骨关节炎的发生率远高于喜好或从事低撞击性，或低强度运动项目的人群。如橄榄球运动员前交叉韧带损伤和半月板损伤的发生率较高，随之也增加了骨关节炎的发生率。

（二）高冲击性负荷的运动

如篮球、排球等跳跃动作较多的运动，会导致膝关节因不断承受较高强度的反复冲击负荷而引起关节软骨损伤和关节磨损。一般而言，关节软骨对剪切力具有较强的耐受性，但是对于垂直的冲击性应力，则显得较为"脆弱"。篮球运动

员膝骨关节炎的发病因素与此关系最为密切。

（三）反复的负重运动

如从事需反复屈曲膝关节的职业，尤其是举重运动员在负重条件下，不断地蹲起等可造成膝骨关节炎的发生率增加。有数据表明，下蹲时膝关节承受的应力是体重的5倍。

（四）非预期性冲击负荷运动

如路缘失足、楼梯踏空等动作破坏了具有可塑性的、成网状结构的软骨下骨，降低了其缓冲作用，因此也会进一步造成骨关节炎。

（五）部分"习以为常"的运动

如快走、登山等运动，这些运动在膝关节没有关节损伤的情况下一般不会造成骨关节炎。但行走对膝关节而言，属于反复冲击负荷，行走时膝关节承受的应力是体重的4～5倍。因此，对于已存在膝关节创伤、退行性改变或肥胖的人而言，这些运动也容易引发或加重膝骨关节炎。

五、膝骨关节炎的发生与职业有关吗

膝骨关节炎的发病率与患者的职业有关，尤其表现在一些体力劳动者、运动员与文艺演员身上。

从事需要反复跪、蹲、屈曲膝关节工种的体力劳动者，如木工、地板工和油漆工等，膝骨关节炎的发病率会增加；从事需要提举重物的职业，膝骨关节炎的发病率也会增加。

篮球运动员因为膝关节的高强度冲击负荷，导致膝骨关节炎发病率较高；举重运动员因为膝关节反复的过度负荷，导致膝骨关节炎发病率也很高。

六、什么是骨赘

所谓骨赘，即在骨的边缘，良性的骨的过度生长。骨赘可发生于骨的任何部位，但多见于关节部位。此外，肌肉、肌腱和韧带的骨附着处也可形成骨赘。

导致骨赘的直接原因是骨与骨的摩擦。有观点认为，骨赘是一种随着年龄增大的正常补偿变化，即机体尝试用新骨补偿磨损或丢失的软骨和骨组织。骨赘的形成也与导致关节损害的炎症有关。其他刺激骨赘生长的因素有肥胖、不良姿势、关节损害等。

　　骨赘并不一定能够产生明显的症状，但显现的症状常与骨赘的部位有关。骨赘导致的临床症状最常见的是疼痛，关节内的骨赘可限制关节的活动范围。脊柱部位的骨赘，不仅可导致疼痛和运动受限，还可导致椎间孔狭窄，进而产生神经根症状。骨赘压迫肌腱或韧带可能会导致肌腱或韧带断裂。

　　若X线片显示局部密度增加的征象则可诊断为骨赘存在。对于骨赘本身的诊断可能没有特别的价值，重要的是X线片上显示的骨赘是否导致临床表现，即骨关节炎患者的疼痛、关节活动范围受限等问题是否与骨赘相关。必要时，可采用CT检查或MRI检查确定骨赘对周边解剖结构的影响情况。

　　骨关节炎患者骨赘一旦形成，则很难用非手术的方法去除。与骨赘相关的疼痛与炎症可采用非甾体抗炎药、休息、冰敷、支具和牵张训练等方式进行缓解。如经上述治疗未能获得满意效果者，可根据骨赘部位，考虑可的松关节内注射。严重患者，可行手术去除骨赘。

七、哪些要点是膝骨关节炎患者需要知道的

　　由于本疾病的发生率较高，而群众普遍对于KOA的认识具有一定的局限性，故膝骨关节炎患者或高危人群需要知道以下知识：①膝骨关节炎是最常见的关节炎；②膝骨关节炎是由磨损造成的退行性关节炎；③膝骨关节炎可发生在任何年龄，但多见于老年人；④膝骨关节炎患者女性多于男性；⑤年龄、肥胖、关节过度使用和损伤、遗传、肌肉无力等为膝骨关节炎的危险因素。

　　随着社会老龄化的日益加重，具有高危险因素的膝骨关节炎发病患者群比例大大增加。早期诊断和早期治疗是成功防治膝骨关节炎的关键。膝骨关节炎的防治重点为控制疼痛、改善功能、减缓疾病进程。膝骨关节炎的防治目的是最大限度地降低功能障碍，最大限度地保证患者生活质量。膝骨关节炎的防治方法包括体重控制、康复治疗（如物理因子疗法、运动疗法、关节保护技术）、药物治疗、关节腔内注射和手术治疗。保持良好的生活习惯是治疗膝骨关节炎的基础。膝骨关节炎患者同时也需要保持良好的健康状态，这不仅需要患者保持良好的身体功能，还需要患者保持正向的、积极的精神状态。膝骨关节炎的最终结局是人工关节置换，此操作不会造成内脏器官的损害和血液的异常。人工关节置换术是恢复关节功能和独立性的最佳选择。

八、膝骨关节炎早期可能会有哪些表现

（一）关节酸胀或肿胀

部分患者上下楼梯时会觉得双腿或单腿酸软乏力，尤其是下楼梯时，这种症状会更加明显。少数患者关节会出现肿胀，经检查可发现关节内有积液，这时就必须将过多的关节积液抽出，并注射相应的药物，同时注意休息，否则会反复发作或经久不愈。酸胀、肿胀是膝关节急性滑膜炎的表现，如不根治，则会导致关节软骨的破坏。因此，千万不能忽视最初的关节肿胀、疼痛。在明确了不是其他因素，诸如结核、感染、类风湿、牛皮癣、痛风等引起的关节炎后，患者则应去医院请专科医生治疗，以阻止病情的发展。

（二）关节不适

部分患者行走一段时间后会感觉关节不适，或下蹲后起立困难。出现以上症状的患者，自己可在膝前方的髌骨两侧做挤压试验，如有明显压痛，则应注意尽量加强锻炼这一侧肢体的大腿肌肉力量，即练好股四头肌的肌力，这样可以减轻膝关节的负担。

此外，随着病程的延长，患者可逐渐出现关节僵硬，但活动后有所改善。病情继续发展，患者可出现关节畸形、关节不稳，严重的可引起关节功能障碍，妨碍正常生活。

九、诊断早期膝骨关节炎最有意义的影像学方法是什么

膝骨关节炎的诊断需要结合临床症状及影像学检查。目前的影像学检查方法包括X线检查、CT检查、关节造影、磁共振扫描。X线检查虽然是临床上最常采用且价格相对便宜的影像学检查方法，但其只能根据关节间隙是否变窄间接判断软骨的受损情况，特异性和敏感性较差。同时，骨硬化、关节面下囊性变和骨赘等具有特征性的X线片表现往往是骨关节炎的晚期表现，所以X线检查不能用于KOA的早期诊断。

关节造影技术是目前显示关节软骨最好的影像学方法，但因其具有创伤性，故临床应用受限制。

磁共振检查对软组织的分辨率较高，可在任意面上成像，亦可多参数、多序列成像，直接显示软骨，无创伤性，可重复性好。因此，磁共振检查是仅次于关节造影的、发现关节软骨病变的影像学检查方法。同时，磁共振检查可在矢状面

及冠状面成像，且一次可以检查多个节段，克服了CT检查只能轴面扫描的缺陷。

总之，磁共振检查不仅在显示关节解剖结构上优于大多数影像学方法（尤其是对关节软骨的显示远远优于其他方法），还能够提供关节退变过程和骨关节炎受累关节的多种组织影像和功能参数，且无放射性辐射。因此，磁共振检查是诊断早期骨关节炎最有意义的影像学检查技术。

十、膝骨关节炎需要做哪些实验室检查

（一）常规实验室检查

KOA患者的血常规、红细胞沉降率（简称血沉）、C反应蛋白一般均正常。伴有滑膜炎的患者可出现C反应蛋白和血沉轻度升高，但血沉一般不会超过30～35mm/h。KOA患者的蛋白电泳、免疫复合物及血清补体等指标一般均在正常范围，类风湿因子抗核抗体阴性。继发性膝骨关节炎患者可出现原发病的实验室检查异常。

（二）关节液检查

出现滑膜炎的患者可有关节积液。关节积液一般呈透明，淡黄色，黏稠度正常或略偏低，但黏蛋白凝固良好，透明质酸浓度良好，蛋白可中度升高，白细胞轻至中度升高，其中以淋巴细胞升高为主。此外，关节液中还可以出现软骨和骨碎片。关节液中无机磷酸盐浓度增高，并与放射线表现严重程度相关。对于关节液的分析，除了可确定骨关节炎的诊断外，还可帮助骨关节炎患者了解渗出液的性质或疼痛加重的原因。由代谢性疾病、内分泌疾病引起的继发性骨关节炎，特殊的实验室检查异常有助于确定其基础疾病。

（三）特异性标志物

理想的标志物应来自患者的血液、关节液、尿液或关节组织，这些物质能够及时反映关节软骨降解和合成速度及软骨下骨代谢状态，进而反映骨关节炎局部病变进展的情况，并提示预后。常用于骨关节炎的特异性标志物为葡糖胺聚糖、Ⅱ型胶原羧基前肽、硫酸角质素抗原决定簇、透明质酸、基质金属蛋白酶及其裂解产物和细胞因子等。

十一、关节镜检查的临床意义是什么

对于影像学检查不能十分明确的关节病变，关节镜检查不失为一种良好的检

查方法。在关节镜下，医生可以直接看到关节内部各个结构的病理变化，并可以方便地获取病变组织，如滑膜、关节液等，有利于进一步分析。

关节镜已由单纯的诊断性检查发展为既能检查、诊断，又可作为多种手术的临床诊治工具。如条件允许，甚至可以在镜下直接进行手术治疗，它与传统的切开关节进行手术相比，具有痛苦小、愈合快、对关节功能影响小等优势。关节镜还可以进行鉴别诊断，如在镜下看到沉积在滑膜、软骨或关节腔内的晶体，则患者患有痛风或假性痛风的可能性大；滑膜活检的病理检查若显示滑膜充血、水肿、单核细胞浸润、衬里细胞增生及纤维蛋白沉积和坏死，则基本可确诊为类风湿关节炎。对于常规治疗效果不明显的风湿性疾病，可以通过关节镜下注射激素等药物或实施手术进行治疗。尤其对于内科治疗无效，膝关节局部肿胀、积液、反复疼痛的类风湿关节炎，关节镜下滑膜大部切除术常可以达到良好的效果。但需要注意的是，关节镜下手术只能解决局部问题，并不能阻止病程的进展，所以切不可停止内科治疗。并且，关节镜检查有一定的适用范围。

关节镜检查的适应证包括：①膝关节的半月板损伤、交叉韧带损伤、不明原因的关节软骨损伤。②症状明显又长时间未明确诊断的关节痛。③滑膜炎、滑膜病变可在关节镜检查的同时对可疑的病变组织做活检或冲洗治疗。④对关节内游离体、异物等的检查和关节镜下手术，如类风湿关节炎的滑膜切除术等。

关节镜检查亦有禁忌证，包括：存在全身或局部感染者；关节部位软组织破损或患有皮肤病者；患有严重心脏病、控制不佳的糖尿病或脏器衰竭者；患有凝血机制障碍疾病者。

十二、怎样能够自我"发现"膝骨关节炎

由于膝骨关节炎的临床表现出现相对较晚，并逐渐加重，因此患者容易忽略膝骨关节炎的发生和发展，从而造成不能及时就医、无法获得正确诊断的现象，这对于患者而言是极为不利的。因此，需要患者有自我"发现"的意识，使膝骨关节炎能够获得早期确诊、早期治疗。

当患者，尤其是中老年患者，第一次感到膝关节或关节周围疼痛时，一般会首先考虑是否是因为扭伤或拉伤等关节损伤造成的，并常会采用一些非处方药或尝试采用冰敷、热敷等方法缓解疼痛。但是，如果感到关节疼痛不像是简单的受伤所致，则要考虑是否为慢性疾病所致，尤其是膝骨关节炎。同时，某些现象可以对KOA有所提示，如：①疼痛仅局限于膝关节；②疼痛的性质并不尖

锐；③疼痛因活动所激惹，并因休息而缓解的特点是较为典型的骨关节炎报警信号，如出现此症状，可高度怀疑骨关节炎；④疼痛导致关节活动受限；⑤膝关节局部或邻近部位触痛或压痛；⑥膝关节存在僵硬感，且多发生于早上起床或久坐后站起时，但时间不超过30分钟；⑦膝关节周围肌肉无力或明显萎缩；⑧被动或主动活动受累膝关节时有骨摩擦音；⑨膝关节发生肿胀、变性、列线不齐等外观改变。一旦膝关节疼痛合并存在部分提示现象时，则表明患膝骨关节炎的可能性大，患者需要到医院及时就诊，明确骨关节炎诊断。

十三、膝骨关节炎的防治目标是什么

膝骨关节炎的防治主要有以下几个目标。

（一）延缓发生

膝骨关节炎是一种老年性退行性疾病。膝骨关节炎防治的第一个目标就是在其尚未发生之前，积极有效地采取预防干预措施，延缓其发生或降低其严重程度。为达到这一目标，则要在日常生活中，针对可以控制的膝骨关节炎危险因素进行预防，如适当地控制体重、避免关节的过度负荷和反复劳损。

（二）抑制发展

由于膝骨关节炎的退行性改变是不可避免的，所以KOA一旦形成，若不及时诊断并采取有效治疗，病情就会逐渐加重。因此，膝骨关节炎防治的第二个目标就是抑制退行性病变的进一步发展。除了对上述危险因素的干预之外，还需采用必要的药物治疗和康复治疗。

（三）缓解疼痛

骨关节炎患者最主要的临床症状就是疼痛。严重的疼痛还可进一步加重患者的功能障碍，造成患者的心理问题，影响患者的生活质量。因此，采用药物、物理因子疗法等多种镇痛手段缓解患者疼痛症状，是膝骨关节炎防治的第三个目标。

（四）保持或改善功能，避免或纠正畸形

关节功能障碍和畸形可进一步降低膝骨关节炎患者的运动功能、日常生活活动能力和生活质量，这也是造成膝骨关节炎患者残疾的直接因素。因此，积极地开展针对性康复治疗，维持关节功能，促进关节运动功能的恢复，避免或纠正关节畸形，是膝骨关节炎防治的第四个目标。

从理论上讲，疾病的病因预防与治疗应作为疾病防治的首选目标。但由于膝骨关节炎的病因至今为止尚不清楚，因此病因治疗目前还不能成为膝骨关节炎防治的第一目标。但是，随着科学的不断发展和进步，相信病因治疗将会成为膝骨关节炎防治的重要目标。

十四、膝骨关节炎防治的基本原则是什么

（一）积极的健康教育，预防干预可控危险因素

膝骨关节炎的发生发展相对缓慢，关节软骨等结构的损害也是逐渐形成的。因此，防治膝骨关节炎的第一原则是加强人们对关节的保护意识，积极地采取有效的关节保护措施，避免或减缓"潜滋暗长"的病理改变。

（二）早期诊断、早期治疗

作为退行性疾病，膝骨关节炎早期由于病理改变相对较轻，患者严重的功能障碍或畸形尚未形成，因此早期发现并采取积极有效的治疗措施，可以很快缓解骨关节炎的症状，并能最大限度地预防膝骨关节炎的功能障碍问题。因此，早期诊断、早期治疗是膝骨关节炎防治的一个重要原则。但是，膝骨关节炎在关节疼痛发生之前，一般只存在一些小的不适症状，容易被大家忽略，所以早期诊断尤为重要。

（三）采取综合治疗方案

目前，膝骨关节炎的病因尚不清楚，临床表现以疼痛和功能障碍较为突出。因此，治疗时需要采用饮食、药物、康复治疗、手术等联合的综合治疗方案。其中，对于疼痛更应采取综合治疗方法，以避免过量使用镇痛药物所造成的不良反应。总之，KOA的防治应以非药物治疗联合药物治疗为主，必要时可采取手术治疗。

（四）治疗方案个体化

治疗骨关节炎时，应充分考虑患者的患病因素、受累关节的部位、关节结构改变、炎症情况、疼痛程度、伴发疾病等具体情况，制订个体化治疗方案。

十五、生活习惯对膝骨关节炎有影响吗

由于膝骨关节炎的发生发展与日常生活习惯密切相关，因此只有形成良好的生活习惯，才能达到有效防治膝骨关节炎的目的。良好的生活习惯包括饮食、运

动两大方面。

（一）建立良好的饮食习惯

良好的饮食习惯包括规律的饮食时间、适当的饮食摄入量、合理的膳食结构（低脂、高碳水化合物）等。KOA患者应多摄入有助于骨骼、关节健康的食物，避免激惹膝骨关节炎发作的食物。必要时，患者可以补充多种维生素，补充镁、钾等微量元素，服用富含抗氧化剂的食物及深海鱼油等。

（二）养成合理、规律的运动习惯

KOA患者可以在关节非负重状态下进行活动，以保持关节活动度，增强相关肌肉或肌群肌肉力量，由此提高关节的稳定性。如膝关节在非负重情况下做屈伸活动，步行、游泳、骑自行车等有助于保持关节功能的有氧运动。

（三）以饮食习惯、运动习惯为基础，综合控制体重

肥胖是膝骨关节炎发病的一个重要因素，而体重的控制与饮食习惯、运动习惯密切相关。因此，要注意从饮食习惯和运动习惯等方面控制体重，使体重保持在理想范围。尤其是肥胖患者更应通过上述生活习惯的改善，以达到减轻体重的目的。运动一方面可以控制体重，另一方面也可以改善关节运动功能。充足的营养和正规的训练还可以使患者的心血管系统保持健康，并使机体保持较高的能量水平。

（四）改正不良生活习惯

吸烟除了能够加重膝骨关节炎症外，还会造成更严重的软骨缺失和更严重的疼痛。这是因为吸烟能够造成软骨细胞功能紊乱，并限制细胞生长；吸烟还能提高血液中的毒素水平，造成软骨缺失；吸烟也会通过影响新陈代谢，来抑制软骨修复。因此，KOA患者应该戒除吸烟等不良嗜好。

十六、如何在日常生活中自我防治膝骨关节炎

膝骨关节炎的自我防治需要在日常生活的点滴之中加以注意，具体注意事项如下。

（一）保持乐观情绪

KOA患者应保持乐观情绪。研究表明，绝大多数KOA的预后是良好的，单纯X线片显示有骨质增生者不一定会出现症状，膝关节骨刺者10年后发生关节间隙狭窄的不足1%。

（二）避免对本病治疗不利的各种因素

患者应采取合理的生活方式和工作方式，如加强对膝关节的保护，避免长久站立、跪位和蹲位，避免爬楼梯、不良姿势等。必要时，可调整劳动强度或更换导致症状加重的工作，以消除或避免不利因素。

（三）选择适当的鞋

KOA患者应避免穿高跟鞋或不"跟脚"的鞋子，建议穿有弹性的运动鞋，用适当的鞋垫。对膝关节内侧室骨关节炎可用楔形鞋垫辅助治疗，由此减轻受累关节的负荷。老年人最好穿松软带后跟的鞋，鞋后跟高度以高出鞋底前掌2cm左右为宜。老年人的鞋底还要稍大一些，必须有防滑波纹，以免摔倒。

（四）使用减轻受累关节负荷、保护关节的辅助器具

KOA患者可使用手杖、助手器等器具辅助活动；可戴保护膝关节的弹性套，如护膝等。

（五）辅助理疗

治疗急性期KOA以止痛、消肿为主；慢性期以增强局部血液循环、改善关节功能为主。值得注意的是，已做关节成形术者和体内含有金属元件者，禁用高频电等透热疗法或超声波疗法，以免造成深部灼热伤。

（六）进行缓和的运动疗法训练

KOA患者进行运动疗法训练需从小运动量开始循序渐进，如锻炼后关节持续疼痛，则应降低运动强度和时间。运动疗法训练包括关节运动和肌肉运动。关节运动可采取坐位或卧位，行膝关节屈伸和旋转运动，每日3次左右。肌肉运动方法有两种：①取卧位，直腿抬高达35°左右，维持5秒，重复20～30次，每日做2～4组；②取直立位，向后伸下肢达45°，维持5秒，重复20～30次，每日做2～4组。

（七）正确、规律用药，并与日常生活相结合

KOA患者不能滥用镇痛药，以防发生不良反应。尤其对于高血压或肝肾功能受损的患者更应谨慎用药，药物用量宜小，尽早使用维持量，且应避免2种或2种以上镇痛药同时服用。老年人宜选用半衰期短的药物。注意用药与饮食等日常生活之间的关系，保证药物治疗的有效性，将不良反应降至最低。肠溶片一般在饭前30分钟内服用，其他制剂一般在饭中或饭后服用。

十七、控制体重的具体实施过程中要注意什么

控制体重是膝骨关节炎防治措施中的重要组成之一，所有超重或肥胖的膝骨关节炎患者都需要降低体重。降低体重对膝骨关节炎患者具有很好的健康效益，最直接的效益是缓解疼痛。在控制体重的具体实施过程中，要注意如下事项。

（一）设定正确的控制目标

在通过身体质量指数量化评估体重情况的基础上，设定降低体重的目标。建议最初的目标为降低现有体重的10%，因为这是一个安全的比例。

（二）采用合适的控制策略

有许多方法可以安全、有效地促进膝骨关节炎患者的体重管理。其中，成功降低体重的策略包括减少热量摄入、增加运动训练、行为治疗设计等。减少热量摄入主要包括减少膳食脂肪和总热量等。运动训练强度建议为中等运动强度；运动时间建议逐渐增加至30分钟或更长时间；运动频率也逐渐增加至每天。

（三）实施适宜的控制计划

假如患者成功达到最初设定的降低现有体重10%的目标，随后则应按照每周降低体重0.5～1kg的控制速度进一步降低体重。在降低体重6个月后，需要保持体重一个阶段。

（四）配合改变生活习惯

肥胖等于增加膝骨关节炎的发病风险。因此，体重控制不佳或降低体重一段时间后出现"反弹"等情况仍然会使膝骨关节炎发生、发展的风险增加。造成这些情况的主要原因即为不良生活习惯仍未消除。因此，改变生活习惯是成功控制体重的根本。

（五）保持训练与健康饮食之间的平衡

健康饮食的作用主要为减少热量的摄入，训练的作用主要为消耗体内多余的热量。因此，保持训练和健康饮食之间的平衡，进而形成新的健康生活习惯并持之以恒，由此可以更好地控制体重。

（六）注意减肥药物的使用

所有患者在采用减肥药物治疗前，必须至少采用改变生活习惯为基础的治疗方法6个月。一般而言，若患者身体质量指数 > 30kg/m^{2}且没有其他危险因素，或身体质量指数 > 27kg/m^{2}且伴有2个或2个以上危险因素，同时采用常规的非

药物治疗不能降低体重或保持体重时，则方可长期使用食品药品监督局批准的减肥药物作为降低体重综合治疗的一部分。假如患者在使用减肥药物的第1周不能降低2kg体重，则认为患者对该减肥药物治疗无反应。原则上，减肥药物治疗时间不应超过1年。

十八、是否有"膝骨关节炎膳食"

膝骨关节炎作为一种以关节软骨损坏为特征的退行性关节疾病，其关节软骨的损坏不仅与劳损关系密切，而且与营养提供不足有关。进一步而言，膝骨关节炎患者由于年老体弱、活动减少，常会导致血液循环问题，由此特别容易造成关节内和关节周围的营养供应不足。营养供应不足可直接造成关节软骨细胞功能退变。显然，必要的营养补充对防治膝骨关节炎是有益的。但是，研究表明基本没有特别的"膝骨关节炎膳食"可降低膝骨关节炎的发病风险。饮食治疗在膝骨关节炎防治过程中主要作用如下。

（一）通过饮食控制体重

为了保持膝骨关节炎患者理想的健康体重，则需要平衡食物中的热量和饮料中的热量。为了预防随着时间逐渐增加的体重，患者需要适当减少食物和饮料中的热量，同时增加体育活动。

（二）适量补充必要的营养素

各类维生素及微量元素是保障人体健康的基本营养素。同时，膝骨关节炎患者也需要通过维生素C等维生素及微量元素保证关节软骨健康。维生素C对健康、正常的软骨十分重要。维生素C摄入量减少可造成软骨缺陷，但过量的维生素C也可增加膝骨关节炎发病风险。维生素D缺乏亦会增加膝骨关节炎发病风险，并能加速膝骨关节炎病程。

（三）增加可以降低膝骨关节炎发病风险的食物摄入量

KOA患者应该减少摄入能够诱发膝骨关节炎的食物，如食用类胡萝卜素可以降低软骨退变的风险。其他富含抗氧化剂的食物也可预防骨改变，从而降低膝骨关节炎的发病风险。而茄科类蔬菜可诱发膝骨关节炎。

（四）选择性补充保健食品

富含脂肪酸的深海鱼油、鲨鱼软骨等保健食品，对防治膝骨关节炎有一定的帮助。

（五）帮助减少药物治疗的不良反应

服用非甾体抗炎药可导致胃肠道问题，并因此影响无机盐的吸收和蛋白质的消化，这在一定程度上也会影响关节软骨细胞的营养供应。因此，一些促进胃酸分泌和增加胃酸浓度的食品有助于避免上述药物不良反应。

总之，规律、均衡的饮食习惯，即每日三餐各类营养素比例均衡的饮食，避免两餐之间的零食，减少脂肪的摄入，全面补充钙、锌、钾、纤维素和各种维生素，对膝骨关节炎防治有帮助。

十九、膝骨关节炎患者的饮食应重点注意什么

合理的饮食是健康生活习惯的重要组成部分。通过饮食降低体重，是防治膝骨关节炎的一个重要手段。同时，增加摄入含有微量元素、抗氧化剂和其他预防膝骨关节炎发作的食物，减少摄入易导致炎症或免疫反应的食物也是必要的。具体调整内容如下。

减少热量摄入，避免无营养或不健康的食品，由此控制体重，包括减少糖及其相关食物、油炸食品、人造黄油、咸肉、熏肉、香肠或罐头肉食等的摄入量。限制使用多不饱和植物油和部分氢化植物油，应多进食含有脂肪酸的食物（如鱼类、亚麻子和核桃仁等）。以不含激素的鱼类、家禽等代替红肉，由此可以降低促炎脂肪的消耗，增加抗炎脂肪的摄入。脂肪的总摄入量应保持在总热量的30%以下。减少含糖的碳酸饮料、糕点、糖果等食物的摄入，消除机体额外的糖消耗。

避免可诱发机体炎症及骨关节炎发作的高风险食物，包括无营养的食品、高脂肉食、糖和高度加工食品。因此，上述相关措施不仅有降低体重的作用，同时也可以避免机体炎症风险。土豆、番茄、茄子、青椒和辣椒等茄科类蔬菜也应尽量少食。

增加含有抗氧化剂或能够抑制炎症发作的食物摄入量。一方面要注意多进食各类含有抗氧化剂的食物，另一方面要注意将具有抗炎作用的食物替代易诱发炎症发生的食物，如脂肪酸可阻止前列腺素产生，进而避免骨关节炎发作，因此需要多进食含有脂肪酸的食物，如深海鱼油、亚麻籽油、芥花籽油。

避免零食等不健康食品，用水果、蔬菜和低脂点心替代薯条、饼干、蛋糕和馅饼。

增加摄入含有微量元素、维生素等营养素的食物。

二十、膝骨关节炎患者可以采用哪些食疗方案

中医药在疾病的防治上具有重要的作用。在食物中加入中药，可起调养气血，预防疾病之效。

三七丹参粥：三七10～15g，丹参15～20g，鸡血藤30g，洗净，加入适量清水煎煮取浓汁，再把粳米300g加水煮粥，待粥将成时加入药汁，共煮片刻即成，每次随意食用，每日1剂。功效为活血化瘀、通络止痛。主治瘀血内阻，经脉不利的关节疼痛。

三七炖鸡：雄乌鸡1只，三七6g，黄芪10g，共纳入鸡腹内，加入黄酒10mL，隔水炖至鸡肉熟，用酱油随意蘸食，隔日1次。功效为温阳、益气、定痛。主治膝骨关节炎证属阳气不足者。

猪肾粥：猪肾1对（洗净切片），人参6g，核桃仁10g，粳米200g，加适量水共煮成粥，随意服用，每日1剂。功效为祛风除湿、补益肾气。主治膝骨关节炎证属肾气不足者。

防风粥：防风12g，葱白2根，洗净，加适量清水，小火煎药汁备用，再取粳米60g煮粥，待粥煮熟时加入药汁，熬成稀粥即成，每日1剂，作早餐用。功效为祛风湿。主治膝骨关节炎证属风湿痹阻者。

桃仁粥：桃仁10g，洗净，捣烂如泥，加水研去渣，与薏苡仁30g，粳米100g，同煮为粥，随意服用，每日1剂。功效为益气活血、通利关节。主治膝骨关节炎证属气虚血瘀、阻滞关节者。

冬瓜薏苡仁汤：冬瓜500g（连皮切片），薏苡仁（先泡）50g，加适量水共煮，小火煮至冬瓜烂熟为度，食时酌加食盐调味，每日1剂，随意食之。功效为健脾、清热、祛湿。主治膝骨关节炎证属湿热内蕴而湿邪偏盛者。

二十一、运动疗法治疗膝骨关节炎的作用有哪些

膝骨关节炎患者由于关节软骨的磨损和破坏，可造成疼痛、僵硬、无力、关节不稳和运动丧失等一系列功能问题，进而还可导致患者疲劳、日常生活能力下降、体力下降、睡眠质量下降和抑郁等问题，甚至还可出现生活质量下降、社交活动减少等严重问题。

运动疗法是一种以生物力学和神经发育学为基础，采用主动或被动的运动形式，通过改善、代偿和替代的途径，旨在改变运动组织（肌肉、骨骼、关节、韧

带）的血液循环和代谢，促进神经、肌肉功能，提高肌力、耐力、心肺功能和平衡功能，减轻异常应力或施加必要的治疗应力，纠正躯体畸形和功能障碍的治疗方法。运动疗法包括关节活动度训练、肌力增强训练等多种形式。因此，运动疗法对于解决骨关节炎患者的僵硬、无力、关节不稳定和运动丧失等问题具有一定的针对性，可以使骨关节炎患者肌力和肌耐力增强、结缔组织弹性增加、关节活动范围恢复。运动疗法在解决上述功能障碍问题的同时，由于进一步改善了关节的血液循环和代谢，所以在一定程度上也缓解了患者的疼痛。

由于运动疗法可改善骨关节炎患者的基础运动功能，故而使患者的步态、日常生活活动能力和体力也得以进一步改善。随着膝骨关节炎患者运动功能的改善，进而可以开展有氧运动训练等运动疗法。有氧运动训练的开展，可以更好地提高患者的健康状态和身体适应能力，生活质量和社交活动能力也随之改善，潜在的抑郁、焦虑等心理问题也会得以解决。

此外，运动疗法还可以起到缓解僵硬、改善柔韧性、帮助预防肌力减退、保持关节稳定、改善心理状态、缓解疼痛、帮助控制体重、降低关节应力等治疗作用。

二十二、膝骨关节炎患者运动疗法的目标是什么

膝骨关节炎患者采用运动疗法的主要目的在于缓解疼痛等症状。运动疗法还可促进局部物质代谢和微循环，维持改善关节功能，促进关节运动功能的恢复，抑制退行性病变的进一步发展。具体而言，骨关节炎患者运动疗法的基本目标和实现途径包括以下3个方面。

（一）缓解疼痛

运动疗法能够缓解疼痛，增加关节活动范围和关节周围肌肉力量，帮助恢复正常步态，改善和提高日常生活能力。实践证明，运动疗法通过改善局部血液循环、促进局部物质代谢和产生内啡肽等途径，可以有效地缓解膝骨关节炎患者的疼痛症状。针对性的牵张训练、关节活动度训练和增强肌肉训练可较好地恢复患者的关节活动范围和关节周围肌肉力量。步行训练可以使膝骨关节炎患者恢复正常步态和步行能力。

（二）减少关节损害

运动疗法可以通过降低对关节的应力以减少对关节的损害，从而保护关节，改善关节受力的生物力学性能；还可通过增强肌力训练使关节周围肌肉强壮，从

而积极有效地减轻关节遭受的应力，达到保护关节的作用。同时，科学的运动疗法在选择具体训练方法时，可以进一步避免不恰当的活动造成关节损害加重的潜在风险。

（三）避免残疾

运动疗法通过增加日常活动和改善身体的适应性，来避免因不能活动而导致的躯体残疾和健康状况恶化。若膝骨关节炎患者因疼痛、关节活动障碍而限制了自身的日常活动，使运动量大大减少，则会进一步因肌肉供血不足，造成肌肉缺乏营养而萎缩，肌力减退，肌肉弹性下降，从而增加损伤的潜在危险。经常运动和参加体育锻炼能够使骨骼变得强壮；可以改善血液循环功能，使机体各部位均能获得充分的营养；能使膝骨关节保持较大的活动范围，关节软骨受力均匀，不至于发生软化；能使肌肉、韧带强而有力，起到稳固关节、加强骨的坚固性的作用；可以使关节囊不断分泌滑液，滑液对关节有营养作用，有利于改善运动系统的功能；还可以控制体重，控制体重是预防膝骨关节炎发生和发展的一项积极措施。

二十三、如何平衡膝骨关节炎患者运动与休息之间的关系

除了急性期膝骨关节炎因为需要帮助消除炎症、缓解疼痛而采用休息方式之外，部分膝骨关节炎患者还因为存在疲劳症状而需要休息。膝骨关节炎患者所出现的疲劳症状属于身体疲劳还是精神疲劳，目前尚未清晰。一般认为，导致膝骨关节炎患者身体疲劳的因素包括关节的疼痛、镇痛药物的不良反应、增龄、气候、睡眠障碍等。同时，膝骨关节炎属于慢性疾病，有可能因病情迁延日久而导致患者的精神健康出现问题。患者的精神状态也影响疲劳，或者被疲劳所影响。因此，有时患者的身体疲劳和精神疲劳互为影响、互为加重。疲劳状态还进一步影响患者的身体功能，包括参与社会活动的能力和完成日常活动的能力。解决膝骨关节炎患者疲劳及其相关问题的方法之一就是休息，避免活动。此外，运动疗法、运用辅助器具活动、放松技术、压力管理和生物反馈等措施对缓解膝骨关节炎患者的疲劳有帮助。

但是，过多休息会引起关节僵硬，而过多活动又会使症状加重，所以应尽量使得休息与活动达到平衡。膝骨关节炎患者难以把握的问题就是平衡休息和活动。具体把握休息和运动之间平衡关系的方法为注意观察身体需要休息的信号。患者应当知道身体需要休息的信号，如疼痛加重、出现疲劳症状等。由此可以指

导患者什么时间需要停止运动或放缓运动，从而更好地保护关节，避免因关节过度活动导致疼痛的加重。一旦疼痛有所缓解，就应进行主动运动，运动应达到患者所能忍受的关节最大活动度，随病情好转，可以逐渐加大运动量。因此，在治疗计划和日常生活中，应合理安排规律的休息时间。

二十四、哪些运动疗法最适宜膝骨关节炎患者

膝骨关节炎患者最佳的运动疗法是关节活动度训练、增强肌力训练和有氧运动训练3种。通过上述3种运动疗法训练，不仅可以缓解患者关节疼痛和僵硬，还可以增加肢体柔韧性、肌肉力量、有氧能力和耐力，同时能够控制体重、改善健康状态。

（一）关节活动度训练

适宜的关节运动可以维持关节的正常活动范围，促进血液循环，消除慢性炎症，从而缓解临床症状。关节活动度训练可对关节软骨进行适度的加压与减压，从而促进软骨基质液与关节液的交换，改善关节软骨的营养与代谢。关节活动度训练的具体方法为在器械上的连续被动运动和关节不负重的主动运动。下肢运动最好在坐位与卧位时进行，这样能够减少关节的应力负荷。必要时，亦可做以恢复关节活动范围为目的的关节牵引。

（二）增强肌力训练

患病关节周围肌群及患肢的肌力训练，可给予关节一定的应力刺激，以预防和治疗失用性肌萎缩及关节源性肌萎缩，增强关节的稳定性，起到保护关节的作用。对于存在关节疼痛的患者，具体的肌力训练方法为在不引起疼痛的程度上，做等长收缩肌力训练。

（三）有氧运动训练

全身大肌群参加的有氧运动有利于脂质代谢，再配合适当的饮食控制，可促进体重正常化，从而减轻关节负荷。对于因超重而增加关节应力的骨关节炎患者而言，控制体重是非常重要的。同时，有氧训练可以缓解某些关节的炎症。需要注意的是，在首次做有氧运动训练前，患者应通过心功能评定来确定心脏功能状况，明确自己是否患有心脏疾病。有氧运动训练的目标应该是获得靶心率的60%～80%。

在运动疗法训练的同时，还应配合休息和放松、合理的饮食、药物等治疗手段。同时，还要考虑恰当地运用关节保护技术及其他缓解疼痛的方法。

二十五、为什么要强调增强关节周围肌肉的力量

关节周围肌肉是缓解和减轻关节撞击负荷的最重要的因素。当关节受到外界撞击时，由于强壮的肌肉会产生瞬时的收缩，从而能够迸发出可以对抗外界负荷的作用力。但是，由于膝骨关节炎患者关节的疼痛及活动功能差，导致肌肉的体积、收缩速度、肌力、重复收缩的耐力及关节运动的能力均受到损害。为了提高患者神经肌肉的适应性，使关节在受到突然的撞击负荷时，能够即刻缓解负荷、保护关节，因此针对KOA患者安排的运动疗法训练计划应包括能够提高关节功能发挥速度和技巧、提高向心收缩和离心收缩的肌力和耐力的项目。

由于肌肉是重要的撞击负荷吸收因素，并有助于稳定关节，所以关节周围肌肉的肌力减弱可以进一步加重膝骨关节炎关节的结构性损害。除了减轻关节疼痛，也必须考虑通过锻炼增强下肢肌肉的力量，延缓膝骨关节炎患者的关节进行性损害。而不足的关节负荷也会导致关节软骨和软骨下骨的萎缩。对于关节囊薄弱、关节不稳定或者关节周围肌肉力量明显下降的患者，控制负荷显得尤为重要，因为在这些组织病变的情况下，可以改变正常负荷的传导。水中运动时的浮力环境，可使此类患者的负荷得到良好的控制。

总之，通过训练获得的肌肉力量和本体感觉的提高可以减缓膝骨关节炎的病情发展。

二十六、什么是关节保护技术

如前文所述，膝骨关节炎的发生与关节应力关系十分密切。因此，减少关节应力可以较好地保护关节功能。而良好的关节功能又有助于保持患者的独立和自理能力。但是，有时患者却会因为一些自认为"正常"的关节活动方式导致膝骨关节炎受累关节应力增大。因此，膝骨关节炎患者需要了解并学会关节保护技术。

所谓关节保护技术，即通过采用改良的活动方式、利用辅助工具或改良设备、改变环境等技术，降低可导致关节结构改变和损害的过度应力，或使关节所受应力最小，由此避免不必要的关节应力、缓解疼痛、节约能量、预防关节进一步损伤或畸形的发生。因此，关节保护技术是在降低关节损害风险的前提下完成活动的方式。它并不是不使用关节，而是更好地运用关节，减少关节运用过程中的疼痛和拉伤，并由此较好地完成日常活动和工作。

关节保护技术属于康复医学的作业治疗范畴。其运用范围为在日常活动和工作中所参与的所有关节。对于骨关节炎患者而言，关节保护技术的主要目的是使受累关节的应力或损伤最小。

关节保护技术的基础是生物力学原理，以及与工作简化技术的交叉融合。关节保护技术在一定程度上还可以增强安全性，避免事故、创伤和重复的拉伤，确保关节不被损害，并保持其健康状态。

关节保护技术的主要方法包括重视疼痛和功能障碍等信号，保持肌力、良好的姿势、规律的运动、适当的身体生物力学等，由此实现尽可能使用大关节，将负荷分布于多个关节，避免潜在关节畸形等目的。

二十七、膝骨关节炎患者的关节保护措施有哪些

关节保护技术可使受累的膝关节免受应力，减轻关节疼痛，保护关节软骨。有数据表明，日常行走使膝关节软骨传导了3.5倍体重的负荷，下蹲使膝关节软骨受到了9倍体重的应力。因此，即使对于尚未发生关节疼痛的患者来说，保护关节也很重要。而且，只要对生活或日常活动中的动作做一些简单的调整，就能改善膝骨关节炎患者的疼痛症状并保护关节。以下是对膝骨关节炎患者关节保护的一些建议。

KOA患者穿鞋要合适，可以采用舒适的鞋垫，必要时可垫上特制鞋垫，以调整下肢力线，减少膝关节的应力。

KOA患者应注意适当休息，在活动10～30分钟后，可以坐下休息片刻，而不要采用站立不动的方式。当站立工作较长一段时间后，患者可坐在高凳子上休息片刻，而不要继续站立不动；如果一定要站立工作，则每间隔1小时，休息5分钟。

KOA患者应改善生活习惯，如将一些常用物品放在容易拾取的地方，从而避免采取蹲下或者跪下等方式去拾取。下蹲与跪位动作会将身体的大部分重量直接作用于膝关节。患者也可以制作或者购买一个取物器，以便拾取放在地上的所需物品。KOA患者为保护膝关节，还可以将车尽量停在靠近目的地的地方；可以将使用电梯替代走楼梯，实现垂直交通，如果一定要走楼梯，则应一步走一个台阶，且适当安排间隔休息。膝骨关节炎症状较重的患者应特别注意如下事宜：①避免坐低凳，建议患者坐在高的、坚实的椅子上，或者在椅子上垫1个枕头以提高坐凳的高度，同时应防止椅子滑动，使患者的膝关节少受高度应力。②避免坐位时膝关节过度屈曲的姿势。③避免睡高度偏低的床，必要

时可以将床垫高。④避免用高度偏低的坐便器，建议患者将坐便器垫高，以便如厕时更加轻松。⑤避免使用浴盆，建议患者最好采用淋浴椅子坐位洗浴方法进行沐浴。⑥避免跪下、蹲下或者在坐位时下肢交叉等动作，这些动作会造成膝关节软骨过度的应力。

KOA患者应选择合适的运动方式，因为具有震荡或者冲击膝关节的运动可能会进一步损伤关节软骨，如游泳或行走时，膝关节施加的应力较跑步及球类活动小得多。行走时，患者应尽量选择平地行走，避免上坡行走，同时注意避免被障碍物绊倒，或者采用骑自行车的方式替代行走。

二十八、治疗膝骨关节炎的药物有哪些种类

治疗膝骨关节炎的药物根据治疗目的，可分为缓解症状的药物、改善结构及延缓病程的药物两大类。

（一）缓解症状的药物

此类药物主要为具有缓解疼痛、抗炎等功效的药物，包括一般镇痛药，对乙酰氨基酚、双氯芬酸等非甾体抗炎药，曲马多、右丙氧芬等阿片类药物，以及糖皮质激素、透明质酸类制剂等。

（二）改善结构及延缓病程的药物

软骨保护药具有降低基质金属蛋白酶、胶原酶等活性的作用，既可抗炎、止痛，又可保护关节软骨，有延缓膝骨关节炎发展的作用，主要包括硫酸氨基葡萄糖、葡糖胺聚糖、S-腺苷蛋氨酸及多西环素等。双醋瑞因也可明显改善患者症状，保护软骨，延缓病程。由于骨关节炎的软骨损伤可能与氧自由基的作用有关，因此维生素C、维生素D、维生素E等也可能通过其抗氧化机制而有益于骨关节炎的治疗。此外，关节腔内使用的透明质酸钠也属于改善结构及延缓病程的药物。

此外，根据给药途径可将治疗膝骨关节炎的药物分为局部外用药物、口服药物和关节内注射药物。局部外用药物包括辣椒素搽剂、双氯芬酸钠乳胶剂、依托分那酯霜等；口服药物包括对乙酰氨基酚、选择性环氧合酶-2抑制剂及其他镇痛药物；关节内注射药物包括糖皮质激素、透明质酸钠等。

二十九、对膝骨关节炎药物治疗应持什么观点

膝骨关节炎的药物治疗方法有很多。当患者被诊断为膝骨关节炎时，医生很

可能会开具包括一种或者多种药物的处方，同时再加上一些其他合适的治疗。患者由于急切渴望减轻膝关节的症状，特别是减轻疼痛症状，因此总期望能够有治疗疾病的"灵丹妙药"。但是事实并非如此，所以KOA患者应该正确认识膝骨关节炎的药物治疗。

事实上，药物治疗无法从根本上解决问题。就目前而言，膝骨关节炎药物治疗的主要目的是控制症状和减缓疾病进展。换言之，药物治疗虽有镇痛作用、抗炎作用和关节保护作用，但目前所能达到的目标是使患者感觉好转，延缓关节损害，维持一个较高的生活质量，而非完全治愈。但是，特定类型关节炎，如类风湿关节炎，则有可能通过药物治疗获得缓解。

关节保护药属于慢作用药，或许需要使用几周或者几个月才能见效，所以通过特殊药物迅速减轻症状的方法可能是不可取的。部分镇痛药尽管被介绍为速效，但也需要一定时间才能起效。患者需要知晓药物存在一个合理的起效时间，最好的方法是在医生开处方时，向医生咨询需要多久才能察觉到该药物的作用。另外，如果患者感觉所用药物没有起效，进一步咨询也是必要的。

每个患者对药物治疗的反应性均不同。膝骨关节炎患者有时会在就诊时，请求医生开具一种指定的药物，出现这类情况多因为广告推荐，或者家人或朋友使用这种药物效果好所致。但是，患者对药物的反应性是有个体差异的，一种药物对某些患者有效，也有可能对其他患者无效；或者可能某些药物过去有效，但是现在不起作用。因此，需要具体问题具体分析。

当医生建议使用的药物效果明显时，膝骨关节炎的药物治疗可能会变得十分简单。但是，膝骨关节炎患者往往在发现最好的、能控制住症状的联合药物之前，需要尝试多次、多种不同的治疗药物。医生的药物治疗计划实施过程中，可能有新的药物加进来，也可能会根据治疗效果去掉一些药物。

在KOA药物治疗过程中，应注意监测药物的疗效。有许多方法能够确定药物治疗是否起作用，例如询问患者疼痛是否有所减轻、其他症状是否有所减轻、日常生活是否有所改善等。因此，可以通过疼痛量表等方式监测药物疗效。

尽管药物治疗的目的是改善症状，但仍有可能发生一些意想不到的不良反应。这些不良反应或轻或重，因此建议患者服用药物时，仔细阅读药物说明书，尤其是在更换一种新药时。当患者出现某些不适反应，应注意是否与服用药物有关，必要时及时就诊。

三十、人工关节置换术能够解决膝骨关节炎患者什么问题

对于晚期膝骨关节炎来说，最彻底的治疗方式为人工关节置换术。由于人工关节置换术能够最大限度地解除骨关节炎患者的关节疼痛，恢复关节功能，明显提高患者的生活质量，因此已成为国内外普遍采用且行之有效的方法。

但是，由于人工关节也称为人工假体，其材料为金属合金、高密度塑料和陶瓷材料，因此部分患者可能会对人工关节置换术产生害怕心理，担心人工关节置换就是将关节全部切除，装上不锈钢关节，术后肢体如同机器人一般生硬而不自然。其实，人工关节置换术只是将已被磨损破坏的关节面切除，如同装牙套一般植入可使受累关节功能恢复的人工关节面，由此解除关节疼痛，最大限度地恢复关节功能，使过去只能依赖拐杖行走的患者几乎能够像正常人一样行走，甚至可以使一些晚期关节严重损坏或长期卧床的患者重新获得站立和行走的功能。

此外，部分患者还会担心人工关节的使用寿命。一般而言，人工髋关节的使用时间为10～15年，人工膝骨关节假体的使用时间会更长一些。通常人工关节到了使用年限后，约有10%的患者需要翻修。但是在实际生活中，很难确定人工关节的使用时间。人工关节的寿命不能单纯以材料的好坏、价格的高低而论，其还取决于医师的手术选择与安装技术、患者使用的爱惜程度等。一方面，外科医生和患者要根据患者功能障碍水平、疼痛强度、对生活习惯的影响，以及患者的年龄、职业等因素选择人工关节的种类和手术方法。另一方面，人工关节与我们所买的鞋子一样，使用时需要患者注意爱惜，使用过程中越爱惜，越注意保养，使用时间就越长。

总之，人工关节置换术的手术成功率很高，术后可显著缓解疼痛、改善功能，并发症的发生率也会降低。膝关节人工置换术后，大多数患者的关节功能恢复良好，并可较好地满足日常生活活动，而且这种功能改善对大多数患者而言是长期的。对严重膝骨关节炎或者晚期关节炎患者而言，人工关节置换术具有更加明显的优势和价值。

三十一、膝骨关节炎患者该怎样选择进行人工关节置换术

目前认为全膝人工关节置换术的主要适应证为关节疼痛、关节功能严重受限或障碍，以及X线片显示严重关节间隙狭窄甚至消失。因此整体而言，60岁以上且正规药物治疗反应不佳的进展性膝骨关节炎患者，可考虑实施人工关节置换术。

此外，需要注意的是患者进行人工关节置换术的时机问题。如果在药物治疗已彻底失去治疗作用时才考虑手术治疗，可能会因关节疼痛、活动障碍已十分严重，而影响患者术后康复效果和生活质量。同时，如果患者已符合人工关节置换术手术指征，但由于种种原因推迟手术时间，则可能会失去手术的最佳时机，如待患者随年龄增长，身体状况逐渐变差，则会导致术后疼痛症状的缓解、关节功能的改善不如适时手术，并且还可能加大手术风险。因此，膝骨关节炎患者一旦有手术指征，原则上应及时开展手术治疗。人工关节置换术是目前治疗关节炎、缓解关节疼痛及预防关节功能丧失的根本性措施。所以，对于一个有顽固性疼痛、活动受限制、严重影响生活质量的关节来说，继续使用无效的药物治疗方案，从根本上讲是延误了病程和最佳治疗时间。

三十二、如何预防膝骨关节炎患者的关节疼痛

导致膝骨关节炎患者关节疼痛的原因较多，不仅可能为生物力学因素，如关节创伤、劳损等，而且还有可能为医学因素，如部分导致钙流失的药物。因此，为了预防关节疼痛，需要从如下方面采取措施。

规律的训练和保持良好的日常生活习惯是保持关节与骨健康的基本方式，更是早期预防骨关节炎的重要措施。不过度运动是避免导致关节炎疼痛发生的重要措施，也是避免导致加重疼痛关节或肌肉应力的基本原则。同时，患者需要注意在参加体育活动时，尤其是在停止体育运动一段时间后恢复运动时，应逐渐增加运动量。

KOA患者应注意保持膳食平衡，增加摄入富含营养的食物，必要时可补充膳食添加品，如钙剂、硫酸软骨素等，这些膳食添加品对保持关节、韧带、肌腱的健康和预防骨关节炎很有帮助。规律的、含有一定比例蛋白质的膳食平衡饮食对关节与骨健康也有一定帮助。喜食肉者，应避免过多进食含脂肪量高的肉类；喜食素者，应当多从豆类或豆制品中摄取高质量的蛋白质。

KOA患者应避免关节处于不合适的姿势或持续、重复的动作，以避免关节处于不良应力状态。

研究表明，吸烟可极大地增加骨关节炎发病的风险，故KOA患者应避免吸烟。

KOA患者应避免关节损伤，尤其是在训练过程中，要注意加强避免膝关节损伤的防护；在工作环境中，也需要注意人体工程学防护。

KOA 患者还应将体重保持在健康范围。

KOA 患者在生活中需要学会降低或消除压力，尽量尝试采用娱乐活动和放松性的体育活动，如瑜伽等，来缓解压力。

三十三、早期症状轻微的膝骨关节炎患者如何自我治疗

早期症状轻微的膝骨关节炎患者不需要采取特殊的治疗方式，但可以采用自我治疗的方法。

第一步是控制体重。由于肥胖是膝骨关节炎的危险因素，因此有早期症状的肥胖膝骨关节炎患者应降低体重，避免饮食中容易增加体重的成分，同时可服用氨基葡萄糖、硫酸软骨素等关节保护药。值得注意的是，当患者服用关节保护药物两个月后，若效果不明显，则不应再服用，并应及时就诊。轻柔、规律的关节活动度训练有助于保持关节功能。

当膝关节症状开始加重或者持续时，自我治疗方法可调整为热敷或冷敷、外用镇痛搽剂、服用镇痛药物等。同时，患者也可继续服用氨基葡萄糖、硫酸软骨素等关节保护药物。因急性炎症而导致的疼痛，原则上应采用热敷方法，如蜡袋、热水浸浴和夜间棉手套等均有助于缓解疼痛症状。外用镇痛搽剂涂抹受累关节局部皮肤，可以缓解轻微关节痛。最先考虑可以采用的镇痛药物为对乙酰氨基酚，其是帮助缓解轻度骨关节炎疼痛症状的一线药物，且不良反应少。必要时，可增加非甾体抗炎药的使用。

一般来说，症状轻微的膝骨关节炎患者采用自我治疗的方式可以较好地缓解症状，控制病情发展。但是，如果患者症状持续，则存在潜在的导致慢性疼痛和功能障碍，甚至影响生活质量的风险，因此需要就医获得确切诊断，并随后制定最佳的长期治疗计划。这一长期治疗计划还应根据受累关节和症状的严重程度实现个体化。

第二节　名医名院

擅长治疗膝骨关节炎的专家众多，本章节将对我国几个区域的部分名专家，包括西医、中医的名医进行简介。

一、华北地区

扫码了解更多信息

二、华东地区

扫码了解更多信息

三、华南地区

扫码了解更多信息

四、华西地区

扫码了解更多信息

五、华中地区

扫码了解更多信息

参考文献

[1] Hunter DJ, Bierma-Zeinstra S. Osteoarthritis [J]. Lancet, 2019 Apr 27, 393（10182）: 1745-1759.

[2] Sharma L. Osteoarthritis of the Knee [J]. N Engl J Med, 2021 Jan 7, 384（1）: 51-59.

[3] 刘军，朱立国，黄野，等. 膝骨关节炎中西医结合诊疗指南 [EB/OL]. 中华中医药学会团体标准. 20220420-BZ-CACM. https://www.cacm.org.cn/2023/01/10/21356/.

[4] 刘军，曾令烽，杨伟毅，等. 基于中医大健康理念探讨膝骨关节炎循证分期及阶梯治疗 [J]. 中华中医药杂志，2019，34（04）: 1321-1327.

[5] 刘军，黄和涛，潘建科，等. 膝骨关节炎中西医结合阶梯诊疗的发展现状及展望 [J]. 广东医学，2019，40（09）: 1189-1192.

[6] 曾令烽，杨伟毅，梁桂洪，等. 膝骨关节炎人群生活方式干预及中医健康管理的专家调查问卷及分析 [J]. 世界科学技术：中医药现代化，2020，22（09）: 3311-3317.

[7] 曾令烽，杨伟毅，梁桂洪，等. 汉化版全膝关节置换评估分析系统的跨文化调试及其应用研究 [J]. 中国康复医学杂志，2022，38（02）:180-186.

[8] 曾令烽，杨伟毅，梁桂洪，等. 中医经典传承与疾患慢病管理创新模式 [J]. 中华中医药杂志，2019，34（07）: 3110-3114.

[9] 曾令烽，杨伟毅，梁桂洪，等. 岭南中医湿证与慢性病防治创新模式探讨 [J].中华中医药杂志，2019，34（06）: 2345-2349.

[10] 曾令烽，杨伟毅，郭达，等. 传统运动疗法干预对膝骨关节炎患者疼痛改善及关节功能影响的系统评价 [J]. 中华中医药杂志，2018，33（05）: 2132-2139.

[11] 曾令烽，杨伟毅，潘建科，等. 瘀肾合治方药辅助治疗膝骨性关节炎的文献研究与分析 [J]. 中华中医药杂志，2017，32（11）: 5088-5095.

[12] 赵金龙，曾令烽，徐南俊，等. 刘军基于瘀肾合治法治疗膝骨关节炎验案一则[DB/OL]. 中国中医药临床案例成果库[2022-10-13]. http://cccl-tcm.cacm.org.cn/thesisDetails?columnId=31317396&Fpath=home&index=0&lang=zh.

[13] 陈定家，刘军，中华中医药学会骨伤科分会膝痹病（膝骨关节炎）临床诊疗指南制定工作组.中医骨伤科临床诊疗指南·膝痹病（膝骨关节炎）[J]. 康复学报，2019，29（3）: 1-7.

[14] 中华医学会骨科学分会关节外科学组，中国医师协会骨科医师分会骨关节炎学组，国家老年疾病临床医学研究中心（湘雅医院），等. 中国骨关节炎诊疗指南（2021年版）[J]. 中华骨科杂志，2021，41（18）: 1291-1314.

[15] Arden NK, Perry TA, Bannuru RR, et al. Non-surgical management of knee osteoarthritis: comparison of ESCEO and OARSI 2019 guidelines [J]. Nat Rev Rheumatol, 2021 Jan, 17（1）: 59-66.

[16] McAlindon TE, Bannuru RR, Sullivan MC, et al. OARSI guidelines for the non-surgical management of knee osteoarthritis [J]. Osteoarthritis Cartilage, 2014 Mar, 22（3）: 363-388.

[17] Kolasinski SL, Neogi T, Hochberg MC, et al. 2019 American College of Rheumatology/Arthritis Foundation Guideline for the Management of Osteoarthritis of the Hand, Hip and Knee [J]. Arthritis Rheumatol, 2020 Feb, 72（2）: 220-233.

[18] Krishnamurthy A, Lang AE, Pangarkar S, et al. Synopsis of the 2020 US Department of Veterans Affairs/US Department of Defense Clinical Practice Guideline: The Non-Surgical Management of Hip and Knee Osteoarthritis [J]. Mayo Clin Proc, 2021 Sep, 96（9）: 2435-2447.